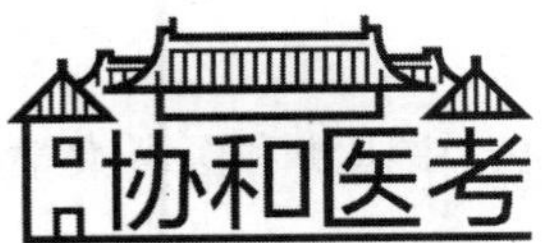

内科住院医师规范化培训结业专业理论考核指导

吴春虎　编

中国协和医科大学出版社
北　京

图书在版编目（CIP）数据

内科住院医师规范化培训结业专业理论考核指导 / 吴春虎编．—北京：中国协和医科大学出版社，2023.9

（协和医考）

ISBN 978－7－5679－2070－5

Ⅰ.①内…　Ⅱ.①吴…　Ⅲ.①内科学－岗位培训－自学参考资料　Ⅳ.①R5

中国版本图书馆 CIP 数据核字（2022）第 191273 号

协和医考

内科住院医师规范化培训结业专业理论考核指导

编　　者：吴春虎
责任编辑：魏亚萌
封面设计：邱晓俐
责任校对：张　麓
责任印制：张　岱

出版发行：中国协和医科大学出版社
（北京市东城区东单三条 9 号　邮编 100730　电话 010－65260431）
网　　址：www.pumcp.com
经　　销：新华书店总店北京发行所
印　　刷：三河市龙大印装有限公司

开　　本：850mm×1168mm　1/16
印　　张：15.25
字　　数：380 千字
版　　次：2023 年 9 月第 1 版
印　　次：2023 年 9 月第 1 次印刷
定　　价：62.00 元

ISBN 978－7－5679－2070－5

PREFACE

前 言

住院医师规范化培训的目标是培养具有良好职业道德和专业能力的合格临床医师，通过考核者可获得“住院医师规范化培训合格证书”。

一、考试介绍

住院医师规范化培训考核由过程考核和结业考核（包含理论考核和临床实践技能考核）组成，目的在于考查医师的专业基础知识和临床基本技能。

1. 时间安排 结业理论考核一般实行全国统一考试，由国家卫生健康委人才交流服务中心制定统一考试时间。临床实践技能考核，由各省级卫生健康行政部门根据《住院医师规范化培训考核实施办法（试行）》自行制定时间。

2. 考试形式、题型 结业理论考核采用计算机答题的形式，考试题型包括单选题、共用题干单选题和案例分析题（不定项选择题）。答题时，共用题干单选题和案例分析题不能退回上一问，只能进入下一问。临床实践技能考核的考站设计、考核内容等根据基地实际情况进行调整。

二、本书特色

为了帮助考生更方便、更有效地复习，编者以最新住院医师规范化培训结业理论考核大纲为框架，根据大纲对不同考点的要求，在充分研究历年考试内容的基础上，总结考试要点，精心编写本书。

本书合理安排内容，全面覆盖重要知识点，重点突出、详略得当，可帮助考生提高应试能力。在正文部分穿插部分思维导图，简洁明了，有助于梳理知识脉络，加深记忆。部分章节设置“考点直击”板块，通过经典例题引出相应考点，以点带面地帮助考生梳理知识，为考生提供考查角度和解题思路，利于考生循序渐进地复习。

希望广大考生能合理复习，充分利用本书，顺利通过住院医师规范化培训结业理论考核。由于编写人员经验水平有限，书中难免有疏漏或不足之处，恳请各位考生与学者批评指正。如有疑问，可扫描下方二维码，会有专属微信客服解答。

编 者

2023 年 6 月

CONTENTS

目 录

第一篇 公共理论

第二篇 专业理论

第三篇　基本技能

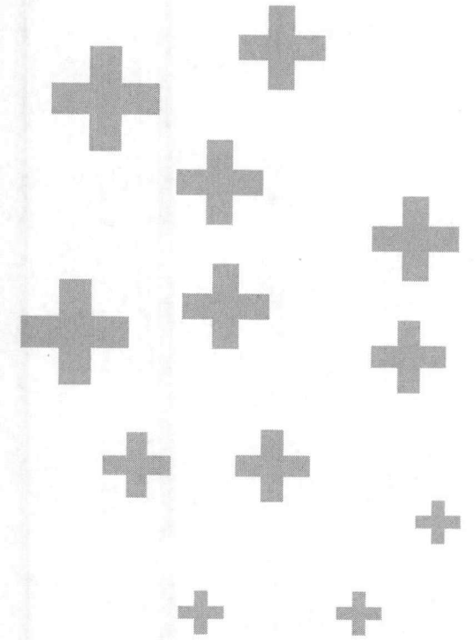

第一篇　公共理论

第一章　政策法规

第一节　卫生法基本理论

1. 卫生法的主要形式　①宪法中卫生方面的规范。②卫生法律。③卫生行政法规。④地方性法规、自治法规中卫生方面的规范。⑤卫生行政规章。⑥卫生标准。⑦有关卫生方面的法律解释。⑧卫生方面的国际条约。

2. 卫生法的效力

（1）卫生法对人的效力：人包括自然人和法所拟制的人。

（2）卫生法的空间效力：指卫生法效力的地域范围。

（3）卫生法的时间效力：指卫生法效力的起止时间和对其实施前的行为有无溯及力。卫生法的溯及力指新法对施行前已经发生的行为或事件是否有适用效力。

第二节　医疗机构管理法律制度

1. 医疗机构执业

（1）任何单位或个人，未取得“医疗机构执业许可证”或者未经备案，不得开展诊疗活动。

（2）必须将“医疗机构执业许可证”、诊疗科目、诊疗时间和收费标准悬挂于明显处所。

（3）必须按照核准登记或者备案的诊疗科目开展诊疗活动。

（4）不得使用非卫生技术人员从事医疗卫生技术工作。

（5）工作人员上岗工作，必须佩戴载有本人姓名、职务或者职称的标牌。

（6）未经医师（士）亲自诊查患者，医疗机构不得出具疾病诊断书、健康证明书或死亡证明书等证明文件；未经医师（士）、助产人员亲自接产，医疗机构不得出具出生证明书或死产报告书。

2. 医疗机构的法律责任

（1）未取得“医疗机构执业许可证”擅自执业的，依照《中华人民共和国基本医疗卫生与健康促进法》的规定予以处罚。《中华人民共和国基本医疗卫生与健康促进法》规定，未取得“医疗机构执业许可证”擅自执业的，由县级以上人民政府卫生健康主管部门责令停止执业活动，没收违法所得和药品、医疗器械，并处违法所得5倍以上20倍以下的罚款，违法所得不足1万元的，按1万元计算。

诊所未经备案执业的，由县级以上人民政府卫生行政部门责令其改正，没收违法所得，并处3万元以下罚款；拒不改正的，责令其停止执业活动。

（2）医疗机构逾期不校验“医疗机构执业许可证”仍从事诊疗活动的，由县级以上人民政府卫生行政部门责令其限期补办校验手续；拒不校验的，吊销其“医疗机构执业许可证”。

（3）医疗机构违反规定，出卖、转让、出借“医疗机构执业许可证”的，依照《中华人民共和国基本医疗卫生与健康促进法》的规定予以处罚。《中华人民共和国基本医疗卫生与健康促进法》规定，伪造、变造、买卖、出租、出借“医疗机构执业许可证”的，由县级以上人民政府卫生健康主管部门责令改正，没收违法所得，并处违法所得5倍以上15倍以下的罚款，违法所得不足1万元的，按1万元计算；情节严重的，吊销“医疗机构执业许可证”。

（4）医疗机构违反规定，诊疗活动超出登记或者备案范围的，由县级以上人民政府卫生行政部门予以警告、责令其改正，没收违法所得，并可以根据情节处以1万元以上10万元以下的罚款；情节严重的，吊销其“医疗机构执业许可证”或者责令其停止执业活动。

（5）医疗机构违反规定，使用非卫生技术人员从事医疗卫生技术工作的，由县级以上人民政府卫生行政部门责令其限期改正，并可以处以1万元以上10万元以下的罚款；情节严重的，吊销其“医疗机构执业许可证”或者责令其停止执业活动。

（6）医疗机构违反规定，出具虚假证明文件的，由县级以上人民政府卫生行政部门予以警告；对造成危害后果的，可以处以1万元以上10万元以下的罚款；对直接责任人员由所在单位或者上级机关给予行政处分。

第三节　医师法律制度

1. 参加医师资格考试的条件

（1）具有下列条件之一的，可以参加执业医师资格考试。

1）具有高等学校相关医学专业本科以上学历，在执业医师指导下，在医疗卫生机构中参加医学专业工作实践满1年。

2）具有高等学校相关医学专业专科学历，取得执业助理医师执业证书后，在医疗卫生机构中执业满2年。

（2）具有高等学校相关医学专业专科以上学历，在执业医师指导下，在医疗卫生机构中参加医学专业工作实践满1年的，可以参加执业助理医师资格考试。

2. 医师在执业活动中享有的权利

（1）在注册的执业范围内，按照有关规范进行医学诊查、疾病调查、医学处置、出具相应的医学证明文件，选择合理的医疗、预防、保健方案。

（2）获取劳动报酬，享受国家规定的福利待遇，按照规定参加社会保险并享受相应待遇。

（3）获得符合国家规定标准的执业基本条件和职业防护装备。

（4）从事医学教育、研究、学术交流。

（5）参加专业培训，接受继续医学教育。

（6）对所在医疗卫生机构和卫生健康主管部门的工作提出意见和建议，依法参与所在机构的民主管理。

（7）法律、法规规定的其他权利。

3. 医师在执业活动中履行的义务

（1）树立敬业精神，恪守职业道德，履行医师职责，尽职尽责救治患者，执行疫情防控等公共卫生措施。

（2）遵循临床诊疗指南，遵守临床技术操作规范和医学伦理规范等。

（3）尊重、关心、爱护患者，依法保护患者隐私和个人信息。

（4）努力钻研业务，更新知识，提高医学专业技术能力和水平，提升医疗卫生服务质量。

（5）宣传推广与岗位相适应的健康科普知识，对患者及公众进行健康教育和健康指导。

（6）法律、法规规定的其他义务。

4. 不予注册的情形　①无民事行为能力或限制民事行为能力。②受刑事处罚，刑罚执行完毕不满 2 年或被依法禁止从事医师职业的期限未满。③被吊销医师执业证书不满 2 年。④因医师定期考核不合格被注销注册不满 1 年。⑤法律、行政法规规定不得从事医疗卫生服务的其他情形。受理申请的卫生健康主管部门对不予注册的，应当自受理申请之日起20 个工作日内书面通知申请人和其所在医疗卫生机构，并说明理由。

5. 医师考核　国家实行医师定期考核制度。

（1）县级以上人民政府卫生健康主管部门或其委托的医疗卫生机构、行业组织应当按照医师执业标准，对医师的业务水平、工作业绩和职业道德状况进行考核，考核周期为 3 年。

（2）对考核不合格的医师，县级以上人民政府卫生健康主管部门应当责令其暂停执业活动3 个月至 6 个月，并接受相关专业培训。

第四节　医疗事故与损害法律制度

1. 医疗事故的预防与处置　发生下列重大医疗过失行为的，医疗机构应当在12 小时内向所在地卫生行政部门报告：①导致患者死亡或者可能为二级以上的医疗事故。②导致 3 人以上人身损害后果。③国务院卫生行政部门和省、自治区、直辖市人民政府卫生行政部门规定的其他情形。

2. 医疗机构承担赔偿责任的情形　①未尽到说明义务。②未尽到与当时医疗水平相应的诊疗义务。③泄露患者隐私。

3. 病历资料的填写、复制、封存和启封

（1）因紧急抢救未能及时填写病历的，医务人员应当在抢救结束后6 小时内据实补记，并加以注明。

（2）患者有权查阅、复制其门诊病历、住院志、体温单、医嘱单、化验单（检验报告）、医学影像检查资料、特殊检查同意书、手术同意书、手术及麻醉记录、病理资料、护理记录、医疗费用以及国务院卫生主管部门规定的其他属于病历的全部资料。

（3）发生医疗纠纷需要封存、启封病历资料的，应当在医患双方在场的情况下进行。封存的病历资料可以是原件，也可以是复制件，由医疗机构保管。

（4）病历资料封存后医疗纠纷已经解决，或者患者在病历资料封存满 3 年未再提出解决医疗纠纷要求的，医疗机构可以自行启封。

4. 尸检 患者死亡，医患双方对死因有异议的，应当在患者死亡后48 小时内进行尸检；具备尸体冻存条件的，可以延长至7 天。

第五节 母婴保健法律制度

1. 产前诊断 孕妇有下列情形之一的，医师应当对其进行产前诊断，即对胎儿进行先天性缺陷和遗传性疾病的诊断：①羊水过多或过少的。②胎儿发育异常或胎儿有可疑畸形的。③孕早期接触过可能导致胎儿先天缺陷的物质的。④有遗传病家族史或曾经分娩过先天性严重缺陷婴儿的。⑤初产妇年龄超过 35 周岁的。

2. 医疗保健机构许可 医疗保健机构依照《中华人民共和国母婴保健法》规定开展婚前医学检查、遗传病诊断、产前诊断以及施行结扎手术和终止妊娠手术的，必须符合国务院卫生行政部门规定的条件和技术标准，并经县级以上地方人民政府卫生行政部门许可。

3. 母婴保健工作人员许可 从事遗传病诊断、产前诊断的人员，必须经过省、自治区、直辖市人民政府卫生行政部门的考核，并取得相应的合格证书。从事婚前医学检查、施行结扎手术和终止妊娠手术的人员，必须经过县级以上地方人民政府卫生行政部门的考核，并取得相应的合格证书。

4. 法律责任

（1）出具虚假医学证明文件的法律责任：从事母婴保健技术服务的人员出具虚假医学证明文件的，依法给予行政处分。有下列情形之一的，由原发证部门撤销相应的母婴保健技术执业资格或者医师执业证书：①因延误诊治，造成严重后果的。②给当事人身心健康造成严重后果的。③造成其他严重后果的。

（2）违反规定进行胎儿性别鉴定的法律责任：违反规定进行胎儿性别鉴定的，由卫生行政部门给予警告，责令停止违法行为；对医疗、保健机构直接负责的主管人员和其他直接责任人员，依法给予行政处分。进行胎儿性别鉴定两次以上的或者以营利为目的进行胎儿性别鉴定的，由原发证机关撤销相应的母婴保健技术执业资格或者医师执业证书。

第六节 传染病防治法律制度

1. 概述

（1）方针和原则：国家对传染病防治实行预防为主的方针，防治结合、分类管理、依靠科学、依靠群众的原则。

（2）分类（表1－6－1）

表1－6－1　传染病的分类

分类	疾病种类
甲类传染病	鼠疫、霍乱
乙类传染病	新型冠状病毒感染、人感染 H7N9 禽流感、炭疽、严重急性呼吸综合征（传染性非典型肺炎）、艾滋病、病毒性肝炎、脊髓灰质炎、人感染高致病性禽流感、麻疹、流行性出血热、狂犬病、流行性乙型脑炎、登革热、细菌性和阿米巴性痢疾、肺结核、伤寒和副伤寒、流行性脑脊髓膜炎、百日咳、白喉、新生儿破伤风、猩红热、布鲁氏菌病、淋病、梅毒、钩端螺旋体病、血吸虫病、疟疾
丙类传染病	流行性感冒（包括甲型 H1N1 流感）、流行性腮腺炎、风疹、急性出血性结膜炎、麻风病、流行性和地方性斑疹伤寒、黑热病、包虫病、丝虫病，除霍乱、细菌性和阿米巴性痢疾、伤寒和副伤寒以外的感染性腹泻病

（3）甲类传染病预防控制措施的适用：除甲类传染病外，对乙类传染病中严重急性呼吸综合征（传染性非典型肺炎）、肺炭疽，采取甲类传染病的预防、控制措施。

2. 控制措施

（1）医疗机构发现甲类传染病时，应及时采取的措施：①对患者、病原携带者，予以隔离治疗，隔离期限根据医学检查结果确定。②对疑似患者，确诊前在指定场所单独隔离治疗。③对医疗机构内的患者、病原携带者、疑似患者的密切接触者，在指定场所进行医学观察和采取其他必要的预防措施。

（2）对拒绝隔离治疗或隔离期未满擅自脱离隔离治疗的，可由公安机关协助医疗机构采取强制隔离治疗措施。

3. 紧急措施　传染病暴发、流行时，县级以上地方人民政府应当立即组织力量，按照预防、控制预案进行防治，切断传染病的传播途径，必要时，报经上一级人民政府决定，可以采取下列紧急措施并予以公告：①限制或停止集市、影剧院演出或其他人群聚集的活动。②停工、停业、停课。③封闭或封存被传染病病原体污染的公共饮用水源、食品以及相关物品。④控制或者扑杀染疫野生动物、家畜家禽。⑤封闭可能造成传染病扩散的场所。

第七节　药品及处方管理法律制度

1. 药品管理

（1）按假药处理的情形：①药品所含成分与国家药品标准规定的成分不符。②以非药品冒充药品或以他种药品冒充此种药品。③变质的药品。④药品所标明的适应证或功能主治超出规定范围。

（2）按劣药处理的情形：①药品成分的含量不符合国家药品标准。②被污染的药品。③未标明或更改有效期的药品。④未注明或更改产品批号的药品。⑤超过有效期的药品。⑥擅自添加防腐剂辅料的药品。⑦其他不符合药品标准的药品。

2. 处方书写规则

（1）患者一般情况、临床诊断填写清晰、完整，并与病历记载相一致。

（2）每张处方限于 1 名患者的用药。

（3）字迹清楚，不得涂改；如需修改，应当在修改处签名并注明修改日期。

（4）药品名称应当使用规范的中文名称书写，没有中文名称的可以使用规范的英文名称书写；药品用法可用规范的中文，英文、拉丁文或缩写体书写，但不得使用“遵医嘱”“自用”等含混不清字句。

（5）患者年龄应当填写实足年龄，新生儿、婴幼儿填写日、月龄，必要时要注明体重。

（6）西药和中成药可以分别开具处方，也可以开具一张处方，中药饮片应当单独开具处方。

（7）开具西药、中成药处方，每一种药品应当另起一行，每张处方不得超过 5 种药品。

（8）中药饮片处方的书写，一般应当按照“君、臣、佐、使”的顺序排列。

（9）开具处方后的空白处画一斜线以示处方完毕。

3. 处方开具

（1）处方开具当天有效。特殊情况下需延长有效期的，由开具处方的医师注明有效期限，但有效期最长不得超过 3 天。

（2）处方一般不得超过 7 天用量；急诊处方一般不得超过 3 天用量。

（3）除需长期使用麻醉药品和第一类精神药品的门（急）诊癌症疼痛患者和中、重度慢性疼痛患者外，麻醉药品注射剂仅限于医疗机构内使用。

（4）为门（急）诊患者开具的麻醉药品注射剂、第一类精神药品注射剂，每张处方为一次常用量；控缓释制剂，每张处方不得超过 7 天常用量；其他剂型，每张处方不得超过 3 天常用量。第二类精神药品一般每张处方不得超过 7 天常用量。

（5）为门（急）诊癌症疼痛患者和中、重度慢性疼痛患者开具的麻醉药品、第一类精神药品注射剂，每张处方不得超过 3 天常用量；控缓释制剂，每张处方不得超过 15 天常用量；其他剂型，每张处方不得超过 7 天常用量。

（6）对于需要特别加强管制的麻醉药品，盐酸二氢埃托啡处方为一次常用量，仅限于二级以上医院内使用；盐酸哌替啶处方为一次常用量，仅限于医疗机构内使用。

（7）医疗机构应当要求长期使用麻醉药品和第一类精神药品的门（急）诊癌症患者和中、重度慢性疼痛患者每 3 个月复诊或随诊一次。

4. 处方管理 医疗机构应对出现超常处方 3 次以上且无正当理由的医师提出警告，限制其处方权；限制处方权后，仍连续 2 次以上出现超常处方且无正当理由的，取消其处方权。

5. 处方保存 处方由调剂处方药品的医疗机构妥善保存。普通处方、急诊处方、儿科处方保存期限为 1 年，医疗用毒性药品、第二类精神药品处方保存期限为 2 年，麻醉药品和第一类精神药品处方保存期限为 3 年。

第八节　血液管理法律制度

1. 献血 国家实行无偿献血制度。国家提倡 18 周岁至 55 周岁的健康公民自愿献血。血站对献血者每次采集血液量一般为200ml，最多不得超过400ml，两次采集间隔期不少于6个月。

2. 医疗机构临床用血申请管理

（1）同一患者一天申请备血量少于800ml的，由具有中级以上专业技术职务任职资格的医师提出申请，上级医师核准签发后，方可备血。

（2）同一患者一天申请备血量在800～1600ml的，由具有中级以上专业技术职务任职资格的医师提出申请，经上级医师审核，科室主任核准签发后，方可备血。

（3）同一患者一天申请备血量达到或超过1600ml的，由具有中级以上专业技术职务任职资格的医师提出申请，科室主任核准签发后，报医务部门批准，方可备血。

（4）上述规定不适用于急救用血。

第九节　突发公共卫生事件的应急处理条例

1. 医疗卫生机构职责　突发事件监测机构、医疗卫生机构和有关单位发现下列需要报告情形之一的，应当在2小时内向所在地县级人民政府卫生行政主管部门报告：①发生或可能发生传染病暴发、流行。②发生或发现不明原因的群体性疾病。③发生传染病菌种、毒种丢失。④发生或可能发生重大食物和职业中毒事件。接到报告的卫生行政主管部门应当在2小时内向本级人民政府报告，并同时向上级人民政府卫生行政主管部门和国务院卫生行政主管部门报告。

2. 法律责任　医疗卫生机构有下列行为之一的，由卫生行政主管部门责令改正、通报批评、给予警告；情节严重的，吊销“医疗机构执业许可证”；对主要负责人、负有责任的主管人员和其他直接责任人员依法给予降级或撤职的纪律处分；造成传染病传播、流行或对社会公众健康造成其他严重危害后果，构成犯罪的，依法追究刑事责任：①未依照规定履行报告职责，隐瞒、缓报或谎报的。②未依照规定及时采取控制措施的。③未依照规定履行突发事件监测职责的。④拒绝接诊患者的。⑤拒不服从突发事件应急处理指挥部调度的。

第二章　循证医学与临床科研设计

1. 循证医学

（1）概念：循证医学是将最优的研究证据与临床医师的技能、经验和患者的期望、价值观三者完美结合，并在特定条件下付诸临床治疗、预防、诊断、预后等医学实践的实用性科学。

（2）实践步骤：①提出明确的临床问题。②系统全面查找证据。③评估证据的真实性和有效性。④应用最佳证据指导临床决策。⑤进行后效评价。

（3）系统评价：是寻求证据的最常用也最有效的方法。

1）过程与步骤：①确立题目。②收集文献。③选择文献。④评价文献。⑤收集数据。⑥分析数据。⑦解释结果。⑧更新系统评价。

2）Meta 分析：是运用定量统计学方法汇总多个研究结果的系统评价。其中不同研究间的各种变异称为异质性。异质性来源：临床异质性、方法学异质性和统计学异质性。处理方法：①采用随机效应模型可对异质性进行部分纠正。②亚组分析。③多元回归模型。④Meta 回归。⑤混合效应模型来解释异质性的来源。⑥若异质性过大，特别在效应方向上极其不一致，不宜做 Meta 分析。

2. 合理的临床研究设计　合理的临床研究设计、正确的研究实施与过程管理、科学评价临床研究结果是保证实施高质量临床研究的基本原则。不同的临床问题，需要不同的研究设计：疗效评价、治疗的不良反应——RCT（随机对照研究）；诊断或筛查试验——与金标准进行盲法比较；预后评价，无法进行 RCT 或有伦理问题的疗效评价——队列研究；暴露不良环境的危害——病例对照研究。

3. 病因及危险因素

（1）概述：病因和疾病的关系，从本质上讲，属于哲学上的因果关系；从广义上讲，探索疾病的病因和危险因素、评估医学干预措施的效果和安全性，都属于寻找和验证因果关系的研究。

（2）病因学研究的测量指标

1）发病率：即暴露有关可疑病因或危险因素后，发病人数占可能发病总人数的百分比。计算具体见表 2－0－1。

表 2－0－1　基于结局是二分类变量的发病率计算

分组	结局情况			累积发病率
	发病人数	未发病人数	总人数	
暴露组或治疗组	a	b	n_e	$I_e = a/n_e$
非暴露组或对照组	c	d	n_0	$I_0 = c/n_0$

2）效应指标：用于测量效应大小的指标叫效应指标。如在临床试验里，分析的目的可能是估计治疗可以降低死亡的百分数及其可信区间。这个治疗引起的在有益结局上的变化就是效应指标。病因学研究最常用的是基于结局是二分类变量的各种相对和绝对指标。

3）相对危险度（RR）：在队列研究和随机对照试验研究中，是指暴露组（干预组）发病或死亡的危险性与非暴露组（对照组）发病或死亡的危险性之比，即病因暴露组的发病率与未暴露组发病率的比值，或治疗组副作用的发生率与非治疗组副作用发生率的比值，其反映的是病因对疾病危险作用的相对大小，或治疗对结局事件作用的相对大小。计算公式：$RR = I_e/I_0$。

4）比值比（OR）：队列研究和临床试验的数据多可以直接计算相对危险度，但一般病例对照研究数据则只能估计比值比。当结局事件发生率比较低时（如低于10%），比值比的大小和临床意义与 RR 相同，可将比值比当作 RR 的近似值来解释和应用。计算公式：$RR = ad/bc$。

5）归因危险度（AR）：是暴露组发病率与对照组发病率相差的绝对值。它表示危险特异地归因于暴露因素的程度。计算公式：$AR = I_e - I_0$，>0 的 AR 称此为绝对危险增加，<0 的 AR 称此为绝对危险减少。

6）归因危险度百分比（ARP，$AR\%$）：是指暴露人群中的发病或死亡归因于暴露的部分占全部发病或死亡的百分比。计算公式：$ARP = (I_e - I_0)/I_e$，$ARP > 0$ 称为相对危险增加率，$ARP < 0$ 称为相对危险减少率。

7）人群归因危险度百分比（$PAR\%$）：指 PAR 占总人群全部发病（或死亡）的百分比。计算公式：①$PAR\% = (I_t - I_0)/I_t$，I_t 代表全人群的率，I_0 为非暴露组的率。②$PAR\% = P_e(RR-1)/[P_e(RR-1)+1] \times 100\%$，$P_e$ 表示人群中有某种暴露者的比例。

8）估计可信区间：可信区间（CI）可用来表达由随机误差引起的效应估计的不确定性，一般用95%可信区间表达。95%可信区间的含义是真实效应有95%可能在这个区间之内。

（3）常用病因学研究设计类型（表2－0－2）

表2－0－2　常用病因学研究设计类型

研究设计类型			特点
观察性研究	描述性研究	病例报告	①快、无对照、无设计。②用于提供病因线索
		横断面研究	①有设计、无对照。②描述分布，寻找病因线索
	分析性研究	病例对照研究	①按有无疾病分组。②由果及因，可初步验证因果关系
		队列研究	①按暴露状况分组。②由因及果，验证因果关系
实验性研究		随机对照试验	①随机化分组，人为干预。②可验证因果关系，研究疗效、副作用

1）病例对照研究：①只客观收集研究对象的暴露情况，而不给予任何干预措施，属于观察性研究。②研究方向是回顾性的，由“果”至“因”。③可以观察一种疾病与多种因素之间的关联。

2）队列研究：①研究结局是亲自观察获得，一般较可靠。②论证因果关系的能力较强。③能直接估计暴露因素与发病的关联强度。④一次可观察多种结局。⑤观察时间长，易发生失访偏倚。⑥不宜用于研究发病率很低的疾病。

（4）偏倚：指在研究或推论过程中所获得的结果系统地偏离真实值，属于系统误差，包括选择性偏倚、信息偏倚和混杂偏倚。

4. 诊断试验

（1）概述：诊断试验是指应用临床各种试验、医疗仪器等检查手段，对就诊的患者进行检查，从就诊者实验室检查结果来诊断和鉴别诊断疾病的试验。

（2）准确性评价的试验统计及常用指标（表2－0－3、表2－0－4）

表2－0－3　准确性评价的试验统计

试验	有病人数	无病人数	合计
阳性	a	b	$a+b$
阴性	c	d	$c+d$
合计	$a+c$	$b+d$	$a+b+c+d$

表2－0－4　准确性评价的常用指标

指标	又称	含义	计算公式
灵敏度	敏感度或真阳性率	一项诊断试验能将真正有病的人正确诊断为患者的能力；或采用金标准诊断为“有病”的病例中，此项诊断试验检测为阳性例数的比例	灵敏度＝$a/(a+c)\times100\%$
漏诊率	假阴性率	一项诊断试验将真正有病的人错误地诊断为非患者的比率	漏诊率＝1－灵敏度
特异度	真阴性率	指一项诊断试验能将真正无病的人正确判断为非患者的能力；或采用金标准诊断“无病”的例数中，诊断试验结果为阴性的比例	特异度＝$d/(b+d)\times100\%$
误诊率	假阳性率	指一项诊断试验将实际无病的人错误诊断为患者的比率	误诊率＝1－特异度
准确性	无	指诊断试验中真阳性和真阴性在总检例数中的比例	准确性＝$(a+d)/(a+b+c+d)$

（3）临床应用评估指标及意义

1）阳性预测值：是指诊断试验阳性结果中真正有疾病的概率。计算公式：阳性预测值＝$a/(a+b)$。

2）阴性预测值：是指诊断试验阴性结果中真正无病的概率。计算公式：阴性预测值＝$d/(c+d)$。

3）阳性似然比（$+LR$）：是诊断试验中，真阳性率与假阳性率的比值。比值越大，则患病的机会越大。一般认为$+LR\geq10$预示该诊断试验具有较高的临床价值。计算公式：阳性似然比＝灵敏度/误诊率。

4）阴性似然比（$-LR$）：是诊断试验中，假阴性率与真阴性率的比值。比值越小，试验的价值越大。计算公式：阴性似然比＝漏诊率/特异度。

5）患病率：指诊断试验的全部例数中，真正“有病”例数所占的比例。

6）其他：验前概率、验后概率、ROC曲线。绘制ROC曲线可用来决定正常值，还可以通过曲线下面积比较不同诊断试验的优劣。

5. 随机对照试验（RCT） 三大基本原则：①设立对照，对照组的类型包括安慰剂对照、空白对照和阳性对照。②随机分组，随机化的基本类型包括简单随机、区组随机和分层随机。③采用盲法，按设盲程度不同可分为双盲、单盲和开放性。

第三章　医学伦理学

第一节　医学伦理学的理论基础和规范体系

1. 医学伦理的基本原则　尊重原则、不伤害原则、有利原则和公正原则。

2. 医学伦理基本规范的内容　①以人为本，践行宗旨。②遵纪守法，依法执业。③尊重患者，关爱生命。④优质服务，医患和谐。⑤廉洁自律，恪守医德。⑥严谨求实，精益求精。⑦爱岗敬业，团结协作。⑧乐于奉献，热心公益。

3. 医务人员的行为规范　①尊重科学。②规范行医。③重视人文。④规范文书。⑤严格报告。⑥认真履责。⑦严格权限。⑧规范试验。

第二节　医患关系伦理

1. 医患关系伦理的特征　①明确的目的性和目的的统一性。②利益的相关性和社会价值实现的统一性。③人格权利的平等性和医学知识上的不对称性。④医患冲突或纠纷的不可避免性。

2. 医患关系模式（表 3－2－1）

表 3－2－1　医患关系模式

模式	适用对象
主动－被动模式	昏迷、休克、精神病患者发作期、严重智力低下者及婴幼儿等难以表达主观意志者
指导－合作模式	多数患者
共同参与模式	有一定医学知识背景或长期的慢性病患者

3. 患者的道德权利　①平等医疗权。②知情同意权。③隐私保护权。④损害索赔权。⑤医疗监督权。

4. 患者的道德义务　①配合医师诊疗。②遵守医院规章制度。③给付医疗费用。④保持和恢复健康。⑤支持临床实习和医学发展。

5. 构建和谐医患关系的伦理要求　①医患双方应密切地沟通与交流。②医患双方应自觉维护对方的权利。③医患双方应自觉履行各自的义务。④医患双方应加强道德自律并遵守共同的医学道德规范。

第三节　临床诊疗中的伦理问题

医务人员在临床诊疗中应遵守的伦理原则　患者至上原则、最优化原则、知情同意原则、保密守信原则。

第四节　死亡医学伦理

1. 脑死亡哈佛标准　①对外部的刺激和内部的需要无接受性、无反应性。②自主的肌肉运动和自主呼吸消失。③诱导反射消失。④脑电波平直或等电位。凡符合以上 4 条标准，持续 24 小时测定，每次不少于 10 分钟，反复检查多次结果一致者，可宣告死亡。但体温过低（ <32.2℃）或刚服用过大剂量巴比妥类等中枢神经系统抑制药物者除外。

2. 脑死亡标准的伦理意义　①有利于科学准确判定人的死亡。②有利于维护死者的尊严。③有利于节约卫生资源和减轻家属的负担。④有利于器官移植技术的开展。

第五节　生命科学发展中的伦理问题

1. 基因诊断的伦理争议　基因取舍、基因歧视、基因隐私问题。

2. 基因治疗的伦理争议　疗效的不确定性、卫生资源分配公平性问题、基因设计问题。

3. 基因诊疗的伦理原则　①坚持人类尊严与平等原则。②坚持知情同意原则。③坚持科学性原则。④坚持医学目的原则。

第六节　健康伦理

1. 健康伦理的含义　是关于人们维护自身健康、促进他人健康和公共健康等过程中的伦理问题进行研究的学问，公共健康伦理是其重要的内容。实际上，厘清公共健康伦理中“权利与善”的关系，就是寻找或平衡在健康伦理中健康权利与健康责任的正当关系。

2. 健康权利　人人有权享受为维持他本人和家属的健康和福利所需的生活水准，包括食物、衣着、住房、医疗和必要的社会服务；在遭到失业、疾病、残废、守寡、衰老或在其他不能控制的情况下丧失谋生能力时，有权享受保障。

第七节　医学道德的评价、监督和修养

1. 医学道德评价的具体标准　①是否有利于患者疾病的缓解和康复（首要标准）。②是否有利于人类生存环境的保护和改善。③是否有利于优生和人群的健康、长寿。④是否有利于医学科学的发展和社会的进步。

2. 医学道德评价的方式　社会舆论、传统习俗、内心信念。

3. 医学道德修养的根本途径　坚持实践。

4. 医学道德修养的方法　自我反省、见贤思齐、坚持慎独。

第二篇　专业理论

第四章　相关基础理论知识

第一节　心血管系统

一、解剖

1. 心脏结构及血流动力学

（1）心脏分为左心房、右心房和左心室、右心室四个腔。全身的静脉血由上、下腔静脉口入右心房，心脏本身的静脉血由冠状窦口入右心房。

（2）正常情况下，血液由右心房→三尖瓣→右心室→肺动脉→肺毛细血管→肺静脉→左心房→二尖瓣→左心室→主动脉瓣→主动脉。

2. 心脏传导系统　包括窦房结、房室结、房室束和浦肯野纤维。

（1）窦房结是心脏正常的起搏点，自律性最高，位于右心房壁内，兴奋传至心房肌，使心房肌收缩。同时，兴奋可经结间束下传至房间隔下部的房室结，由房室结发出房室束进入心室。

（2）房室束进入室间隔分成左、右束支，分别沿心室内膜下行，最后以浦肯野纤维分布于心室肌，引起心室收缩。

3. 冠状动脉　是供应心脏本身血液的血管。

（1）左冠状动脉：左主干起源于主动脉根部左冠窦，然后分为左前降支和左回旋支，有时亦发出第三支血管，即中间支。

1）左前降支：沿前室间沟下行至心尖或绕过心尖。

2）左回旋支：绕向后于左心耳下到达左房室沟。

（2）右冠状动脉：大部分起源于主动脉根部右冠窦；下行至右房室沟，绝大多数延续至后室间沟。

二、生理

1. 心肌细胞生理特性　自律性、兴奋性、传导性、收缩性。

2. 心肌动作电位　①除极过程（0 期）。②复极过程，包括 1 期（快速复极初期）、2 期（平台期）、3 期（快速复极末期）和 4 期（静息期）。

3. 压力容积变化

（1）心室收缩期：等容收缩期、快速射血期（约占总射血量的 70%）、减慢射血期。

（2）心室舒张期：等容舒张期、快速充盈期（心室容积增大）、减慢充盈期。

第二节 呼吸系统

一、解剖

1. 呼吸道

（1）上呼吸道：包括鼻、咽、喉。

1）鼻：是呼吸道的起始部，也是嗅觉器官，分为外鼻、鼻腔和鼻旁窦。

2）喉：既是呼吸管道，又是发音器官，由喉软骨和喉肌（是发音的动力器官）构成；上借喉口通咽，下接气管。

（2）下呼吸道：包括气管和各级支气管。气管位于喉与气管杈之间，起自环状软骨下缘，向下至胸骨角平面（约平第 4 胸椎体下缘）分叉形成左、右主支气管。气管以胸廓上口为界，分为颈部和胸部。

1）右主支气管：短粗、嵴下角小，走行相对直，气管异物多易进入。通常有 3 ~ 4 个软骨环。

2）左主支气管：细长，嵴下角大，斜行。通常有 7 ~ 8 个软骨环。

2. 肺

（1）右肺：分为上、中、下三叶。

（2）左肺：分为上、下两叶。

二、生理

1. 肺通气 是指肺与外界环境之间的气体交换过程。

（1）动力：直接动力是肺内压和大气压之间的气压差，原动力是呼吸肌收缩和舒张（即呼吸肌舒缩）引起的节律性呼吸运动。

（2）阻力：①弹性阻力，即肺和胸廓的弹性阻力，是平静呼吸时的主要阻力。②非弹性阻力，包括惯性阻力、组织的黏滞阻力和气道阻力。

（3）肺表面活性物质：是由肺泡Ⅱ型上皮细胞合成并分泌的一种脂蛋白混合物，主要作用成分是二棕榈酰卵磷脂。肺表面活性物质可通过降低肺泡表面张力而发挥重要作用：①使肺回缩力降低，易于扩张，减小吸气阻力，减少吸气做功。②减少肺毛细血管液滤出，防止液体过多渗入肺泡，有效防止肺水肿。③平衡大小肺泡内压和容积。

2. 肺换气 主要涉及肺泡与肺毛细血管间的气体交换。

（1）过程：①O_2 和 CO_2 的交换以单纯扩散的方式顺分压差通过细胞膜。②肺泡气中 O_2 从分压高的肺泡通过呼吸膜扩散到血液，CO_2 从分压高的毛细血管血液中扩散至分压低的肺泡而被排出。

（2）影响因素：①呼吸膜的厚度。②呼吸膜的面积。③通气/血流（$\dot{V}_A/\dot{Q}$）比值。$\dot{V}_A/\dot{Q}$ 增大或减小都将有碍气体的有效交换，导致缺 O_2 或 CO_2 潴留，但主要造成缺 O_2。

3. 气体在血液中的运输

（1）运输形式：①O_2 以氧合血红蛋白为主。②CO_2 以碳酸氢盐（HCO_3^-）为主，也可通过氨基甲酰血红蛋白形式运输。

（2）氧解离曲线：表示在不同 PO_2 下 Hb 与 O_2 解离与结合的情况。

1）右移（增加氧的利用）：PCO_2↑、2,3－二磷酸甘油酸（2,3－DPG）↑、温度（T）↑、pH↓。

2）左移（减少氧的利用）：PCO_2↓、2,3－DPG↓、T↓、pH↑。

三、呼吸的调控

1. 外周和中枢化学感受器的鉴别（表 4－2－1）

表 4－2－1　外周和中枢化学感受器的鉴别

鉴别要点	外周化学感受器	中枢化学感受器
部位	①颈动脉体（呼吸）。②主动脉体（循环）	延髓
刺激物	H^+（主要为血中）↑、$PaCO_2$↑、PaO_2↓	H^+（主要为脑脊液中）、CO_2
生理功能	机体缺氧时，维持对呼吸的驱动	调节脑脊液的 H^+ 浓度，维持其 pH 稳定

2. 化学因素对呼吸的调节

（1）CO_2：是调节呼吸运动最重要的生理性化学因素；既可通过刺激中枢化学感受器，又可通过刺激外周化学感受器，反射性地使呼吸加深、加快，肺通气量增加。

（2）H^+：脑脊液中的 H^+ 是中枢感受器的最有效刺激。

（3）缺氧：只能通过外周感受器对呼吸进行调节。

（4）PCO_2、H^+ 和低氧的相互作用：CO_2 对呼吸的刺激作用最强，H^+ 次之，低氧最弱。

四、呼吸衰竭的病理生理

呼吸衰竭的病理生理主要为低氧血症和高碳酸血症，机制如下。

1. 肺通气不足　肺泡通气量减少引起肺泡氧分压下降和肺泡二氧化碳分压上升，发生缺氧和 CO_2 潴留。

2. 弥散障碍　系指 O_2、CO_2 等气体通过肺泡膜进行交换的物理弥散过程发生障碍；因 O_2 的弥散能力仅为 CO_2 的 1/20，故常以低氧血症为主；是Ⅰ型呼吸衰竭的主要机制。

3. 通气/血流比例失调　①部分肺泡通气不足，通气/血流比例减小，见于肺泡萎陷、肺炎、肺不张等。②部分肺泡血流不足，通气/血流比例增大，见于肺栓塞。通气/血流比例失调通常仅导致低氧血症，而无 CO_2 潴留。

4. 肺内动－静脉解剖分流增加　肺动脉内的静脉血未经氧合直接流入肺静脉，导致 PaO_2 降低，是通气/血流比例失调的特例，常见于肺动－静脉瘘。

5. 氧耗量增加　发热、寒战等增加氧耗量。氧耗量增加导致肺泡氧分压下降，同时伴有通气功能障碍，出现严重的低氧血症。

第三节　消化系统

一、解剖

消化系统由消化管和消化腺组成。

1. 消化管　指从口腔到肛门的管道，可分为口腔、咽、食管、胃、小肠（十二指肠、空肠和回肠）和大肠（盲肠、阑尾、结肠、直肠和肛管）；通常把从口腔到十二指肠的部分称为上消化道，空肠以下的部分称为下消化道。

2. 消化腺　分类如下。

（1）大消化腺：借助导管将分泌的消化液流入消化管腔内，如大唾液腺（腮腺、下颌下腺、舌下腺）、肝和胰。

（2）小消化腺：分布于消化管壁内，如唇腺、颊腺和舌腺等。

二、生理

1. 消化道平滑肌的特性

（1）一般功能特性：①兴奋性（较低）。②节律性（较低）。③紧张性（是平滑肌收缩和舒张的基础）。④伸展性。⑤对不同刺激的敏感性不同，如对机械牵拉、温度改变和化学性刺激特别敏感。

（2）电生理：①静息电位较小，主要因K^+平衡电位形成。②慢波，是在静息电位的基础上，自发地产生周期性的低幅去极化和复极化电位搏动，慢波频率对平滑肌收缩节律起决定性作用。③动作电位，慢波自动去极化达阈电位水平产生动作电位，去极化主要由Ca^{2+}内流所致，复极化由K^+外流所致。

2. 胃肠功能的调节

（1）神经支配：①内在神经系统，包括肌间神经丛、黏膜下神经丛。②外来神经，包括交感神经和副交感神经。

（2）胃肠激素：主要有促胃液素、缩胆囊素、促胰液素和抑胃肽。对消化器官的主要作用：①调节消化腺分泌和消化道运动。②营养作用，如促胃液素能促进胃肠上皮生长，缩胆囊素和促胰液素能促进胰腺外分泌部生长。③调节其他激素的释放。

3. 胃内消化

（1）胃液：①壁细胞分泌胃酸。②主细胞（为主）分泌胃蛋白酶原。③上皮细胞、黏液细胞等分泌黏液。④胃黏膜的非泌酸细胞分泌碳酸氢盐。⑤壁细胞分泌内因子。

（2）胃液分泌的调节

1）消化期的胃液分泌：①头期消化能力强，由神经调节。②胃期消化能力比头期弱，由神经和体液调节。③肠期消化能力最弱，由体液调节。

2）促进胃酸分泌的主要因素：①迷走神经兴奋。②组胺。③促胃液素。

3）抑制胃液分泌的主要因素：①胃酸分泌过多，产生负反馈。②脂肪刺激小肠黏膜分泌肠抑胃素。③高张溶液刺激小肠，通过肠 - 胃抑制及小肠黏膜分泌若干种胃肠激素抑制胃液分泌。

（3）胃的运动：容受性舒张、紧张性收缩和蠕动。

（4）胃排空与食物类别：①液体食物较固体食物排空快，小颗粒食物比大块食物快，等渗液体较非等渗液体快。②糖类排空最快，蛋白质次之，脂肪最慢。③混合食物一般需要4～6小时完全排空。

4. 小肠内消化

（1）胰液：①有很强的消化能力。②保护肠黏膜免受强酸的侵蚀。③为小肠内多种消化酶提供最适宜的pH环境。

（2）胆汁：最主要成分是胆盐，其作用是促进脂肪的消化和吸收，以及脂溶性维生素的吸收。

（3）小肠的运动：有紧张性收缩、分节运动（小肠特有）、蠕动等形式；主要受肌间神经丛的调节。

5. 大肠的功能

（1）排便反射。

（2）肠内细菌的作用：①发酵，分解糖和脂肪。②腐败，分解蛋白质。③合成B族维生素复合物和维生素K。

6. 小肠的吸收

（1）利于吸收的条件：①吸收面积大。②小肠绒毛节律性伸缩和摆动。③结构简单。④停留时间较长。

（2）途径：①跨细胞途径。②细胞旁途径。

第四节　血液系统

一、造血器官及血细胞的生成

1. 造血器官　包括骨髓、胸腺、淋巴结、肝、脾、胚胎及胎儿的造血组织。

2. 造血功能

（1）时期：分为胚胎期、胎儿期及出生后3个阶段，即中胚叶造血期、肝脾造血期及骨髓造血期。

（2）过程：①卵黄囊是胚胎期最早出现的造血场所。②卵黄囊退化后，由肝脾代替其造血功能。③胎儿第4～5个月起，肝、脾造血功能逐渐减退，骨髓、胸腺及淋巴结开始出现造血活动，出生后仍保持造血功能。④青春期后胸腺逐渐萎缩，淋巴结生成淋巴细胞和浆细胞。⑤骨髓成为出生后造血的主要器官，当骨髓没有储备力量时，需额外造血即由骨髓以外的器官（如肝、脾）参与造血，即髓外造血。

3. 血细胞生成　现已经公认血液细胞与免疫细胞均起源于共同的骨髓造血干细胞（hematopoietic stem cell，HSC），自我更新与多向分化是HSC的两大特征。血细胞生成除需要造血干细胞外，尚需正常造血微环境（包括微血管系统、神经成分、网状细胞、基质及其他结缔组织）及正、负造血调控因子的存在。正、负造血调控因子相互制约，维持体内造血功能的恒定。

二、正常止血和凝血机制

1. 生理性止血（正常止血）的过程 ①受损小血管收缩。②血小板止血栓的形成。③血凝块的形成。

2. 凝血因子 目前已知的凝血因子有14种，除FⅣ是Ca^{2+}外，其他均为蛋白质。

3. 凝血途径 包括内源性、外源性两种途径（表4-4-1）。

表4-4-1 内源性、外源性凝血途径

鉴别要点	内源性凝血	外源性凝血
发生条件	血管损伤或血管内凝血	组织损伤
凝血因子分布	血液	血液和组织
启动因子	血管内膜下胶原纤维或异物暴露，激活FⅫ	组织损伤产生FⅢ
血小板参与	需要血小板膜磷脂（PF_3）参与	不需要血小板膜磷脂（PF_3）参与
因子X激活物	FⅨa-FⅧa-Ca^{2+}-PF_3复合物	FⅢ-Ⅶa复合物（也需要Ca^{2+}）
凝血酶原激活物	FⅩa-FⅤa-Ca^{2+}-PF_3复合物	FⅩa-FⅤa-Ca^{2+}-PF_3复合物
凝血速度	较慢	较快

三、血型系统

1. ABO血型系统

（1）分型：根据红细胞膜上所含ABO血型系统抗原的不同种类，将人类血液分为四型：红细胞膜上只有A抗原为A型血，只有B抗原为B型血，含有A、B抗原者为AB型血，既无A抗原也无B抗原为O型血。另外，A型血还可进一步分为A_1和A_2亚型。因此，在测定血型和输血时都应注意到A亚型的存在。

（2）在同一个体血清中不含有与其自身红细胞发生反应的血型抗体：在A型血的血清中，只含有抗B凝集素；B型血的血清中，只含有抗A凝集素；AB型血的血清中既没有抗A凝集素，也没有抗B凝集素；而O型血的血清中则同时含有抗A和抗B两种凝集素。

2. Rh血型系统 在临床上，红细胞上含D抗原为Rh阳性，缺乏D抗原为Rh阴性。Rh血型抗体是免疫性抗体，亦即在Rh阴性者的血清中原本不含天然抗Rh抗体，只有在接受Rh抗原刺激后才能产生相应抗体，特别是接受抗原性最强的D抗原后。当Rh阴性的人第一次接受Rh阳性血液输血时，一般不发生明显的输血反应，却能使受血者产生抗D抗体。当他再次接受Rh阳性血液输血时，即可发生明显的抗原-抗体反应，导致严重的输血反应。因此，临床上给患者重复输血时，即使是输入同一供血者的血液，也要进行交叉配血试验。

第五节 泌尿系统

一、上下尿路解剖及功能

1. 尿路 上尿路包括双肾、输尿管，下尿路包括膀胱、尿道。

2. 重要解剖结构

（1）肾蒂：出入肾门诸结构为结缔组织所包裹；自前向后顺序为肾静脉、肾动脉和肾盂末端；自上向下顺序为肾动脉、肾静脉和肾盂。

（2）肾门：为肾内侧缘中部的凹陷；是肾的血管、神经、淋巴管及肾盂出入的门户。

（3）肾的被膜：肾的表面自内向外有3层被膜包绕，分别为纤维囊、脂肪囊和肾筋膜。肾筋膜位于脂肪囊的外面，包被肾上腺和肾的周围，具有固定肾脏的功能。

（4）肾皮质：位于肾实质浅层，富有血管。

（5）肾髓质：位于肾实质深部，由15~20个呈圆锥形的肾锥体构成。

（6）肾单位：是肾脏最基本的结构和功能单位。肾单位包括肾小体和肾小管部分。

（7）输尿管：起自肾盂末端，终于膀胱。全程有3处狭窄：上狭窄，肾盂输尿管移行处；中狭窄，输尿管跨过髂血管处；下狭窄，输尿管的壁内部。

（8）膀胱：为储存尿液的肌性囊状器官，其形状、大小、位置和壁的厚度随尿液充盈程度而异。在膀胱底的内面，两输尿管口与尿道内口之间的三角形区域，黏膜与肌层紧密相连，无论在膀胱充盈或空虚时，都保持平滑状，不形成皱襞，此区称为膀胱三角。

（9）女性尿道：较男性尿道短、宽而直。

（10）男性尿道：有排精和排尿功能，起自膀胱的尿道内口，止于阴茎头的尿道外口；分前列腺部、膜部和海绵体部。全长有两个弯曲，即耻骨前弯和耻骨下弯。尿道有3处狭窄、3处膨大。3处狭窄分别位于尿道内口、尿道膜部和尿道外口，以外口最窄。尿道结石常易嵌顿在这些狭窄部位。

二、肾脏生理功能

肾脏的生理功能主要是排泄代谢产物，调节水、电解质和酸碱平衡，维持机体内环境稳定及内分泌功能。

1. 肾小球滤过功能 是肾脏最重要的生理功能，也是临床最常用的评估肾功能的参数。肾小球滤过率主要取决于肾小球血流量、有效滤过压、滤过膜面积和毛细血管通透性等因素。

2. 肾小管重吸收和分泌功能

（1）近端肾小管：除是重吸收的主要部位外，还参与有机酸的排泌；被滤过的葡萄糖、氨基酸全部被重吸收，Na^+通过 Na^+-K^+-ATP 酶主动重吸收，HCO_3^- 和 Cl^- 随 Na^+一起转运。

（2）髓袢：在髓质渗透压梯度形成中起重要作用。

（3）远端肾小管：特别是连接小管是调节尿液最终成分的主要场所。这些小管上皮细胞可重吸收 Na^+、排出 K^+，以及分泌 H^+ 和 NH_4^+，醛固酮可加强上述作用。

3. 肾脏的内分泌功能 肾参与合成和分泌肾素、促红细胞生成素（EPO）、1,25－二羟维生素 D_3、前列腺素和激肽类物质，参与血流动力学调节、红细胞生成、钙磷代谢及骨代谢等。

第六节 内分泌系统

常见激素的分泌与调节如下。

1. 腺垂体激素 腺垂体主要分泌7 种激素。

（1）促激素：如促甲状腺激素（TSH）、促肾上腺皮质激素（ACTH）、卵泡刺激素（FSH）、黄体生成素（LH），直接作用于各自的靶腺发挥调节作用。

（2）无靶腺激素：如生长激素（GH）、催乳素（PRL）、黑色素细胞刺激激素（MSH），直接作用于靶组织或靶细胞发挥调节作用。

2. 神经垂体激素 由下丘脑合成，包括血管升压素（又称抗利尿激素）和缩宫素（或称催产素）。在需要时释放入血，作用于远处靶细胞。

3. 生长激素（GH）

（1）生理作用：①促生长作用。②调节代谢。③参与应激反应。

（2）分泌调节：①受下丘脑的双重调节。②负反馈调节。③受睡眠影响。④代谢因素影响，急性低血糖可显著刺激GH 分泌。⑤其他因素，运动、饥饿、应激刺激、甲状腺激素等刺激 GH 释放。

4. 甲状腺激素（TH）

（1）生理作用：①促进生长发育，主要是促进脑与骨的生长发育。在胚胎期缺碘或出生后甲状腺功能减退的儿童，可表现为呆小症。②影响代谢，增强能量代谢（产热效应）；影响糖、脂类、蛋白质的代谢。③影响器官系统功能，甲状腺激素几乎对机体所有器官系统都有不同程度的影响。

（2）分泌调节：①下丘脑－腺垂体－甲状腺轴调节系统。②甲状腺功能的自身调节：根据血碘水平，改变摄取与合成 TH 的能力。③自主神经对甲状腺功能的调节：交感神经兴奋促进 TH 的分泌，副交感神经则起抑制作用。④免疫系统对甲状腺功能的调节：如 B 淋巴细胞可合成 TSH 受体抗体，产生激活或阻断效应。自身免疫性甲亢 Graves 病患者体内存在激活 TSH 受体的抗体；萎缩性甲状腺炎引起的甲状腺功能减退患者体内存在阻断 TSH 受体的抗体。

5. 调节钙、磷代谢的激素（表 4－6－1）

表 4－6－1 调节钙、磷代谢的激素

鉴别要点	甲状旁腺激素	降钙素	1,25－二羟维生素 D_3
英文简写	PTH	CT	—
产生部位	甲状旁腺主细胞	甲状腺 C 细胞（或滤泡旁细胞）	皮肤中 7－脱氢胆固醇转化，动物食物中摄取
受体分布	肾、骨	骨、肾	主要为小肠、骨、肾

续表

鉴别要点	甲状旁腺激素	降钙素	1,25－二羟维生素 D_3
调节机制	①血钙浓度（最重要）。②血磷↑，PTH↑。③血镁↓，PTH↓。④β受体兴奋，PTH↑	①血钙浓度（主要）。②促胃液素、促胰液素、缩胆囊素可刺激CT分泌。③血镁↑，CT↑	①血钙、血磷浓度。②PTH促进其分泌
主要作用	升血钙，降血磷	降血钙、血磷	升血钙、血磷

6. 胰岛素

（1）生理作用：①降低血糖。②促进脂肪酸合成，减少脂肪分解。③促进蛋白质合成，抑制蛋白质分解。④调节能量平衡和促进生长。

（2）分泌调节

1）促进分泌的因素：血糖升高（最强因素）、某些氨基酸（如精氨酸和赖氨酸）、脂肪酸、胃肠激素、胰高血糖素、生长激素、皮质醇、迷走神经兴奋等。

2）抑制分泌的因素：血糖降低、生长抑素、交感神经兴奋。

7. 肾上腺糖皮质激素

（1）生理作用：①促进糖异生，对抗胰岛素作用，抑制糖利用。②促进脂肪分解，使脂肪重新分布（肾上腺皮质功能亢进时"向心性肥胖"）。③促进肝外蛋白质分解、肝内蛋白质合成。④保钠、排水、排钾。⑤对器官系统功能的影响，如红细胞、血小板和中性粒细胞计数增加，淋巴细胞和嗜酸性粒细胞计数减少；对儿茶酚胺有很好的允许作用等。⑥参与应激反应。

（2）分泌调节：可分为基础分泌和应激分泌，均由下丘脑－垂体－肾上腺皮质轴进行调控。

第七节　风湿免疫病

关节的正常结构如下。

1. 基本构造

（1）关节面：一般为一凸一凹，凸者称为关节头，凹者称为关节窝；被覆关节软骨。

（2）关节囊：①外层为纤维膜。②内层为滑膜。

（3）关节腔：是关节囊滑膜、关节面共同围成的密闭腔隙，腔内含有少量滑液，对维持关节的稳固有一定作用。

2. 辅助结构

（1）韧带：①囊外韧带位于关节囊外，可与关节囊相贴或不相贴。②囊内韧带位于关节囊内，如膝关节内的交叉韧带等。

（2）关节盘：多呈圆盘状，中部稍薄，周缘略厚，使关节面更适应。

（3）关节唇：附着于关节窝周缘的纤维软骨环。

（4）滑膜襞：有些关节囊的滑膜表面积大于纤维层，滑膜折叠突入关节腔形成。

（5）滑膜囊：有时滑膜从关节囊纤维膜的薄弱或缺损处作囊状膨出，充填于肌腱与骨面之间而形成，可减少肌与骨面之间的摩擦。

第八节 感染性疾病

1. 感染 是指病原体和人体之间相互作用的过程。

2. 感染后的表现 取决于病原体的致病力和机体的免疫功能，也和外界环境等因素有关。病原体与机体的相互作用可出现以下情况：①病原体被清除。②隐性感染。③显性感染。④潜伏性感染。⑤病原携带状态。其中，显性感染有明显的、特异性的临床表现，是临床最常见的形式，也包括急性感染和慢性感染。隐性感染往往没有明显的临床表现，但却具有最重要的流行病学意义，特别是在该疾病流行时。

3. 传染病流行过程中的三个基本条件

（1）传染源：是指体内有病原体生存、繁殖，并能将病原体排出体外的人和动物；包括患者、隐性感染者、病原携带者、受感染的动物。

（2）传播途径：指病原体由传染源排出后，到达另一个易感者所经过的途径。常见途径：①经空气、飞沫或尘埃等呼吸道途径。②经水、食物等消化道途径。③直接接触途径。④虫媒途径。⑤血液、体液途径，如性传播、输血注射或母婴垂直传播等。

（3）易感人群：是指对某种传染病缺乏特异性免疫力的人。可以研发疫苗来预防易感人群的感染。

4. 影响流行过程的因素 包括自然因素和社会因素。

5. 传染病的基本特征 是有病原体、有传染性、有流行病学特征和有感染后免疫。传染病的临床特征中，最早出现的临床阶段是潜伏期，潜伏期是决定检疫期以及密切接触者医学观察期的依据。对于特定的传染病，应该观察到该病的最长潜伏期为止。

6. 特异性的诊断和治疗 病原治疗是感染性疾病最主要的治疗。免疫治疗，特别是特异性免疫治疗是感染性疾病治疗的一个重要的方面，特别是在缺少病原学治疗手段的时候更是如此。传染病的临床特征主要表现之一为疾病发展的规律性，可以表现为潜伏期、前驱期、症状明显期和恢复期。及早诊断可以有效控制疾病进展，降低重症化的发生；而在症状明显期，除了需要针对病原体进行治疗，复杂的病理生理异常也成为治疗的一个重要方面。

第五章　基本理论知识

第一节　心血管系统

一、常见症状

心血管系统常见的多数症状（表5－1－1）也见于一些其他系统的疾病，因此分析时要作出仔细的鉴别。

表5－1－1　心血管系统疾病的常见症状

常见症状	常见疾病
胸痛	肺炎、肺癌、气胸、心肌梗死、心绞痛、食管癌、胸部外伤等
呼吸困难	支气管哮喘、肺栓塞、心力衰竭、急性呼吸窘迫综合征、气胸、血胸等
心悸	高血压性心脏病、甲状腺功能亢进、心律失常、心力衰竭等
晕厥	直立性低血压、严重心律失常、短暂性脑缺血发作、低血糖等
水肿	右心衰竭、各型肾炎和肾病、肝硬化、甲状腺功能减退或亢进、营养不良等
发绀	慢性阻塞性肺疾病、呼吸衰竭、肺动脉高压、先天性心脏病、急性左心衰竭、休克等

二、常用药物

1. 降压药物

（1）利尿药

1）机制：①初期用药，减少细胞外液容量及心排血量。②长期用药，降低外周血管阻力（降低体内 Na^+ 浓度及细胞外液容量）。

2）降压效果：起效较平稳、缓慢，持续时间相对较长，作用持久。

3）应用：利尿药有噻嗪类、袢利尿药和保钾利尿药三类。以噻嗪类利尿药最常用。适用于轻、中度高血压，对单纯收缩期高血压、盐敏感性高血压、合并肥胖或糖尿病更年期女性、合并心力衰竭和老年人高血压有较强降压效应。利尿药可增强其他降压药的疗效。保钾利尿药可引起高血钾，不宜与血管紧张素转换酶抑制药（ACEI）、血管紧张素受体阻断药（ARB）合用，肾功能不全者慎用。袢利尿药主要用于合并肾功能不全的高血压患者。

（2）钙通道阻滞药

1）机制及应用：①二氢吡啶类药物如硝苯地平等，扩张外周血管作用较强，用于控制严重高血压。②维拉帕米、地尔硫䓬用于治疗轻、中度高血压。

2）降压效果：起效迅速，疗效和幅度相对较强，疗效的个体差异性较小，与其他类型降压药合用能明显增强降压作用。

（3）β受体阻断药

1）机制：①降低心排血量。②抑制肾素－血管紧张素系统活性。③降低外周交感神经系统活性等。

2）常用药物：普萘洛尔、阿替洛尔、拉贝洛尔、卡维地洛等。

3）降压效果：起效较强、迅速，降压作用持续时间因药物而异。

（4）ACEI

1）机制：抑制血管紧张素转换酶活性，扩张外周血管，降低血压。

2）应用：可作为高血压合并糖尿病、左心室肥厚、左心功能不全、急性心肌梗死患者的首选药物。

3）降压效果：起效缓慢，3～4周时达最大作用，低盐饮食或与利尿药合用可使起效迅速和作用增强。

4）不良反应：①高钾血症。②血管神经性水肿。③顽固性咳嗽。

（5）ARB

1）机制：与AT_1受体选择性结合，对抗血管紧张素Ⅱ的药理作用，产生降压作用。

2）应用：无ACEI的不良反应，应用基本同ACEI。

2. 抗心绞痛药物（表5－1－2）

表5－1－2　常用抗心绞痛药物及其药理作用

名称	药理作用	举例
β受体阻断药	抑制心脏β肾上腺素受体，减慢心率、减弱心肌收缩力、降低血压，从而降低心肌耗氧量以减少心绞痛发作和增加运动耐量	美托洛尔、比索洛尔
硝酸酯类药	减少心肌需氧和改善心肌灌注，从而减低心绞痛发作的频率和程度	单硝酸异山梨酯
钙通道阻滞药	①抑制心肌收缩，减少心肌氧耗。②扩张冠脉，解除冠脉痉挛，改善心内膜下心肌供血。③扩张周围血管，降低动脉压，减轻心脏负荷。④改善心肌微循环	硝苯地平、氨氯地平、维拉帕米、地尔硫䓬

3. 抗心律失常药物（表5－1－3）

表5－1－3　抗心律失常药物的分类及应用

分类		原理	代表药物
Ⅰ类（钠通道阻滞药）	Ⅰa类	适度阻滞钠通道	奎尼丁、普鲁卡因胺
	Ⅰb类	轻度阻滞钠通道	利多卡因、苯妥英钠
	Ⅰc类	明显阻滞钠通道	普罗帕酮、氟卡尼
Ⅱ类（β肾上腺素受体阻断药）		阻断心脏β受体	普萘洛尔

续表

分类	原理	代表药物
Ⅲ类（延长动作电位时程药）	抑制多种离子通道，延长动作电位时程（APD）和事件相关电位	胺碘酮
Ⅳ类（钙通道阻滞药）	抑制 L－型钙内流，降低窦房结自律性，减慢房室结传导性	维拉帕米、地尔硫䓬

三、心肺复苏的基本理论

1. 初级心肺复苏　顺序为 C→A→B（图 5－1－1）。

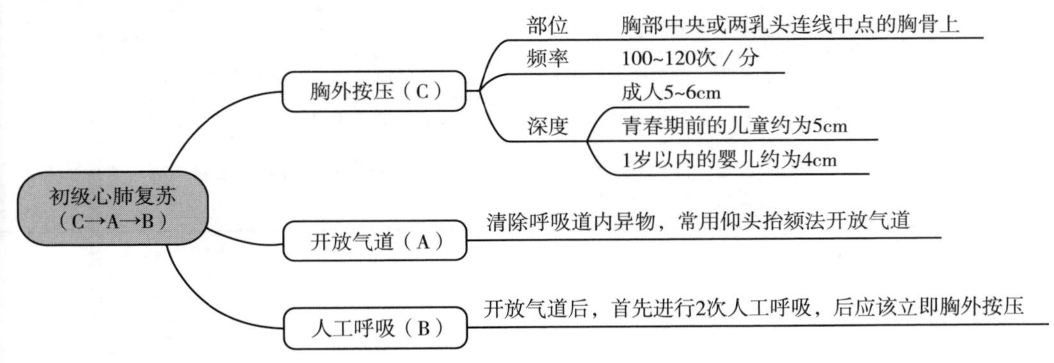

图 5－1－1　初级心肺复苏

2. 高级生命支持

（1）呼吸支持：如果患者自主呼吸没有恢复，应尽早行气管插管。一旦气管内插管完成，应评估插管位置，包括观察胸廓起伏、上腹部听诊（不能闻及气过水声）、双侧肺部听诊（可闻及对称的呼吸音），还可根据呼气末二氧化碳（$ETCO_2$）分压值确认插管位置。

（2）电除颤、复律与起搏治疗：①心搏骤停时最常见的心律失常是室颤。以一定能量的电流冲击心脏使室颤终止；直流电除颤法最广泛。尽早除颤可显著提高复苏成功率。②心脏停搏与无脉电活动时电除颤均无益。③对心脏停搏患者不推荐使用起搏治疗，而对有症状的心动过缓患者则考虑起搏治疗。

（3）药物治疗

1）缩血管药物：①肾上腺素（首选）。②血管升压素。

2）抗心律失常药物：①胺碘酮。②利多卡因。③硫酸镁。

3）不推荐在心搏骤停时常规使用的药物：①阿托品。②钙剂。③碳酸氢钠。

3. 复苏后处理　①原发致心搏骤停疾病的治疗。②维持有效循环。③维持呼吸。④防治脑缺氧和脑水肿。⑤防治急性肾衰竭。⑥其他：及时发现和纠正水电解质紊乱与酸碱失衡，防治继发感染。对于肠鸣音消失和机械通气伴有意识障碍患者，应该留置胃管，并尽早地应用胃肠道营养。

第二节　呼吸系统

一、常见症状

呼吸系统常见的多数症状（表5－2－1）也见于一些其他系统的疾病，因此分析时要作出仔细的鉴别。

表5－2－1　呼吸系统疾病的常见症状

常见症状	常见疾病
咳嗽、咳痰	上呼吸道感染、胸膜炎、慢性阻塞性肺疾病、肺炎、左心衰竭、反射性咳嗽、心理性咳嗽等
咯血	支气管扩张、支气管肺癌、肺结核、二尖瓣狭窄、肺炎、肺血栓栓塞症、凝血功能障碍等
呼吸困难	大气道狭窄、气管炎症、支气管哮喘、肺脓肿、胸腔积液、神经肌肉疾病、膈肌麻痹等
胸痛	胸膜炎、肺部炎症、肿瘤和肺梗死、自发性气胸、肋间神经痛、肋软骨炎、带状疱疹、心绞痛和心肌梗死、心包炎、主动脉夹层、胆石症和急性胰腺炎等

二、常用药物

1. 抗生素

（1）β－内酰胺类

1）青霉素类（表5－2－2）

表5－2－2　青霉素类抗生素

鉴别要点	青霉素G	氨苄西林	阿莫西林
抗菌谱	窄谱	广谱	广谱
高度敏感	①G^+球菌：乙型溶血性链球菌、肺炎链球菌、甲型溶血性链球菌、金黄色葡萄球菌、表皮葡萄球菌。②G^-球菌：脑膜炎奈瑟菌、敏感淋病奈瑟菌。③G^+杆菌：白喉棒状杆菌、炭疽杆菌、产气荚膜梭菌、破伤风梭菌、乳酸杆菌。④G^-杆菌：流感嗜血杆菌、百日咳鲍特菌。⑤螺旋体：梅毒螺旋体、钩端螺旋体、回归热螺旋体。⑥牛放线菌	①G^-杆菌：伤寒沙门菌、副伤寒沙门菌、百日咳鲍特菌、大肠埃希菌、痢疾志贺菌。②粪链球菌	与氨苄西林类似，对肺炎链球菌、肠球菌、沙门菌属、幽门螺杆菌的杀菌作用较氨苄西林强
不敏感	肠球菌、真菌、原虫、立克次体、病毒	耐药金黄色葡萄球菌、铜绿假单胞菌	与氨苄西林类似
临床应用	敏感的G^+球菌和杆菌、G^-球菌及螺旋体所致的感染，为首选药	敏感菌所致的呼吸道感染、伤寒、副伤寒、尿路感染、胃肠道感染、软组织感染、脑膜炎、败血症、心内膜炎	敏感菌所致的呼吸道、尿路、胆道感染，伤寒，慢性活动性胃炎和消化性溃疡

2）头孢菌素类（表5－2－3）

表5－2－3　头孢菌素类抗生素

头孢菌素类型	抗菌作用	临床应用	代表药物
第一代	对 G^+ 菌作用较二、三代强，对 G^- 菌作用弱	敏感菌所致呼吸道和尿路感染、皮肤和软组织感染	头孢噻吩
第二代	对 G^+ 菌作用不及第一代，对 G^- 菌敏感，对厌氧菌有效，对铜绿假单胞菌无效	敏感菌所致肺炎、胆道感染、菌血症、尿路感染和其他组织器官感染	头孢呋辛
第三代	对 G^+ 菌作用不及第一、二代，对 G^- 菌和厌氧菌、铜绿假单胞菌有较强作用	危及生命的败血症、脑膜炎、肺炎、骨髓炎、尿路感染、铜绿假单胞菌感染	头孢噻肟
第四代	对 G^+ 菌、G^- 菌均有高效	对第三代头孢菌素耐药的细菌感染	头孢吡肟
第五代	对 G^+ 菌作用强于前四代，对耐甲氧西林金黄色葡萄球菌、耐万古霉素金黄色葡萄球菌、耐甲氧西林的表皮葡萄球菌、耐青霉素的肺炎链球菌有效，对厌氧菌抗菌作用很好，对 G^- 菌的作用与第四代相似	主要用于复杂性皮肤与软组织感染，以及 G^- 菌引起的糖尿病足感染、社区获得性肺炎和医院获得性肺炎等	头孢洛林

（2）红霉素与阿奇霉素（表5－2－4）

表5－2－4　红霉素与阿奇霉素

鉴别要点	红霉素	阿奇霉素
抗菌作用	①对 G^+ 菌抗菌作用强，如金黄色葡萄球菌、链球菌等。②对部分 G^- 菌高度敏感，如脑膜炎奈瑟菌、军团菌等。③对某些螺旋体、肺炎支原体、立克次体、螺杆菌有抗菌作用	抗菌谱较红霉素广，增加了对 G^- 菌的抗菌作用，是快速杀菌药，而其他大环内酯类为抑菌药
临床应用	①耐青霉素的金黄色葡萄球菌和对青霉素过敏者。②敏感菌所致感染。③厌氧菌引起的口腔感染和肺炎支原体、肺炎衣原体、溶脲脲原体等非典型病原体所致的呼吸、泌尿生殖系统感染	敏感菌引起的感染，尤其是小儿上呼吸道感染

（3）林可霉素和克林霉素：克林霉素活性较林可霉素强，且吸收好、毒性低。

1）抗菌作用：①对需氧 G^+ 菌有显著活性。②对部分需氧 G^- 菌有抑菌作用。③对各类厌氧菌有强大抗菌作用。④对部分需氧 G^- 球菌、人型支原体、沙眼衣原体有抑制作用。⑤对肠球菌、G^- 杆菌、耐甲氧西林金黄色葡萄球菌、肺炎支原体不敏感。

2）临床应用：①对金黄色葡萄球菌引起的骨髓炎为首选。②主要用于厌氧菌引起的口腔、腹腔、妇科感染。③需氧 G^+ 菌引起的呼吸道、骨与软组织、胆道感染，败血症及心内膜炎等。

（4）氨基糖苷类

1）抗菌作用：①对各种需氧 G^- 杆菌有强大抗菌活性。②对 G^- 球菌抗菌作用差。③对产碱杆菌属、不动杆菌属、嗜血杆菌属、沙门菌属有一定抗菌作用。④庆大霉素、阿米卡星等对产酶和不产酶的金黄色葡萄球菌及耐甲氧西林金黄色葡萄球菌敏感。⑤对肠球菌和厌氧菌不敏感。⑥链霉素、卡那霉素对结核分枝杆菌有效。

2）作用机制：主要是抑制细菌蛋白质合成，还能破坏细菌胞质膜的完整性。

3）临床应用（表5-2-5）

表5-2-5　氨基糖苷类抗生素的应用

名称	临床应用
庆大霉素	①治疗 G^- 杆菌感染的主要抗菌药，对沙雷菌属作用更强，为氨基糖苷类的首选药。②与青霉素合用，治疗肺炎链球菌、铜绿假单胞菌、肠球菌、葡萄球菌、甲型溶血性链球菌感染。③术前预防和术后感染。④局部皮肤、黏膜表面感染和眼、耳、鼻部感染
妥布霉素	①对肺炎杆菌、肠杆菌属、变形杆菌属、铜绿假单胞菌的作用较庆大霉素强。②对其他 G^- 杆菌的抗菌活性不如庆大霉素。③在 G^+ 菌中仅对葡萄球菌有效
阿米卡星	①抗菌谱较广，对 G^- 杆菌、金黄色葡萄球菌有较强作用，但作用较庆大霉素弱。②对某些氨基糖苷类耐药菌仍有效，为首选药。③与β-内酰胺类联合治疗粒细胞减少或免疫缺陷者合并严重 G^- 杆菌感染

（5）四环素类（表5-2-6）

表5-2-6　四环素类抗生素

名称	抗菌作用	临床应用
四环素	①对 G^+ 菌抑制作用强于 G^- 菌。②对 G^+ 菌作用不如青霉素类和头孢菌素类。③对 G^- 菌作用不如氨基糖苷类及氯霉素。④对伤寒杆菌、副伤寒杆菌、铜绿假单胞菌、结核分枝杆菌，真菌和病毒无效	耐药菌株日益增多，不良反应严重，一般不作为首选药
多西环素	①抗菌谱与四环素相同。②抗菌活性比四环素强，强效、迅速、长效，是四环素类药物的首选药。③对土霉素或四环素耐药的金黄色葡萄球菌敏感	①肾外感染伴肾衰竭。②酒渣鼻、痤疮、前列腺炎。③胆道感染、呼吸道感染
米诺环素	①抗菌谱与四环素相似。抗菌活性强于其他同类药。②对四环素或青霉素类耐药的链球菌、金黄色葡萄球菌、大肠埃希菌对米诺环素仍敏感	酒渣鼻、痤疮、沙眼衣原体所致性传播疾病、敏感菌所致感染，一般不作为首选药

2. 人工合成的抗菌药

（1）第三代喹诺酮类和磺胺类（表5-2-7）

表5-2-7　第三代喹诺酮类和磺胺类的鉴别

鉴别要点	第三代喹诺酮类	磺胺类
代表药物	诺氟沙星、左氧氟沙星等	磺胺嘧啶
抗菌谱	广谱	广谱
抗菌作用	①对 G^- 菌有良好的抗菌活性。②对 G^+ 菌、结核分枝杆菌、军团菌、支原体、衣原体均有杀灭作用。③对厌氧菌，如脆弱类杆菌、梭杆菌属等的抗菌活性强。④对铜绿假单胞菌以环丙沙星的杀灭作用最强	①对大多数 G^+ 菌和 G^- 菌有良好的抗菌活性。②对沙眼衣原体，疟原虫、卡氏肺孢子虫、弓形虫滋养体有抑制作用。③对支原体、立克次体和螺旋体无效。④磺胺嘧啶银对铜绿假单胞菌有效

续表

鉴别要点	第三代喹诺酮类	磺胺类
作用机制	①抑制细菌DNA回旋酶。②抑制拓扑异构酶。③抑制细菌RNA及蛋白质合成，诱导细菌DNA错误复制及抗菌后效应等	竞争二氢蝶酸合酶，阻止细菌二氢叶酸合成
临床应用	抗菌活性强，应用广泛	主要用于流行性脑脊髓膜炎的防治等

（2）甲氧苄啶

1）抗菌作用：甲氧苄啶是细菌二氢叶酸还原酶抑制剂，抗菌谱与磺胺甲噁唑相似，属于抑菌药。

2）临床应用：与磺胺药或某些抗生素合用有增效作用，被称为抗菌增效剂。

（3）甲硝唑

1）抗菌作用：①抗厌氧菌，对脆弱类杆菌尤为敏感。②对滴虫、阿米巴滋养体、破伤风梭菌具有很强的杀灭作用。③对需氧菌或兼性需氧菌无效。

2）作用机制：抑制病原体DNA合成。

3）临床应用：①主要用于治疗厌氧菌引起的口腔、腹腔、女性生殖器、下呼吸道、骨和关节等部位的感染。②对幽门螺杆菌感染的消化性溃疡、四环素耐药艰难梭菌所致的假膜性肠炎有特殊疗效。③是治疗阿米巴病、滴虫病、破伤风的首选药物。

3. 抗结核药物（表5-2-8）

表5-2-8　抗结核药物

药物	英文简称	作用机制	主要副作用
异烟肼	INH，H	杀菌剂，抑制DNA合成	周围神经炎，偶有肝功能损害
利福平	RFP，R	杀菌剂，抑制mRNA合成	肝损害、变态反应
链霉素	SM，S	杀菌剂，抑制蛋白质合成	听力障碍、肾功能损害、眩晕
吡嗪酰胺	PZA，Z	杀菌剂，吡嗪酸抑菌	肠胃不适、肝功能损害、高尿酸血症、关节痛
乙胺丁醇	EMB，E	抑菌剂，抑制RNA合成	视神经炎
对氨基水杨酸钠	PAS，P	抑菌剂，干扰中间代谢	胃肠不适、肝功能损害、变态反应

4. 支气管舒张药

（1）β受体激动药

1）分类及特点：①非选择性β受体激动药（异丙肾上腺素）平喘作用强大，可兴奋心脏β_1受体，引起严重的心脏不良反应。②选择性β_2受体激动药对β_2受体有强大兴奋作用，对β_1受体亲和力低，很少产生心血管反应。

2）常用药：沙丁胺醇与特布他林均为选择性β_2受体激动药，可松弛支气管平滑肌，后者作用稍弱；可用于支气管哮喘、伴有支气管痉挛的呼吸道疾病等；气雾吸入起效快，口服起效慢。

（2）氨茶碱

药理作用、作用机制及临床应用：①非选择性抑制磷酸二酯酶，使细胞内 cAMP、cGMP 水平升高，而舒张支气管平滑肌。②阻断腺苷受体，可预防腺苷所致的哮喘患者的气道收缩作用。③增加内源性儿茶酚胺的释放，间接舒张支气管。④免疫调节和抗炎作用。⑤增加膈肌收缩力并促进支气管纤毛运动，有助于慢性阻塞性肺疾病和哮喘的治疗。

（3）抗胆碱类

1）异丙托溴铵：为非特异性 M 胆碱受体阻断药，用于缓解阻塞性肺疾病引起的支气管痉挛、喘息症状，对于高迷走神经活性及对 β_2 受体激动药不能耐受的哮喘患者更为适用。

2）噻托溴铵：为长效抗胆碱药，主要用于慢性阻塞性肺疾病的维持治疗及急性发作的预防。对老年性哮喘，特别是对高迷走神经性的哮喘患者尤为适用。

（4）糖皮质激素：①可抑制气道炎症，主要用于支气管扩张药不能有效控制病情的慢性哮喘患者。②气雾吸入糖皮质激素，可减少口服激素制剂用量或逐步替代口服激素。

三、肺通气功能障碍的分类及特征

肺通气功能障碍主要分为阻塞性通气功能障碍、限制性通气功能障碍和混合性通气功能障碍。前两者的鉴别见表 5－2－9。

表 5－2－9　阻塞性和限制性通气功能障碍的鉴别

鉴别要点	阻塞性通气功能障碍	限制性通气功能障碍
常见疾病	慢性阻塞性肺疾病、支气管哮喘	胸廓畸形、胸腔积液、肺纤维化
残气量（RV）	↑	↓
肺活量（VC）	↓或正常	↓
肺总量（TLC）	↑或正常	↓
FEV_1	↓	正常或↓
FEV_1/FVC	↓	正常或↑
常见原因	①大气道阻塞。②外周性气道阻塞	①呼吸肌活动障碍。②胸廓顺应性降低。③肺顺应性降低。④胸腔积液和气胸

注：FEV_1 为第一秒用力呼气容积，FVC 为用力肺活量。

第三节　消化系统

一、常见症状

消化系统常见的多数症状（表 5－3－1）也见于一些其他系统的疾病，因此分析时要作出仔细的鉴别。

表 5-3-1　消化系统疾病的常见症状

常见症状	常见疾病
腹痛	急性胃炎、肠梗阻、胃穿孔、缺血性肠病、心绞痛、糖尿病酮症酸中毒等
腹泻	肠道感染、溃疡性结肠炎、食物中毒、败血症、过敏性紫癜等
黄疸	自身免疫性溶血性贫血、病毒性肝炎、胆汁性肝硬化、Gilbert 综合征等
恶心、呕吐	鼻咽部炎症、消化性溃疡、急性阑尾炎、急性盆腔炎、心力衰竭等
呕血与便血	消化性溃疡、门静脉高压症、消化道肿瘤、克罗恩病、血液病等

二、消化道内镜检查和治疗

1. 胃镜与肠镜　胃镜是食管、胃、十二指肠疾病最常用和最准确的检查方法，结肠镜主要用于观察从肛门到回盲瓣的所有结直肠病变；内镜检查不仅能直视黏膜病变，还能取活检、进行止血治疗、取出异物、切除息肉等。

2. 胶囊内镜　能动态、清晰地显示小肠腔内病变，具有无痛苦、安全等优点，成为疑诊小肠疾病的一线检查方法。

3. 小肠镜　多在胶囊内镜初筛发现小肠病变后，需要活检或内镜治疗时采用。

4. 经内镜逆行胆胰管造影术（ERCP）　治疗性 ERCP 包括内镜下乳头肌切开，胆总管取石、狭窄扩张、置入支架、鼻胆管引流术等。

5. 超声内镜（EUS）　在内镜下直接观察腔内病变同时进行实时超声扫描；可引导对病灶穿刺活检、肿瘤介入治疗、囊肿引流及施行腹腔神经丛阻断术。

三、消化道造影检查

常用消化道造影检查包括食管造影、上消化道造影、全消化道造影和结肠灌肠造影。检查前注意各造影检查的适应证和禁忌证。

四、常用药物

1. 抑酸药（表 5-3-2）

表 5-3-2　抑酸药

鉴别要点	质子泵抑制剂（PPI）	H_2 受体阻断药
代表药物	奥美拉唑	雷尼替丁
作用机制	①强大持久地抑制胃酸分泌。②刺激促胃液素分泌。③保护胃黏膜。④体外试验抗幽门螺杆菌	竞争性阻断胃壁细胞基底膜的 H_2 受体，对基础胃酸分泌的抑制作用最强
临床应用	反流性食管炎、消化性溃疡、上消化道出血、幽门螺杆菌感染、胃泌素瘤等	消化性溃疡、胃食管反流病，预防应激性溃疡等

2. 促胃动力药（表5－3－3）

表5－3－3　促胃动力药

药物名称	作用机制	临床应用
多潘立酮	为多巴胺受体阻断药，加快胃肠排空，协调胃肠运动、防止食物反流和镇吐	①主要用于慢性食后消化不良和胃潴留。②可用于偏头痛、痛经、颅外伤及颅内病灶、肿瘤化疗及放疗等原因引起的恶心、呕吐。③抗帕金森病药左旋多巴、溴隐亭、苯海索等引起的恶心、呕吐
西沙比利	为5－HT_4受体激动药	胃运动减弱、胃轻瘫、上消化道不适、胃食管反流、慢性自发性便秘及结肠运动减弱等
甲氧氯普胺	阻断突触前多巴胺D_2受体，具有中枢和外周双重作用，可发挥镇吐和促胃肠蠕动作用	治疗慢性功能性消化不良引起的胃肠运动障碍，如恶心、呕吐等

五、常见肝功能异常的诊断和鉴别诊断思路

1. 病因　①感染。②营养不足。③免疫功能异常。④化学药品中毒。⑤胆道阻塞。⑥肿瘤。⑦血液循环障碍。⑧遗传缺陷。

2. 临床表现及诊断

（1）肝细胞损害：血清转氨酶等升高，胆碱酯酶降低。

（2）胆色素代谢异常：黄疸。

（3）糖代谢障碍：血脂含量改变，胆固醇合成及酯化能力降低。

（4）凝血因子合成障碍：牙龈出血、鼻出血等。

（5）白蛋白合成障碍：白蛋白/球蛋白倒置。

（6）维生素类代谢障碍：皮肤粗糙、夜盲、唇舌炎症、骨质疏松等。

（7）脂肪代谢障碍：脂肪肝。

（8）激素代谢异常：性欲减退、月经失调，出现蜘蛛痣、肝掌等。

（9）其他：病毒性肝炎、药物性肝炎、中毒性肝炎、肝淤血、肝肿瘤等可引起肝功能异常。

第四节　血液系统

一、全血细胞减少的诊断和鉴别诊断

1. 概述　全血细胞减少指红细胞计数或血红蛋白含量、白细胞计数及血小板计数均低于正常。

2. 分类

（1）血液系统疾病：①恶性血液病，如急性白血病（白细胞不增多性）、骨髓增生异常综

合征等。②非恶性血液病，如再生障碍性贫血、巨幼细胞贫血等。

（2）感染性疾病：如伤寒、结核、病毒、严重细菌感染等。

（3）免疫因素：免疫相关性全血细胞减少症。

（4）放射性损伤。

（5）其他：如多器官功能衰竭等。

3. 全血细胞减少的鉴别诊断

（1）急性再生障碍性贫血

1）以感染、出血为主要表现，进行性贫血，病情重，一般无胸骨压痛，无脾大。

2）外周血无原始及幼稚细胞，网织红细胞比例和绝对值下降。

3）骨髓增生极度低下，脂肪细胞增多，骨髓小粒呈空架状，造血细胞明显减少（包括粒系、红系、巨核系，尤其是巨核细胞数显著减少），非造血细胞（包括淋巴细胞、单核细胞、浆细胞、网状内皮细胞等）比例相对增高。

（2）阵发性睡眠性血红蛋白尿（PNH）

1）典型患者有血红蛋白尿发作史、外周血网织红细胞比例明显增加、骨髓有核细胞增生，主要是红系明显增加，易鉴别。不典型者无血红蛋白尿发作，全血细胞减少，骨髓亦可增生减低。

2）通过流式细胞仪检测外周血红细胞、粒细胞膜上的 CD55、CD59 表达，表达量明显下降可以明确诊断为 PNH。

3）酸溶血试验（Ham 试验）、糖水试验、蛇毒因子溶血试验（CoF 试验）或微量补体溶血敏感试验阳性可以诊断，但敏感性较差，仅在无法进行流式细胞仪检测 CD55、CD59 时采用或作为补充检查。

（3）骨髓增生异常综合征（MDS）

1）可表现为一系、二系减少，也可表现为全血细胞减少，网织红细胞可以轻度增高，有时不高甚至降低，骨髓多数为增生性骨髓象，也可呈低增生性。大多数 MDS 骨髓红系、粒系或巨核系有病态造血现象，原始细胞比例增加，但不超过 20%。

2）典型的染色体异常包括 5q－、20q－、+8、－7/7q－等。

（4）系统性红斑狼疮（SLE）

1）女性多见，可有颜面部蝶形红斑。

2）抗核抗体多项免疫性指标异常，肝、肾功能异常，红细胞沉降率增快等有助于诊断。

二、贫血的分类

1. 按进展速度分类　急性贫血、慢性贫血。

2. 按严重程度分类（表 5－4－1）

表 5－4－1　贫血严重程度分类

血红蛋白值	>90g/L	60～90g/L	30～59g/L	<30g/L
贫血严重程度	轻度	中度	重度	极重度

3. 细胞学分类（表 5－4－2）

表 5－4－2　贫血的细胞学分类

类型	MCV/fl	MCH/pg	MCHC/g·L^{-1}	常见病
小细胞低色素性贫血	<80	<27	<320	缺铁性贫血、铁粒幼细胞贫血等
单纯小细胞性贫血	<80	<27	320～360	慢性病贫血
正常细胞性贫血	80～100	27～34	320～360	再生障碍性贫血、溶血性贫血等
大细胞性贫血	>100	>34	320～360	巨幼细胞贫血、骨髓增生异常综合征等

注：MCV，红细胞平均体积；MCH，平均红细胞血红蛋白量；MCHC，平均红细胞血红蛋白浓度。

4. 按病因及发病机制分类　①红细胞生成减少性贫血。②红细胞破坏过多性贫血。③失血性贫血。

三、溶血性贫血的分类及特点

1. 临床分类（图 5－4－1）

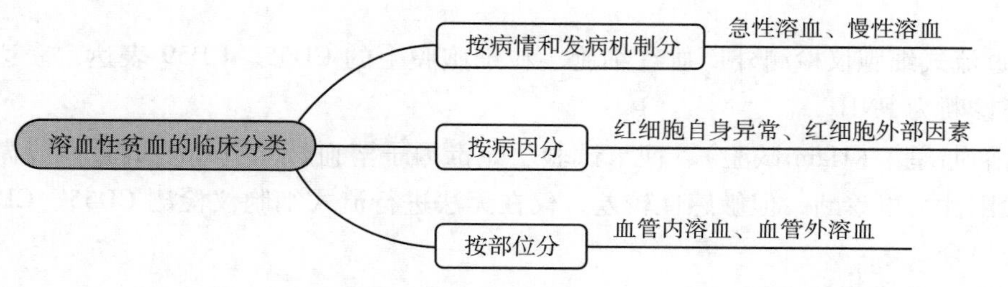

图 5－4－1　溶血性贫血的临床分类

2. 按病情和机制分

（1）急性溶血：多为血管内溶血，起病急骤，临床表现为严重的腰背及四肢酸痛，伴头痛、呕吐、寒战，随后出现高热、面色苍白和血红蛋白尿、黄疸，甚至周围循环衰竭和急性肾衰竭。

（2）慢性溶血：多为血管外溶血，临床表现有贫血、黄疸、脾大。长期高胆红素血症可并发胆石症和肝功能损害等。

3. 按病因分类

（1）红细胞自身异常：①红细胞膜异常，如阵发性睡眠性血红蛋白尿症。②遗传性红细胞酶缺陷，如葡萄糖－6－磷酸脱氢酶（G6PD）缺乏症等。③遗传性珠蛋白生成障碍，如地中海贫血。

（2）红细胞外部因素：①免疫性，如新生儿溶血。②血管性，如弥散性血管内凝血（DIC）。③生物因素，如蛇毒、疟疾等。④理化因素，如大面积烧伤、亚硝酸盐类中毒等。

4. 按部位分类

（1）血管内溶血：指红细胞在血液循环中被破坏，释放游离血红蛋白形成血红蛋白血症。游离的血红蛋白随即被血浆结合珠蛋白结合，该复合体被运至肝实质后，血红蛋白中的血红素被代谢降解为铁和胆绿素，胆绿素被进一步代谢降解为胆红素。

（2）血管外溶血：指红细胞被脾等单核－巨噬细胞系统吞噬消化，释出的血红蛋白分解为珠蛋白和血红素，后者被进一步分解为胆红素。

四、常见出血性疾病的分类（表5－4－3）

表5－4－3　常见出血性疾病的分类

分类		常见疾病
血管壁异常	先天性或遗传性	遗传性出血性毛细血管扩张症、家族性单纯性紫癜、先天性结缔组织病
	获得性	败血症、过敏/药物性紫癜、营养不良、糖尿病等
血小板异常	数量异常	再生障碍性贫血、白血病、DIC、脾功能亢进等
	质量异常	血小板无力症、尿毒症、服用抗血小板药物等
凝血异常	先天性或遗传性	血友病A、B及遗传性FⅪ缺乏症等
	获得性	肝病性凝血障碍、维生素K缺乏症等
抗凝及纤维蛋白溶解异常	主要为获得性	肝素使用过量、香豆素类药物过量、免疫相关性抗凝物增多等
复合性止血机制异常	先天性或遗传性	血管性血友病
	获得性	DIC

五、造血干细胞移植的临床应用

造血干细胞移植（HSCT）是指对患者进行全身照射、化疗和免疫抑制预处理后，将正常供体或自体的造血细胞（HC）注入患者体内，使之重建正常的造血和免疫功能。主要适应证如下。

1. 非恶性病

（1）重型再生障碍性贫血（SAA）：对年龄＜50岁的重或极重型再生障碍性贫血有人白细胞抗原（HLA）相合同胞者，宜首选造血干细胞移植。

（2）阵发性睡眠性血红蛋白尿症（PNH）：尤其合并再生障碍性贫血特征者。

（3）其他：造血干细胞移植能够治疗先天性造血系统疾病和酶缺乏所致的代谢性疾病。

2. 恶性病

（1）造血系统：造血干细胞移植，尤其是异基因移植为血液系统恶性肿瘤的有效治疗手段。

（2）对放疗、化疗敏感的实体肿瘤也可考虑做自体造血干细胞移植。

第五节 泌尿系统

一、常见症状

1. 血尿（图5－5－1）

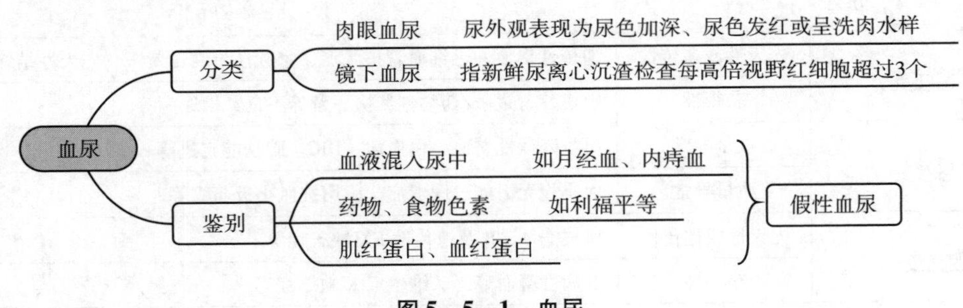

图5－5－1 血尿

2. 蛋白尿

（1）定义：成人尿蛋白持续 >150mg/d，或尿蛋白定性试验阳性。超过3.5g/d称为大量蛋白尿。

（2）分类及常见原因（表5－5－1）

表5－5－1 蛋白尿的分类及常见原因

分类	标志性蛋白及其他成分	常见原因
生理性蛋白尿	①功能性：剧烈运动、发热等导致的一过性蛋白尿。②体位性：直立、弯腰时出现，卧位时消失	正常青少年
肾小球性蛋白尿	清蛋白或抗凝血酶、转铁蛋白、前清蛋白、IgG、IgA、IgM和补体C3等	急性肾炎、肾缺血、糖尿病肾病
肾小管性蛋白尿	如溶菌酶、β_2－微球蛋白、视黄醇结合蛋白	肾盂肾炎、间质性肾炎等
溢出性蛋白尿	如本周蛋白、血红蛋白、肌红蛋白	溶血性贫血、挤压综合征、多发性骨髓瘤等
组织性蛋白尿	为Tamm－Horsfall蛋白	肾小管受炎症、药物刺激等
假性蛋白尿	血液、脓液、黏液等	膀胱炎、尿道炎、尿道出血等

3. 少尿或无尿（表5－5－2）

表5－5－2 少尿或无尿

分类	含义	意义
少尿	尿量 <400ml/24h，或 <17ml/h	①肾前性：有效循环血量减少。②肾性：如肾疾病、肾损害。③肾后性：尿路梗阻、前列腺增生
无尿	尿量 <100ml/24h，或12小时完全无尿	

4. 管型尿　管型是由蛋白在肾小管腔内凝固形成的。在正常人的尿沉渣中可以偶见透明管型，若易见到透明管型（>1个/低倍视野）或见到其他管型，则被称为管型尿。管型的分类见表5－5－3。

表5－5－3　管型的分类

管型类型	常见临床疾病
透明管型	正常人偶见，剧烈运动后肾病时增加
颗粒管型	各种肾炎、肾病
红细胞管型	急性肾小球肾炎、急进性肾小球肾炎等
白细胞管型	急性肾盂肾炎、急性间质性肾炎
上皮细胞管型	急性肾小管坏死
慢性肾衰管型（蜡样管型）	慢性肾衰竭
脂肪管型	微小病变型肾病

5. 水肿　水肿是肾脏病常见的临床表现之一。肾性水肿多出现在组织疏松部位，如眼睑；身体下垂部位，如脚踝和胫前部位；长期卧床时则最易出现在骶尾部。

6. 高血压　高血压是肾脏病常见临床表现。肾性高血压分为肾血管性和肾实质性高血压两大类。水钠潴留是肾实质性高血压最主要的发病机制；此外，肾素－血管紧张素－醛固酮系统也在其发病机制中起重要作用。

二、慢性肾脏病的诊断与分期

1. 诊断　根据慢性肾脏病（CKD）的定义，每一例符合CKD诊断指标的患者，均应在3个月后复查，确认符合诊断。确诊CKD患者应进一步作出以下几项诊断：①引起CKD的肾脏病的诊断，如IgA肾病、间质性肾炎等。②肾功能的评估，即CKD分期。③与肾功能水平相关的并发症，如肾性高血压、肾性贫血等。④合并症，如心血管疾病、糖尿病等。此外，还应针对肾功能丧失的危险因素、心血管合并症的危险因素作出评估。

诊断CKD时需注意以下问题：①鉴别CKD和急性肾损伤，可根据病史、肾功能、尿常规、双肾大小、指甲肌酐测定、高血压、贫血和肾活检进行。②明确CKD的原发疾病。③分析CKD分级。④寻找引起CKD进展的可逆因素。⑤明确有无并发症。

2. 分期　同第六章第五节泌尿系统“八、慢性肾脏病及终末期肾衰竭”的相关内容。

三、常用药物

1. 肾素－血管紧张素－醛固酮系统抑制剂　ACEI和ARB类药物具有良好的降压作用，还有减少肾小球高滤过、减轻蛋白尿的作用，主要通过扩张出球小动脉实现，同时也有抗氧化、减轻肾小球基底膜（GBM）损害、减少系膜基质沉积等作用。

2. 糖皮质激素

（1）药理作用：①影响糖、蛋白质等物质代谢。②抗炎。③免疫抑制作用。④抗过敏。⑤抗休克。⑥允许作用。⑦退热。⑧刺激骨髓造血。⑨提高中枢兴奋性等。

（2）临床应用：①严重急性感染。②抗炎治疗及防治某些炎症后遗症。③自身免疫性疾病。④过敏性疾病。⑤器官移植排斥反应。⑥抗休克治疗。⑦血液病。⑧局部应用。⑨替代治疗。

（3）长期应用糖皮质激素可能引起多种不良反应：①向心性肥胖。②高血压。③糖尿病。④高脂血症。⑤诱发或加剧消化性溃疡，甚至造成消化道出血或穿孔。⑥诱发或加重感染。⑦骨质疏松。⑧股骨头无菌性坏死。⑨伤口愈合迟缓。⑩生长发育迟缓。⑪皮肤变薄、痤疮或多毛。⑫电解质紊乱，如低钾血症等，在用药过程中应密切监测。糖皮质激素性青光眼、有癫痫和精神病史者禁用或慎用。

3. 免疫抑制剂

（1）应用：用于肾脏疾病，尤其是免疫介导的原发性和继发性肾小球疾病，如狼疮肾炎和系统性血管炎等。

（2）常用药及副作用

1）环磷酰胺：胃肠道反应、脱发、骨髓抑制等。

2）甲氨蝶呤：胃肠道反应、口腔黏膜糜烂、肝功能损害、骨髓抑制等。

四、肾小球疾病的病理分型

1. 肾小球疾病轻微病变 包括微小病变型肾病。

2. 局灶节段性肾小球病变 ①局灶节段性肾小球硬化。②局灶性肾小球肾炎。

3. 弥漫性肾小球肾炎

（1）膜性肾病。

（2）增生性肾炎：①系膜增生性肾小球肾炎。②毛细血管内增生性肾小球肾炎。③系膜毛细血管性肾小球肾炎，包括膜增生性肾小球肾炎Ⅰ型和Ⅲ型。④致密物沉积性肾小球肾炎。⑤新月体性肾小球肾炎。

（3）硬化性肾小球肾炎。

（4）未分类的肾小球肾炎。

五、肾脏替代治疗

1. 血液透析 主要替代肾脏对溶质（主要是小分子溶质）和液体的清除功能。其利用半透膜原理，通过溶质交换清除血液内的代谢废物、维持电解质和酸碱平衡，同时清除过多的液体。在普通血液透析中弥散起主要作用，血液滤过时对流起重要作用。

2. 腹膜透析 包括连续性和间歇性腹膜透析两种。利用患者自身腹膜为半透膜，通过向腹腔内灌注透析液，实现血液与透析液之间溶质交换以清除血液内的代谢废物、维持电解质和酸碱平衡，同时清除过多的液体。腹膜对溶质的转运主要通过弥散，对水分的清除主要通过超滤。

3. 肾移植 肾移植是将来自供体的肾脏通过手术植入受者体内，从而恢复肾脏功能。肾移植后需要长期使用免疫抑制剂，以防止发生排斥反应。

第六节　内分泌系统

一、内分泌代谢性疾病的分类和发病机制

内分泌代谢性疾病是根据内分泌腺体的功能状态进行分类的，包括：内分泌腺体功能亢进引起激素分泌过量，以激素作用增强的表现为主；内分泌腺体功能低下引起激素分泌过少，临床以受累腺体激素分泌不足表现为主。

二、内分泌腺体功能亢进/减退的分类和发病机制

1. 激素产生过多

（1）内分泌腺肿瘤：甲状腺腺瘤、甲状旁腺腺瘤、胰岛素瘤等。

（2）多内分泌腺肿瘤病。

（3）伴瘤内分泌综合征：又称异位激素分泌综合征。

（4）自身抗体产生：如Graves病的甲状腺刺激性抗体（TSAb）刺激甲状腺细胞表面的TSH受体，引起甲亢。

（5）基因异常：如糖皮质激素可治性醛固酮增多症。

（6）外源性激素过量摄入。

2. 激素产生减少

（1）内分泌腺破坏：①自身免疫损伤。②肿瘤压迫。③感染。④放射损伤。⑤手术切除。⑥缺血坏死。

（2）内分泌腺激素合成缺陷：如由于甲状腺激素合成酶缺陷引起的先天性甲状腺功能减退症。

（3）内分泌腺以外的疾病：如肾脏破坏性病变等。

3. 激素在靶组织抵抗　激素受体突变或受体后信号转导系统障碍，导致激素在靶组织不能实现生物学作用。

三、常用药物

1. 糖尿病治疗药物（表5－6－1）

表5－6－1　糖尿病治疗药物

药物	代表药	药理作用	临床应用
胰岛素	—	①促进糖原合成和储存。②促进脂肪、蛋白质、核酸合成。③增快心率，加强心肌收缩力，减少肾血流。④促进钾离子进入细胞	①T1DM。②糖尿病急性或慢性并发症。③手术、妊娠和分娩。④新发病且与T1DM鉴别困难的消瘦糖尿病患者。⑤新诊断的T2DM伴明显高血糖；或在糖尿病病程中无明显诱因出现体重显著下降者。⑥T2DM β细胞功能明显减退者。⑦某些特殊类型糖尿病

续表

药物	代表药	药理作用	临床应用
双胍类	二甲双胍	抑制肝葡萄糖输出，改善外周组织对胰岛素的敏感性、增强组织对葡萄糖的摄取和利用	①T2DM 治疗一线用药，尤其适用于肥胖或超重的患者。②联合胰岛素用于治疗 T1DM
磺脲类	格列本脲	刺激 β 细胞分泌胰岛素，促分泌作用不依赖血糖浓度，作用前提是机体尚保存一定数量有功能的 β 细胞	①新诊断的 T2DM 非肥胖患者、饮食和运动治疗血糖控制不理想时。②氯磺丙脲可用于治疗尿崩症
α-葡萄糖苷抑制剂	阿卡波糖	可延缓葡萄糖的吸收，降低餐后血糖	适用于以碳水化合物为主要食物成分，或空腹血糖正常（或不太高）而餐后血糖明显升高者
格列奈类	瑞格列奈	主要刺激胰岛素早时相分泌而降低餐后血糖，吸收快、起效快、作用时间短	T2DM 早期餐后高血糖阶段或以餐后高血糖为主的老年患者
噻唑烷二酮类	罗格列酮	激活过氧化物酶体增殖物激活受体 γ（PPARγ），增强靶组织对胰岛素的敏感性而降糖	单独或联合其他降糖药用于 T2DM 患者，尤其是肥胖、胰岛素抵抗明显者
DPP-Ⅳ抑制剂	西格列汀	抑制二肽基肽酶-4 而减少 GLP-1 在体内的失活，使内源性 GLP-1 的水平升高。GLP-1 以葡萄糖浓度依赖的方式增强胰岛素分泌，抑制胰高血糖素分泌	单独使用，或与其他口服降糖药、胰岛素联合应用治疗 T2DM
SGLT-2 抑制剂	达格列净	抑制近段肾小管管腔侧细胞膜上的 SGLT-2 的作用而抑制葡萄糖重吸收，降低肾糖阈、促进尿葡萄糖排泄，从而降低血糖	①可单独使用，或与其他口服降糖药物及胰岛素联合使用治疗 T2DM。②T1DM，T2DM GFR <45ml/min 者禁用

注：T1DM，1 型糖尿病；T2DM，2 型糖尿病；DPP-Ⅳ，二肽基肽酶-4；GLP-1，胰高血糖素样肽-1；SGLT-2，钠-葡萄糖共转运蛋白2；GFR，肾小球滤过率。

2. 抗甲状腺药物（表 5-6-2）

表 5-6-2 抗甲状腺药物

药物	药理作用	临床应用
硫脲类	①抑制甲状腺激素的合成。②抑制外周组织的 T_4 转化为 T_3。③减弱 β 受体介导的糖代谢。④免疫抑制作用	①甲亢的内科治疗。②甲亢术前准备。③甲状腺危象的治疗
碘及碘化物	①小剂量碘剂可预防单纯性甲状腺肿。②大剂量碘剂主要是抑制甲状腺激素的释放，还能拮抗 TSH 促进激素释放	主要用于甲亢的术前准备、甲状腺危象的治疗

四、内分泌激素测定的临床意义

空腹或基础水平激素的测定，有利于了解垂体-靶腺轴功能。激素分泌异常的依据：①血中激素浓度测定。②尿中激素及代谢产物测定。③激素的昼夜节律和周期水平。

五、内分泌功能试验

1. 兴奋试验 检测内分泌腺的激素储备量，如 ACTH 兴奋试验检查肾上腺皮质产生皮质醇的储备功能，GnRH 兴奋试验检查促性腺激素的储备功能。适用于分泌功能减退的情况。

2. 抑制试验　检测内分泌腺合成和释放激素的自主性，如大剂量地塞米松抑制试验检测皮质醇分泌的自主性，诊断肾上腺皮质腺瘤。适用于分泌功能亢进的情况。

第七节　风湿免疫病

一、相关实验室检查的临床意义

1. 常规检查　①血、尿、便常规检查及肝、肾功能检查。②红细胞沉降率、C 反应蛋白、球蛋白定量、补体等的检查。血清总补体及补体 C3、C4 成分降低对系统性红斑狼疮的诊断和判断疾病活动性有一定意义。

2. 特异性检查

（1）常用自身抗体检查（表 5－7－1）

表 5－7－1　风湿免疫病常用自身抗体检查

抗体	意义
抗核抗体（ANAs）	阳性警惕结缔组织病的可能，抗 ENA 抗体对于风湿性疾病的鉴别诊断尤为重要
类风湿因子（RF）	阳性不仅可见于类风湿关节炎（RA）、系统性红斑狼疮（SLE）等，也见于感染性疾病、肿瘤等其他疾病以及约 5% 的正常人群
抗中性粒细胞胞质抗体（ANCA）	对肉芽肿性多血管炎、显微镜下多血管炎的诊断和活动性判定有一定帮助
抗磷脂抗体	与动静脉血栓或栓塞、血小板减少和习惯性流产等相关
抗环瓜氨酸肽抗体（抗 CCP）	抗原成分为细胞质中的聚角蛋白微丝蛋白，对类风湿关节炎的诊断，尤其对早期诊断有重要意义

（2）人类白细胞抗原（HLA）检测：HLA－B27 在强直性脊柱炎中阳性率为 90%，也可见于反应性关节炎、银屑病关节炎等脊柱关节炎。

（3）关节滑膜组织和滑液检查：通过关节镜可以直视关节结构的变化，配合滑膜组织活检，对各种关节病变的临床诊断和科研有重要意义。目前该技术应用于膝、踝、腕关节等。关节腔穿刺及关节液检查对鉴别感染性关节炎、晶体相关性关节炎等至关重要。

二、常用药物（表 5－7－2）

表 5－7－2　风湿免疫病的常用药物

药物	机制	临床应用
非甾体抗炎药（NSAIDs）	通过抑制环氧化酶（COX），从而抑制花生四烯酸转化为前列腺素，起到抗炎、解热、镇痛的效果	①传统制剂如布洛芬、双氯芬酸等，胃肠道反应较大。②选择性 COX－2 抑制剂如美洛昔康、塞来昔布等，胃肠道反应较少

续表

药物	机制	临床应用
糖皮质激素	有强大的抗炎和免疫抑制作用	是治疗多种结缔组织病的一线药物
改善病情抗风湿药（DMARDs）	抑制免疫反应的作用，可以减缓或者阻止关节破坏及疾病的进展	起效慢，病情缓解后宜长期维持
生物制剂	利用抗体的靶向性，特异地阻断疾病发病中的某个重要环节	目前应用于类风湿关节炎、脊柱关节炎、系统性红斑狼疮等的治疗

三、常见关节炎的诊断与鉴别诊断（含影像学表现）（表5－7－3）

表5－7－3　常见关节炎的诊断与鉴别诊断（含影像学表现）

鉴别要点	骨关节炎	强直性脊柱炎	类风湿关节炎
好发人群	50岁以上人群	青年男性	35～50岁女性
主要病理特点	关节软骨变性	附着点炎	主要是滑膜炎
主要累及部位	膝、髋、脊柱及远侧指间关节	骶髂关节向上蔓延至脊柱	双侧腕、掌指、近端指间关节等
临床表现	关节及其周围疼痛、压痛、僵硬、肿胀、关节骨性膨大和功能障碍	①早期骶髂关节痛、下背痛。②晚期躯干、髋关节弯曲、驼背畸形、关节僵硬	①对称性多关节疼痛、晨僵。②关节活动受限。③可有关节鹅颈等畸形
X线	关节间隙狭窄，边缘骨质增生	骶髂关节骨质疏松、椎间隙增宽；椎间隙变窄、骶髂关节融合；后期为"竹节样"脊椎	①早中期关节周围软组织肿胀、关节间隙变窄、骨质疏松等。②晚期关节纤维化，骨性强直
实验室检查	多红细胞沉降率正常、RF和抗CCP阴性	RF阴性，多见HLA－B27阳性	RF常阳性

第八节　感染性疾病

一、发热的诊断与鉴别诊断思路

1. 诊断　见图5－8－1。

2. 鉴别诊断思路

（1）急性发热：起病急，病程<2周，见于各种感染性疾病或某些长期发热病的早期。

（2）长期发热：体温>38℃，病程>2周，可见于感染性疾病、肿瘤、结缔组织病。

（3）慢性低热：体温<38℃，病程>1个月，可见于器质性低热（有器质异常）、功能性低热（观察无变化）。

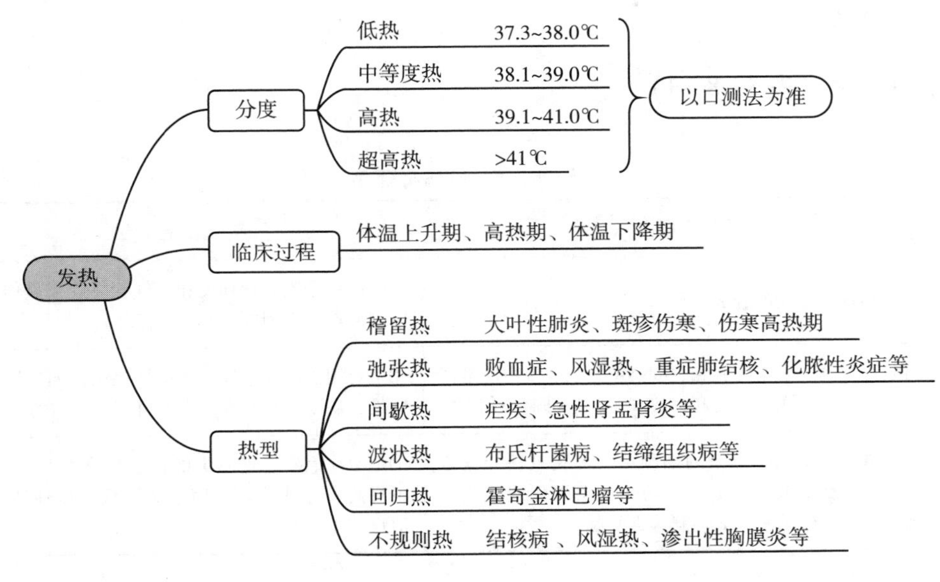

图 5－8－1　发热的诊断

二、传染病基本知识

1. 消毒与灭菌（图 5－8－2）

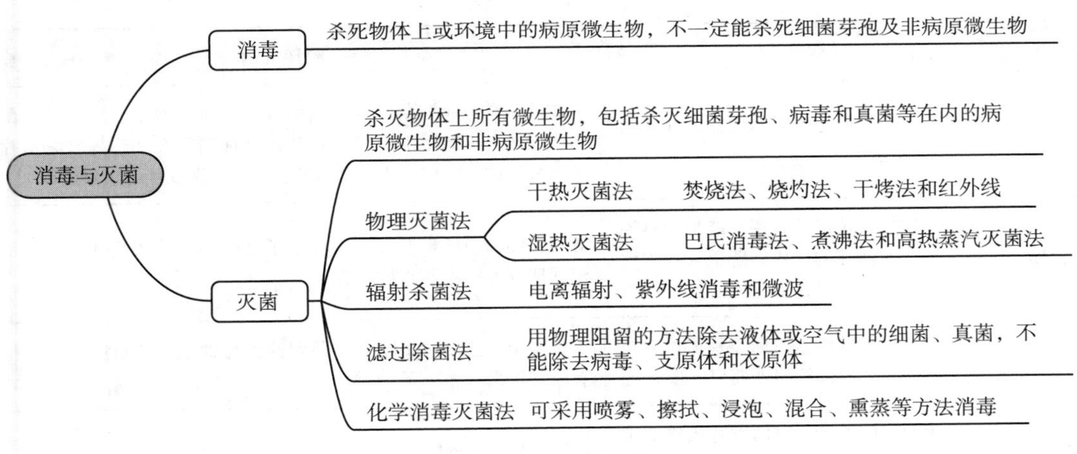

图 5－8－2　消毒与灭菌

2. 隔离　隔离是将传染患者及带菌者在传染期间安置在指定的地点与健康人群分开，便于治疗和护理，也便于污染物的消毒，缩小污染范围，减少传染病传播的机会。隔离期限依各种传染病的最长传染期，并参考检查结果而定，隔离要求因病种而异。

3. 防护　个体防护是为保护突发公共卫生事件处置的工作人员免受化学、生物与放射性污染而穿戴的防护用品。常用的防护用品：①防护服。②防护口罩。③护目镜或面罩。④手套。⑤鞋套。

三、常用药物

1. 抗病毒药物（表5－8－1）

表5－8－1　抗病毒药物

药物	药理作用	临床应用
利巴韦林	抑制病毒核苷酸的合成	对呼吸道合胞病毒肺炎和支气管炎效果最佳，对急性甲型肝炎和丙型肝炎有一定疗效
干扰素	对病毒复制过程中的脱壳、mRNA合成、蛋白质翻译后修饰、病毒颗粒组装和释放均可产生抑制作用	①主要用于治疗急性病感染性疾病，如急性上呼吸道感染、病毒性心肌炎等。②可用于肿瘤的治疗
阿昔洛韦	药物进入疱疹病毒感染的细胞后，与脱氧核苷竞争病毒胸苷激酶或细胞激酶，药物被磷酸化成活化型阿昔洛韦三磷酸酯，而抑制病毒复制	①是治疗疱疹病毒感染的首选药物，多用于皮肤科、眼科的病毒感染。②用于艾滋病、慢性乙型肝炎的治疗

2. 抗生素　详见第五章第二节呼吸系统“二、常用药物”的相关内容。

3. 抗寄生虫药物

（1）抗疟药（表5－8－2）

表5－8－2　抗疟药

药物	药理作用	临床应用
氯喹	抗疟作用，抗肠道外阿米巴病作用，免疫抑制作用	①能迅速有效地控制疟疾的临床发作；对子孢子、休眠子和配子体均无效，不能用于病因预防及控制远期复发和传播。②治疗阿米巴肝脓肿。③偶尔用于类风湿关节炎、系统性红斑狼疮等
伯氨喹	与红细胞内期抗疟药合用，能根治良性疟，减少耐药性的产生。能杀灭各种疟原虫的配子体，阻止疟疾传播	对间日疟和卵形疟肝脏中的休眠子有较强的杀灭作用，是防治疟疾远期复发的主要药物
青蒿素	对各种疟原虫红细胞内期裂殖体均有快速杀灭作用，对红细胞外期疟原虫无效	①主要用于治疗耐氯喹或多药耐药的恶性疟。②对脑性疟的抢救有较好效果
乙胺嘧啶	抑制疟原虫的增殖，对已发育成熟的裂殖体则无效，故控制临床症状起效缓慢	常用于病因性预防

（2）其他常用药物：抗阿米巴病药及抗滴虫药——甲硝唑；抗血吸虫病药——吡喹酮；抗蠕虫病药——甲苯咪唑、阿苯达唑、吡喹酮。

四、法定传染病报告与处理程序

1. 甲类传染病　甲类为强制管理传染病，发现甲类传染病患者或疑似患者，要求2小时内通过传染病疫情监测信息系统上报。乙类传染病的严重急性呼吸综合征（传染性非典型肺炎）、肺炭疽必须采取甲类传染病的报告、控制措施。

2. 乙类传染病 乙类为严格管理传染病，发现乙类传染病患者或疑似患者，要求24小时内上报。

3. 丙类传染病 丙类为监测管理传染病，要求发现后24小时内上报。

五、医院感染

医院感染是指住院患者在医院内获得的感染，包括在住院期间发生的感染和在医院内获得感染而在出院后出现临床表现的感染，可以是局部或系统感染；但不包括入院前已存在的感染或入院时已处于潜伏期的感染。医院工作人员在医院内获得的感染也属医院感染。以往医院感染被称为医院内感染、医院获得性感染。

1. 诊断标准

（1）无明确潜伏期，入院48小时后发生的感染；有明确潜伏期，自入院时起超过平均潜伏期后发生的感染。

（2）本次感染与上次住院密切相关，是上次住院期间获得的感染。

（3）在原有感染的基础上出现其他部位新的感染（除外脓毒血症迁延病灶），或在原有感染基础上又分离出新的病原体（除外污染和原来的混合感染）的感染。

（4）新生儿在分娩过程中或产后获得的感染。

（5）医务人员在医院工作期间获得的感染。

2. 不属于医院感染的情况 ①皮肤黏膜开放性伤口只有细菌定植而无炎症表现。②新生儿经胎盘获得的感染（多为出生48小时内发病），如单纯疱疹、弓形虫病、水痘等。③由于物理化学因素刺激而产生的炎性反应。④患者入院时已存在的感染在住院期间出现并发症或扩散。⑤潜在感染激活（如带状疱疹、梅毒、结核）。

3. 防控 主要包括：①标准预防。②接触隔离。③手卫生。手卫生贯穿于医院感染预防与控制的全部过程，是关键措施。

标准预防的措施：①医务人员接触患者的血液、体液、分泌物、排泄物时必须采取防护措施，如戴手套、口罩，穿隔离衣。②在进行有可能产生喷溅的操作时，应穿防护服或防水围裙、戴眼罩或防护面具。③严格执行手卫生。④重复使用的医疗用品和设备应该确保在下一患者使用前清洁消毒（灭菌）。⑤小心处置锐器和针头，防止锐器伤。

第九节 重症医学

一、意识障碍的诊断与鉴别诊断思路

1. 病因 ①重症急性感染。②颅脑非感染性疾病，如脑血管疾病、颅内占位性病变。③内分泌与代谢障碍。④心血管疾病，如重度休克、心律失常引起的阿－斯综合征。⑤水、电解质平衡紊乱。⑥外源性中毒，如吗啡中毒。⑦物理性及缺氧性损害。

2. 临床表现

（1）以觉醒水平变化的意识障碍：①嗜睡。②昏睡。③昏迷。

（2）以意识内容障碍的意识障碍：①意识模糊。②谵妄状态。③无动性缄默症。④去大脑皮质综合征。⑤植物状态。

3. 诊断与鉴别诊断思路

（1）针对意识障碍问诊：昏迷起病缓急、发生过程、历时长短、昏迷的演化过程。意识障碍时有无伴恶心呕吐、呕吐物的性状；有无伴有抽搐、头部外伤和耳道内流血；意识障碍是首发症状还是在某些疾病基础上转化的；意识障碍系首次发生，还是反复多次。

（2）相关鉴别问诊：①急性意识障碍有皮肤、黏膜发绀者，则应询问有无硝基苯、亚硝酸盐、麻醉毒品摄入。②有皮肤出血、黄疸、皮肤瘀点者，应询问有无肝胆疾病或溶血病。③应注意败血症、流行性脑脊髓膜炎、亚急性细菌性心内膜炎的病史特征。④急性意识障碍伴呼吸缓慢者，应询问有无吗啡、巴比妥类药物中毒或黏液性水肿相关病史。⑤意识障碍有水肿者，应询问有无肾病、甲状腺功能减退症等病史。

二、基础血流动力学监测

1. 概述 血流动力学监测包括无创和有创性监测，可以实时反映患者的循环状态；并可根据测定的参数，计算出血流动力学全套数据，为临床血流动力学状态的评估和治疗提供可靠依据。

2. 内容 维持重症患者循环功能的稳定十分重要，这有赖于对心率、心律、心脏前负荷、后负荷、心肌收缩性和组织灌注的正确评价和维持。选择恰当的监测手段，是获得准确监测结果的前提。

（1）经典的 Swan－Ganz 肺动脉漂浮导管可对左、右心室的负荷进行量化测定。

（2）心排血量、肺动脉楔压（PAWP）和中心静脉压（CVP）在评估心脏负荷和肺水肿危险性方面具有重要的临床价值。但是，PAWP 和 CVP 也受到心脏顺应性、心脏瓣膜功能及胸腔内压力等多种因素的影响，以静态 PAWP 和 CVP 值来指导容量治疗具有一定的局限性。

（3）通过脉搏波分析及每搏输出量变异等方法，可连续、动态监测心排血量、胸腔内血容量（ITBV）、血管外肺水含量（EVLW）及每搏输出量变异度（SVV）等参数，其中 ITBV 和 SVV 能较好地反映心脏的前负荷和机体对容量的反应性，已广泛应用于临床监测。

（4）床边抬腿试验、床边超声、阻抗法和重复 CO_2 吸入法（NICO）等无创或微创动态血流动力学监测方法，也已用于指导临床容量管理，为临床血流动力学监测提供更多选择。

三、营养支持的临床应用（表 5－9－1）

表 5－9－1 营养支持的临床应用

鉴别要点	肠内营养	肠外营养
适应证	不能或不愿经口摄食或摄食量不足以满足机体合成代谢需要	①一周以上不能进食或因胃肠道功能障碍或不能耐受肠内营养者。②通过肠内营养无法达到机体需要的目标量时
输注途径	①鼻胃/十二指肠、鼻空肠管喂养。②胃或空肠造口	①颈内静脉。②锁骨下静脉。③中心静脉导管。④周围静脉

续表

鉴别要点	肠内营养	肠外营养
制剂	非要素型、要素型、组件型、疾病专用型	全营养液混合
并发症	机械性、胃肠道、代谢性、感染性并发症	①静脉导管相关并发症。②代谢性并发症。③脏器功能损害。④代谢性骨病

四、多器官功能障碍综合征

多器官功能障碍综合征（MODS）是指机体在遭受急性严重感染、严重创伤、大面积烧伤等突然打击后，同时或先后出现2个或2个以上器官功能障碍，以致在无干预治疗的情况下不能维持内环境稳定的综合征。

第六章　临床常见疾病

第一节　心血管系统

一、心力衰竭

（一）基本病因及诱因（图6－1－1）

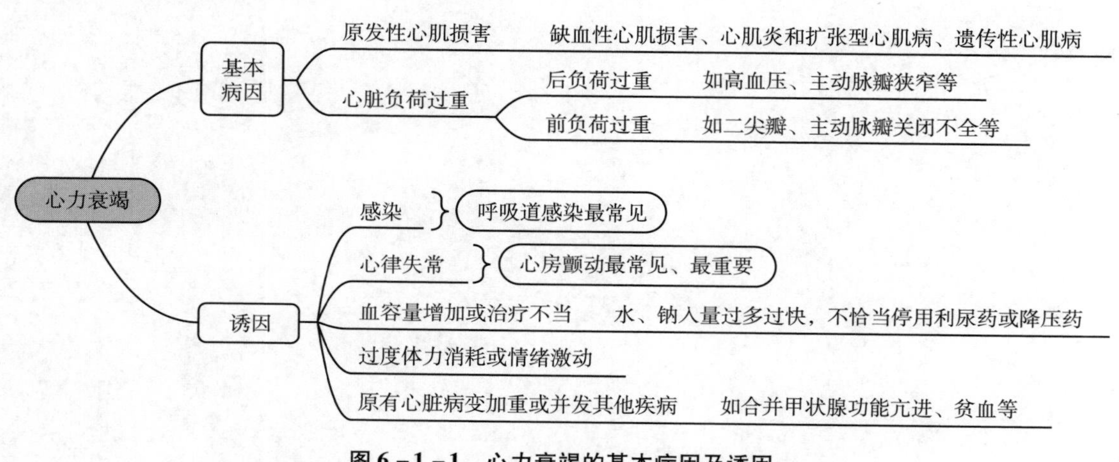

图6－1－1　心力衰竭的基本病因及诱因

（二）急性心力衰竭

1. 概述　急性心力衰竭是指急性发作或加重的心脏功能异常所致的心肌收缩力降低、心脏负荷加重，引起肺循环充血而出现急性肺淤血、肺水肿并可伴组织、器官灌注不足和心源性休克的临床综合征，以左心衰竭最常见。

2. 病因

（1）慢性心衰急性加重。

（2）急性心肌坏死或损伤：①急性冠状动脉综合征。②急性重症心肌炎。③围生期心肌病。④药物所致的心肌损伤与坏死等。

（3）急性血流动力学障碍：①急性瓣膜反流或原有瓣膜反流加重。②高血压危象。③重度主动脉瓣或二尖瓣狭窄。④主动脉夹层。⑤心脏压塞。⑥急性舒张性左心衰竭，常见于老年人伴控制不良的高血压患者。

3. Killip分级　适用于评价急性心肌梗死时心力衰竭的严重程度。

Ⅰ级：无心力衰竭的临床症状与体征。

Ⅱ级：有心力衰竭的临床症状与体征；肺部50%以下肺野湿啰音，心脏第三心音奔马律。

Ⅲ级：严重的心力衰竭临床症状与体征；严重肺水肿，肺部50%以上肺野湿啰音。

Ⅳ级：心源性休克。

4. 临床表现

（1）急性肺水肿：①突发极度的气促和焦虑，有濒死感。②咳嗽，咳粉红色泡沫样痰。③呼吸加快，大汗，皮肤冰冷、苍白、发绀。④双肺可闻及干啰音、喘鸣音和细湿啰音。⑤P_2亢进，可闻及S_3。

（2）心源性休克：①持续性低血压。②组织低灌注状态。③血流动力学障碍。④代谢性酸中毒和低氧血症。

（3）胸部X线片：①早期间质水肿时，上肺静脉充盈、肺门血管影模糊、小叶间隔增厚。②肺水肿时表现为蝶形肺门。③严重肺水肿时，为弥漫满肺的大片阴影。

5. 治疗

（1）一般处理：①取半卧位或端坐位。②吸氧。③开放静脉通道，留置导尿管，心电监护等。

（2）药物治疗：①镇静。②利尿。③氨茶碱。④洋地黄类药物。⑤血管活性药物，包括血管扩张剂、正性肌力药物、血管收缩剂。

（3）非药物治疗：①机械通气。②连续性肾脏替代治疗。③机械辅助循环支持装置。

（4）病因治疗。

（三）慢性心力衰竭

1. 概述　慢性心力衰竭是心血管疾病的终末期表现和最主要的死因，冠心病、高血压为慢性心力衰竭的最主要病因，临床上左心衰竭较为常见，尤其是左心衰竭后继发右心衰竭而致的全心衰竭。

2. 分类及临床表现

（1）左心衰竭和右心衰竭（表6－1－1）

表6－1－1　左心衰竭和右心衰竭

鉴别要点	左心衰竭	右心衰竭
特点	肺循环淤血及心排血量降低	体循环淤血
主要表现	劳力性呼吸困难、端坐呼吸，咳嗽、白色浆液性泡沫状痰、咯血，运动耐量减低、头晕、心悸等	腹胀、食欲缺乏、恶心、呕吐等消化道症状（最常见），劳力性呼吸困难，腹水、低垂部位对称性凹陷性水肿
心脏体征	心脏扩大及相对性二尖瓣关闭不全的反流性杂音、P_2亢进及第三心音或第四心音奔马律	右心室/右心房扩大及三尖瓣关闭不全的反流性杂音
肺部体征	双肺湿啰音	单纯右心衰竭无异常
其他表现	少尿及肾功能损害	颈静脉搏动增强、充盈、怒张，肝颈静脉反流征阳性

（2）全心衰竭：左心衰竭继发右心衰竭而形成，因右心衰竭时右心排血量减少，阵发性呼

吸困难等肺淤血症状有所减轻。

3. 美国纽约心脏病学会（NYHA）分级 优点是简便易行，但缺点是仅凭患者的主观感受和/或医生的主观评价，短时间内变化的可能性较大，患者个体间的差异也较大。

（1）Ⅰ级：日常活动量不受限制，一般活动不引起乏力、呼吸困难等心衰症状。

（2）Ⅱ级：体力活动轻度受限，休息时无自觉症状，一般活动下可出现心衰症状。

（3）Ⅲ级：体力活动明显受限，低于平时一般活动即引起心衰症状。

（4）Ⅳ级：不能从事任何体力活动，休息状态下也存在心衰症状，活动后加重。

Ⅳa：无须静脉给药，可在室内或床边活动。

Ⅳb：不能下床，并需静脉给药支持。

4. 6 分钟步行试验 患者在平直走廊里尽快行走，测定 6 分钟步行距离，即 <150m、150 ~ 450m 和 >450m 分别为重度、中度和轻度心衰。

5. 辅助检查

（1）实验室检查：①利钠肽（BNP），临床上常用 BNP 及 NT－proBNP。②肌钙蛋白。③血尿常规、电解质、肝肾功能等常规检查。

（2）心电图。

（3）影像学检查：①超声心动图，更准确地评价各心腔大小变化及瓣膜结构和功能，方便快捷地评估心功能和判断病因。②X 线检查，Kerley B 线是慢性肺淤血的特征性表现，急性肺泡性肺水肿时肺门呈蝴蝶状。③心脏磁共振成像、冠状动脉造影、放射性核素检查。

（4）有创性血流动力血检查。

（5）心－肺运动试验。

6. 鉴别诊断 支气管哮喘、心包积液、缩窄性心包炎、肝硬化腹水伴下肢水肿。

7. 治疗

（1）一般治疗：患者教育、病因治疗、消除诱因、合理休息与活动、体重管理、饮食管理。

（2）药物治疗：常用药物见表 6－1－2。慢性收缩性心力衰竭的药物治疗主要步骤：①体液潴留患者应用利尿药。②尽早加用 ACEI 或 ARB 和 β 受体阻断药。③无禁忌者可加用醛固酮受体阻断药。④上述药物已达循证剂量，但患者症状改善仍不满意时可加用伊伐布雷定。⑤必要时加用地高辛。

表 6－1－2 慢性心力衰竭的常用药物

类别	临床应用
噻嗪类利尿药	常作为轻度心力衰竭的首选药
袢利尿药	用于轻度心力衰竭时，控制体重下降 0.5 ~ 1.0kg/d 直至干重，重度患者可静脉应用
保钾利尿药	常与噻嗪类利尿药或袢利尿药合用
血管紧张素转换酶抑制药（ACEI）	①改善血流动力学、心室重塑，小剂量起始，逐渐加量，注意监测肾功能与血钾，长期维持。②血管性水肿和无尿性肾衰竭、妊娠期妇女及 ACEI 过敏者禁用；低血压、双侧肾动脉狭窄、血肌酐明显升高（ >265μmol/L）、高血钾者慎用
血管紧张素受体阻断药（ARB）	不能耐受 ACEI 者可改用 ARB

续表

类别	临床应用
醛固酮受体阻断药	可抑制心血管重塑，改善心衰的远期预后
β受体阻断药	用于病情稳定并无禁忌证的心功能不全患者，尽早使用，小剂量开始，逐渐递增
洋地黄类药物	伴快速心房颤动/心房扑动的收缩性心力衰竭是应用的最佳指征，包括扩张型心肌病、二尖瓣或主动脉瓣病变、陈旧性心肌梗死及高血压性心脏病所致慢性心力衰竭

（3）非药物治疗：包括心脏再同步化治疗（CRT）、植入型心律转复除颤器、左室辅助装置和心脏移植。

二、原发性高血压

1. 概述　原发性高血压是以血压升高为主要临床表现，伴或不伴有心血管危险因素的综合征，是最重要的心血管可控危险因素之一。原发性高血压的病因为多因素，尤其是遗传与环境因素相互作用的结果。目前认为血管内皮功能障碍是高血压最早期和最重要的血管损害。

2. 高血压水平分类（表6-1-3）　推荐将我国成人高血压的诊断界值由收缩压≥140mmHg和/或舒张压≥90mmHg下调至收缩压≥130mmHg和/或舒张压≥80mmHg。当收缩压和舒张压分属于不同分级时，以较高的级别作为标准。

表6-1-3　高血压水平分类

分类	收缩压/mmHg	和/或	舒张压/mmHg
正常血压	<120	和	<80
1级高血压	130～139	和/或	80～89
2级高血压	≥140	和/或	≥90

3. 临床表现

（1）常见症状有头晕、头痛、颈项板紧、疲劳、心悸等。

（2）体征以颈部、背部两侧肋脊角、上腹部脐两侧、腰部肋脊处的血管杂音较常见；可有主动脉瓣区第二心音亢进、收缩期杂音或收缩早期喀喇音。

（3）并发症：脑血管病、心力衰竭和冠心病、慢性肾衰竭、主动脉夹层。

4. 诊断　高血压的诊断可依据诊室血压测量、家庭血压监测和24小时动态血压监测，如有条件，可优先选择24小时动态血压监测。

5. 影响高血压患者心血管危险分层的重要因素（表6-1-4）

表6-1-4　影响高血压患者心血管危险分层的重要因素

危险因素	具体内容
心血管危险因素	①年龄（男性≥45岁；女性≥55岁）。②吸烟或被动吸烟。③高密度脂蛋白胆固醇<1.04mmol/L。④低密度脂蛋白胆固醇≥3.4mmol/L。⑤空腹血糖异常（6.1～6.9mmol/L）。⑥肥胖（体重指数≥28.0kg/m^2）

续表

危险因素	具体内容
靶器官损害	①左心室肥厚（心电图或超声心动图）。②左心房扩大（超声心动图）。③颈动脉粥样硬化斑块。④臂踝脉搏波传导速度≥18m/s或颈股脉搏波传导速度>10m/s。⑤踝臂指数≤0.9
临床合并症	①脑出血、缺血性卒中、短暂性脑缺血发作。②冠心病、慢性心力衰竭、心房颤动。③慢性肾脏病，估算的肾小球滤过率<60ml/（min·1.73m^2），或微量白蛋白尿≥30mg/24h，或白蛋白/肌酐比≥30mg/g。④确诊糖尿病。⑤主动脉疾病或外周血管疾病。⑥视网膜病变（眼底出血或渗出，视盘水肿）

6. 简化心血管危险分层（表6-1-5）

表6-1-5 高血压患者简化心血管危险分层

危险分层	内容
高危	（1）收缩压≥140mmHg和/或舒张压≥90mmHg。 （2）收缩压130~139mmHg和/或舒张压80~89mmHg伴临床合并症、靶器官损害或≥3个心血管危险因素
非高危	收缩压130~139mmHg和/或舒张压80~89mmHg且未达到上述高危标准

7. 治疗

（1）生活方式干预：①饮食干预。②运动干预。③减压干预。④减重干预。⑤戒烟限酒。⑥综合生活方式干预。

（2）药物治疗

1）推荐心血管危险分层为高危的患者立即启动降压药物治疗，包括3种情况：①收缩压≥140mmHg和/或舒张压≥90mmHg，推荐立即启动降压药物治疗。②收缩压130~139mmHg和/或舒张压80~89mmHg伴临床合并症，推荐启动降压药物治疗。③收缩压130~139mmHg和/或舒张压80~89mmHg伴靶器官损害或≥3个心血管危险因素，可以启动降压药物治疗。

心血管危险分层为非高危即收缩压130~139mmHg和/或舒张压80~89mmHg的患者，伴0~2个心血管危险因素，可进行3~6个月的生活方式干预，若收缩压≥130mmHg和/或舒张压≥80mmHg，可考虑启动降压药物治疗。

2）原则：①小剂量。②优先选择长效制剂。③联合用药。④个体化。

（3）血压控制目标

1）建议以下患者的血压控制目标值为<130/80mmHg：①无临床合并症、年龄<65岁。②高血压合并房颤。③高血压合并冠心病。④高血压合并射血分数降低及射血分数保留的心衰。⑤高血压合并糖尿病。⑥65~79岁的高血压患者。⑦高血压合并病情稳定的卒中（包括出血性和缺血性卒中）。建议无临床合并症、年龄<65岁的高血压患者在4周内实现血压达标。

2）>80岁者的高血压：建议首先将收缩压降至<140mmHg，如能耐受可降至<130mmHg。

3）高血压合并急性出血性卒中：建议急性期进行降压治疗，并将收缩压控制在130~140mmHg。

4）高血压合并急性缺血性卒中：未进行静脉溶栓及血管内治疗的患者，建议收缩压≥220mmHg和/或舒张压≥120mmHg时启动降压治疗。

5）慢性肾脏疾病非透析患者：①尿蛋白＞300mg/d者，建议血压控制目标值为＜130/80mmHg，如能耐受，收缩压可进一步降至120mmHg。②尿蛋白≤300mg/d者，建议血压控制目标值为＜140/90mmHg，如能耐受，收缩压可进一步降低至130mmHg。

（4）常用降压药物（表6－1－6）

表6－1－6　常用降压药物

药物名称	应用	说明
利尿药	噻嗪类使用最多。适用于轻、中度高血压，对单纯收缩期高血压、盐敏感性高血压、合并肥胖或糖尿病、更年期女性、合并心力衰竭和老年人高血压有较强的降压效应	噻嗪类可引起低钾血症和影响血脂、血糖、血尿酸代谢，痛风患者禁用
β受体阻断药	适用于不同程度高血压患者，尤其是心率较快的中、青年患者或合并心绞痛和慢性收缩性心力衰竭者，对老年高血压疗效相对较差	急性心力衰竭、病态窦房结综合征、房室传导阻滞患者禁用。可增加胰岛素抵抗
钙通道阻滞药（CCB）	①对老年患者有较好降压疗效。②不受高钠摄入和非甾体类抗感染症药物影响。③对嗜酒患者作用显著。④可用于合并糖尿病、冠心病或外周血管病患者。⑤长期治疗具有抗动脉粥样硬化作用	可引起心率增快、面部潮红、头痛、下肢水肿等
ACEI/ARB	适用于伴有心力衰竭、心肌梗死、心房颤动、蛋白尿、糖耐量减退或糖尿病肾病的高血压患者	ACEI主要引起刺激性干咳和血管性水肿

8. 高血压急症　是指原发性或继发性高血压患者，在某些诱因作用下，血压突然和明显升高（一般超过180/120mmHg），伴有进行性心、脑、肾等重要靶器官功能不全的表现。

（1）治疗原则：①迅速降低血压。②控制性降压。③合理选择降压药。④避免使用利血平、强力利尿药。⑤针对性治疗并发症。

（2）药物选择：①硝普钠，可用于各种高血压急症。②硝酸甘油，主要用于高血压急症伴急性心力衰竭或急性冠状动脉综合征。③尼卡地平，主要用于高血压急症合并急性脑血管病或其他高血压急症。④拉贝洛尔，主要用于高血压急症合并妊娠或肾功能不全患者。

9. 高血压亚急症　指血压明显升高但不伴严重临床症状及进行性靶器官损害。

10. 高血压脑病　急剧上升的、过高的血压突破了脑血流调节机制，脑灌注增加导致脑水肿和颅内压增高，临床可表现为头痛、头晕、意识障碍、抽搐、昏迷。血压控制后迅速缓解。

三、冠状动脉粥样硬化性心脏病（冠心病）

考点直击

【病历摘要】

男，67岁。突发心悸伴气促2小时。

患者2小时前用力大便时突发心悸、气促，无胸痛，无咳嗽、咯血，被紧急送往医院。既往有“急性广泛前壁心肌梗死”1年，保守治疗。否认糖尿病病史。吸烟30年，每天25

支。无遗传病家族史。

查体：体温36.1℃，脉搏96次/分，呼吸24次/分，血压110/60mmHg。神志清楚，半卧位，口唇发绀，颈静脉未见充盈，甲状腺无肿大。双肺可闻及大量湿啰音。心尖搏动位于左侧第五肋间锁骨中线外2cm处，心率136次/分，心律绝对不齐，未闻及心脏杂音。腹平坦，无压痛，肝脾未触及，移动性浊音（-）。双下肢无水肿。

实验室检查：入院后急查CK 250U/L，CK-MB 18U/L。

【病例分析】

1. 诊断 ①急性左心衰竭。②冠状动脉粥样硬化性心脏病，陈旧性广泛前壁心肌梗死，心脏扩大。③快速心房颤动。

2. 诊断依据

（1）急性左心衰竭

1）陈旧性心肌梗死病史。

2）用力排便后突发呼吸困难。

3）半卧位，口唇发绀，双肺大量湿啰音。

（2）冠状动脉粥样硬化性心脏病，陈旧性广泛前壁心肌梗死，心脏扩大。

1）老年男性，有吸烟史。

2）“广泛前壁心肌梗死”病史2年，心脏扩大。

（3）快速心房颤动：脉搏96次/分，心率136次/分，短绌脉，心律绝对不齐。

3. 鉴别诊断 ①心绞痛。②主动脉夹层。③急性肺栓塞。④支气管哮喘。

4. 进一步检查

（1）心电图，胸部X线检查，超声心动图。

（2）BNP。

（3）血常规、动脉血气分析、肝肾功能、血糖、血脂检查。

5. 治疗原则

（1）坐位，双腿下垂，吸氧，控制液体入量。

（2）合理应用吗啡、快速利尿药、血管扩张剂和洋地黄类药物等。

（3）冠状动脉粥样硬化性心脏病二级预防。

（一）概述

1. 概念 冠状动脉粥样硬化性心脏病指冠状动脉（冠脉）发生粥样硬化引起管腔狭窄或闭塞，导致心肌缺血缺氧或坏死而引起的心脏病，简称冠心病（CHD）。

2. 分型

（1）世界卫生组织分型：①隐匿型或无症状性冠心病。②心绞痛。③心肌梗死。④缺血性心肌病。⑤猝死。

（2）按发病特点和治疗原则分型：①慢性冠脉疾病，包括稳定型心绞痛、缺血性心肌病和隐匿性冠心病等。②急性冠状动脉综合征（ACS），包括不稳定型心绞痛、非ST段抬高型心肌梗死、ST段抬高型心肌梗死。

3. 动脉粥样硬化的主要危险因素

（1）主要因素：①年龄、性别。②血脂异常。③高血压。④吸烟。⑤糖尿病和糖耐量异常。⑥肥胖。⑦家族史。

（2）其他：①A 型性格者。②口服避孕药。③饮食习惯，如高热量、高动物脂肪、高胆固醇、高糖饮食。

（二）稳定型心绞痛

1. 概述　稳定型心绞痛也称劳力性心绞痛，是在冠状动脉固定性严重狭窄基础上，由于心肌负荷的增加引起心肌急剧的、暂时的缺血缺氧的临床综合征。

2. 发病机制

（1）冠状动脉存在固定狭窄或部分闭塞的基础上发生需氧量的增加，而导致心肌血氧供需失衡。

（2）当冠状动脉狭窄或部分闭塞时，其扩张性减弱，血流量减少，对心肌的供血量相对地比较固定，如心肌的血液供应减低到尚能应付心脏平时的需要，则休息时可无症状。

（3）在劳力、情绪激动、饱食、受寒等情况下，一旦心脏负荷突然增加，使心率增快、心肌张力和心肌收缩力增加等而致心肌氧耗量增加，而冠状动脉的供血却不能相应地增加以满足心肌对血液的需求时，即可引起心绞痛。

3. 临床表现　主要为阵发性的前胸压榨性疼痛或憋闷感觉，主要位于胸骨后部，可放射至心前区和左上肢尺侧，常发生于劳力负荷增加时，持续数分钟，休息或用硝酸酯制剂后疼痛消失。发作时常见心率增快、血压升高、表情焦虑、皮肤冷或出汗，有时出现第四或第三心音奔马律。可有暂时性心尖部收缩期杂音。疼痛的具体特点，见表 6－1－7。

表 6－1－7　心绞痛的具体特点

诱因	体力劳动、情绪激动、饱食、寒冷、吸烟、休克等；疼痛多发生于劳力或激动的当时，而不是在劳累之后
部位	主要在胸骨体之后，可波及心前区；手掌大小范围，也可横贯前胸，界限不清；可放射到左肩、左臂内侧达环指和小指，或至颈、咽或下颌部
性质	压迫、发闷或紧缩性，可有烧灼感、偶伴濒死感；发作时患者被迫停止正在进行的活动，直至症状缓解
持续时间	多为3～5 分钟，一般不超过半小时
缓解方式	停止原来的活动或舌下含服硝酸甘油等硝酸酯类可缓解

4. 辅助检查

（1）发作时心电图：可出现ST 段压低，T 波倒置。

（2）心电图负荷试验（最常用）：增加心脏负荷以激发心肌缺血。

（3）心电图连续动态监测（Holter 检查）：可发现心电图 ST 段、T 波改变和各种心律失常。

（4）冠状动脉 CT：目前应用最广泛。

（5）冠脉造影：为有创性检查手段，是诊断冠心病的金标准。

（6）实验室检查：血常规、血糖、血脂；血清心肌损伤标志物（胸痛明显者需查）；甲状腺功能（必要时）。

（7）放射性核素检查：核素心肌显像及负荷试验、放射性核素心腔造影和正电子发射断层心肌显像（PET）。

5. 心绞痛分级 加拿大心血管协会（CCS）分级如下。

Ⅰ级：一般体力活动（如步行和登楼）不受限，仅在强、快或持续用力时发生心绞痛。

Ⅱ级：一般体力活动轻度受限。快步、饭后、寒冷或刮风中、精神应激或醒后数小时内发作心绞痛。一般情况下平地步行200m以上或登楼一层以上受限。

Ⅲ级：一般体力活动明显受限，一般情况下平地步行200m内，或登楼一层引起心绞痛。

Ⅳ级：轻微活动或休息时即可发生心绞痛。

6. 治疗

（1）发作时：立刻休息，舌下含服硝酸酯制剂（硝酸甘油和硝酸异山梨酯）。

（2）缓解期

1）调整生活方式：避免诱发因素、清淡饮食、戒烟限酒、减轻精神负担等。

2）改善缺血，减轻症状的药物：包括β受体阻断药、硝酸酯类药、钙通道阻滞药和其他药物（如曲美他嗪、尼可地尔）。注意，严重心动过缓和高度房室传导阻滞、窦房结功能紊乱、有明显的支气管痉挛或支气管哮喘的患者禁用β受体阻断药。

3）预防心肌梗死、改善预后的药物（表6－1－8）

表6－1－8 预防心肌梗死、改善预后的药物

药物	应用
抗血小板药物	①阿司匹林是抗血小板治疗的基石，若无禁忌均应使用。②氯吡格雷主要用于支架植入后及阿司匹林有禁忌证者
他汀类药物	为降脂药物，可有效降低TC和LDL－C，延缓斑块进展和稳定斑块
ACEI或ARB	合并高血压、糖尿病、心力衰竭或左心室收缩功能不全者建议使用ACEI，不能耐受者可使用ARB
β受体阻断药	对心肌梗死后的稳定型心绞痛患者，可能减少心血管事件

（3）血运重建治疗

1）经皮冠状动脉介入治疗（PCI）：包括经皮冠状动脉成形术、冠状动脉支架植入术和粥样斑块消融技术等。

2）冠状动脉旁路移植术（CABG）：通过取患者自身的大隐静脉作为移植材料，一端吻合在主动脉，另一端吻合在病变冠状动脉段的远端；或游离内乳动脉与病变冠状动脉远端吻合，改善病变冠状动脉分布心肌的血流供应。

（4）冠心病二级预防（ABCDE方案）：A，即抗血小板和ACEI；B，即β受体阻断药和控制血压；C，即控制血脂和戒烟；D，即控制饮食和糖尿病治疗；E，即健康教育和运动。

（三）非ST段抬高型急性冠状动脉综合征

1. 概述 非ST段抬高型急性冠状动脉综合征包括不稳定型心绞痛（UA）、非ST段抬高型心肌梗死（NSTEMI）。UA/NSTEMI是由于动脉粥样斑块破裂或糜烂，伴有不同程度的表面血栓形成、血管痉挛及远端血管栓塞所导致的一组临床症状，合称为非 ST 段抬高型急性冠状动脉综合征。UA/NSTEMI 的病因和临床表现相似但程度不同，主要不同表现在缺血严重程度及是否导致心肌损害。

2. 少数 UA 的明显诱因　①心肌氧耗增加。②冠状动脉血流减少。③血液携氧能力下降。

3. 临床表现　UA 患者胸部不适的部位及性质与典型的稳定型心绞痛相似，心肌缺血样胸痛不稳定发作，如静息状态发作、初发心绞痛或原有心绞痛症状恶化；与稳定型心绞痛相比，症状持续时间更长、程度更重，引起发作的活动量减小；常规休息或舌下含服硝酸甘油只能暂时甚至不能完全缓解症状。但症状不典型者也不少见，尤其是老年女性和糖尿病患者。UA 的主要临床类型，见表 6－1－9。

表 6－1－9　UA 的主要临床类型

分类	临床表现
静息型心绞痛	发作于休息时，持续时间通常＞20 分钟
初发型心绞痛	通常在首发症状 1～2 个月内、很轻的体力活动可诱发（程度至少达 CCSⅢ级）
恶化型心绞痛	在相对稳定的劳力性心绞痛基础上心绞痛逐渐增强（疼痛更剧烈、时间更长或更频繁，按 CCS 分级至少增加Ⅰ级水平，程度至少 CCS Ⅲ级）
变异型心绞痛	为静息心绞痛，常表现为一过性 ST 段动态改变，是 UA 的一种特殊类型，其发病机制为冠状动脉痉挛

4. 辅助检查

（1）发作时心电图：一过性 ST 段抬高或压低和 T 波低平或倒置，U 波倒置不常见。

（2）连续心电监护：可发现无症状或心绞痛发作时的 ST 段改变。

（3）冠状动脉造影和其他侵入性检查。

（4）心脏标志物检查：肌钙蛋白 T 或I 较传统的 CK 和 CK－MB 更敏感、可靠。

5. UA 的 Braunwald 分级

（1）严重程度分级：具体如下。

Ⅰ级：严重的初发型心绞痛或恶化型心绞痛，无静息疼痛。

Ⅱ级：亚急性静息型心绞痛（一个月内发生过，但 48 小时内无发作）。

Ⅲ级：急性静息型心绞痛（在 48 小时内有发作）。

（2）临床环境分级：具体如下。

A 级：继发性心绞痛，在冠状动脉狭窄基础上，存在加剧心肌缺血的冠状动脉以外的疾病。

B 级：原发性心绞痛，无加剧心肌缺血的冠状动脉以外的疾病。

C 级：心肌梗死后心绞痛，心肌梗死后两周内发生的不稳定型心绞痛。

6. 诊断　根据典型的心绞痛症状、典型的缺血性心电图改变（新发或一过性 ST 段压低≥0.1mV，或 T 波倒置≥0.2mV）及心肌损伤标志物（cTnT、cTnI 或 CK－MB）测定，可作出 UA/NSTEMI 诊断。

7. 治疗

（1）一般治疗：卧床休息，镇静、抗焦虑，必要时吸氧等。

（2）药物治疗：①抗心肌缺血药物，硝酸酯类药物、β受体阻断药、钙通道阻滞药。②抗血小板治疗，如阿司匹林、氯吡格雷、替罗非班等。③抗凝治疗，普通肝素、低分子量肝素等。④调脂治疗。⑤ACEI 或 ARB。

（3）冠状动脉血运重建术：经皮冠状动脉介入治疗（PCI）、冠状动脉旁路移植术（CABG）。

（4）主动脉内球囊反搏术：适用于强化药物治疗后仍有心肌缺血发作，在完成冠状动脉造影和血运重建前血流动力学不稳定者。

（四）急性ST段抬高型心肌梗死（STEMI）

1. 概述 急性心肌梗死（AMI）是临床常见的一种危及生命的疾病，是指在冠状动脉粥样硬化的基础上，出现斑块破裂、血栓形成，或冠状动脉痉挛等原因，引起冠状动脉血供急剧减少或中断，使相应的心肌发生持续而严重的急性缺血，最终导致心肌急性坏死。

2. 临床表现

（1）典型症状：①持续性心前区、胸骨后或剑突下压榨样剧烈疼痛超过 30 分钟，含服硝酸甘油等不缓解，伴出汗、面色苍白或恶心、呕吐。②胸痛可放射至左上肢、颈部、颌下或肩胛区。③心律失常，起病 24 小时内最常见，可伴乏力、头晕、晕厥等，以室性心律失常最多，尤其是室性期前收缩。

（2）不典型症状可表现为上腹部、背部或胃部疼痛不适，某些老年或糖尿病患者可无明显胸痛，仅有全身不适、恶心、呕吐等非特异性症状。部分患者尤其是老年患者可以急性左心衰竭、晕厥，甚至心源性休克为首发表现。

（3）体征：①心尖区第一心音减弱，可出现第四心音（心房性）奔马律，少数有第三心音（心室性）奔马律。②若心尖区出现粗糙的全收缩期杂音，提示有乳头肌功能失调或断裂引起二尖瓣关闭不全。③室间隔穿孔时，胸骨左缘可出现响亮的收缩期杂音，常伴震颤。④血压降低。

3. Killip 分级 具体如下。

Ⅰ级：尚无明显心力衰竭。

Ⅱ级：有左心衰竭，肺部啰音 < 50% 肺野。

Ⅲ级：有急性肺水肿，全肺大、小、干、湿啰音。

Ⅳ级：有心源性休克等不同程度或阶段的血流动力学变化。

4. 辅助检查

（1）心电图：①宽而深的 Q 波（病理性 Q 波）。②ST 段弓背向上抬高。③T 波倒置。

（2）血清心肌标志物：①肌红蛋白起病后 2 小时内升高。②肌钙蛋白 T 或 I 起病 3 ~ 4 小时后升高。③肌酸激酶同工酶 CK – MB 起病后 4 小时内增高。

（3）超声心动图：有助于诊断室壁瘤和乳头肌功能失调。

（4）血液检查：起病 24 ~ 48 小时后白细胞可增高，中性粒细胞增多，嗜酸性粒细胞减少或消失；红细胞沉降率增快；C 反应蛋白增高等。

5. 心肌梗死心电图定位诊断（表 6－1－10）

表 6－1－10　心肌梗死心电图定位诊断

梗死部位	导联	梗死部位	导联
前间壁	$V_1 \sim V_3$	下壁	Ⅱ、Ⅲ、aVF
局限前壁	$V_3 \sim V_5$	高侧壁	Ⅰ、aVL
前侧壁	$V_5 \sim V_7$	正后壁	$V_7 \sim V_9$
广泛前壁	$V_1 \sim V_5$、Ⅰ、aVL	右室	V_3R、V_4R、V_5R

6. 鉴别诊断　急性肺栓塞、主动脉夹层、急性心包炎、张力性气胸、急腹症等。AMI 与变异型心绞痛的鉴别，见表 6－1－11。

表 6－1－11　AMI 与变异型心绞痛的鉴别

鉴别要点	AMI	变异型心绞痛
病理	冠状动脉斑块破裂、血栓形成等	主要为冠状动脉痉挛
含服硝酸甘油	多不能缓解胸痛	多次使用可缓解胸痛
心电图	相应导联 ST 段抬高	部分导联 ST 段一过性抬高
心肌标志物	肌钙蛋白 T 或 I 升高	肌钙蛋白 T 或 I 正常
血流动力学	可有改变	一般无改变

7. 并发症　乳头肌功能失调或断裂、心脏破裂、栓塞、心室壁瘤、心肌梗死后综合征。

8. 治疗

（1）一般治疗：休息、监护、吸氧、建立静脉通道等。

（2）解除疼痛：吗啡或哌替啶；硝酸酯类药物；β 受体阻断药。

（3）抗血小板治疗：联合使用阿司匹林、氯吡格雷。

（4）抗凝治疗：除非有禁忌，否则所有心肌梗死患者均应在抗血小板治疗基础上常规联合抗凝治疗。

（5）溶栓治疗：尿激酶、链激酶、重组组织型纤维蛋白溶酶原激活剂（rt－PA）静脉滴注或冠脉注射。

1）适应证：①2 个或 2 个以上相邻导联 ST 段升高，或病史提示 AMI 伴左束支传导阻滞，起病＜12 小时，年龄＜75 岁。②ST 段显著抬高，年龄＞75 岁者需慎重考虑。③STEMI，发病时间已达 12～24 小时，但仍有进行性缺血性胸痛、广泛 ST 段抬高者。

2）绝对禁忌证：①有出血性脑血管意外史，或半年内有缺血性脑血管意外（包括 TIA）史者。②已知的颅内肿瘤。③活动性内脏出血（月经除外）。④可疑主动脉夹层。

3）相对禁忌证：①近期（2～4 周内）外科手术史、活体组织检查或外伤史者，心肺复苏术后（持续时间＞10 分钟）。②不能实施压迫的血管穿刺。③未控制的严重高血压（＞180/110 mmHg）。④妊娠。⑤出血性疾病或有出血倾向者。⑥近期（2～4 周）有内脏出血，或活动性消化道溃疡。⑦已在抗凝治疗中。

4）溶栓再通指标：直接指征为冠状动脉造影提示血管血流 TIMI 2～3 级。间接指征为：①抬高的 ST 段 2 小时内回落＞50%。②胸痛 2 小时内突然减轻或基本消失。③2 小时内出现再灌注心律失常。④血清 CK－MB 峰值提前出现在发病 14 小时内。具备 2 项或 2 项以上考虑再通，但②③组合不能被判定再通。

（6）介入治疗：急诊 PCI 是目前 AMI 治疗的金标准。直接 PCI 的适应证：①症状发作 12 小时以内，并且有持续新发的 ST 段抬高或新发左束支传导阻滞的患者。②12～48 小时内若患者仍有心肌缺血证据，也可尽早接受介入治疗。

（7）其他：ACEI 和 ARB、他汀类、对症治疗。

（8）合并心源性休克：①病因治疗。②应用血管活性药物。③应用主动脉内球囊反搏。

（9）抗心力衰竭治疗：急性左心衰竭以应用吗啡（或哌替啶）和利尿药为主。梗死发生后 24 小时内宜尽量避免使用洋地黄制剂。

（10）合并心律失常

1）室性心律失常：①利多卡因或胺碘酮。②血流动力学不稳定采取同步直流电复律。③出现室颤立即行非同步电除颤。④急性期过后的复杂性室性心律失常，考虑安装埋藏式心脏复律除颤器。

2）缓慢心律失常：静脉推注阿托品或临时起搏。

3）室上性心律失常：多选用胺碘酮、洋地黄制剂和 β 受体阻断药，如血流动力学不稳定，采取同步电复律。

（11）主动脉球囊反搏术

1）适应证：①AMI 合并心源性休克。②AMI 合并机械并发症。③难治性不稳定型心绞痛。④血流动力学不稳定的高危 PCI 患者。

2）禁忌证：①主动脉夹层。②中重度主动脉瓣关闭不全。③主动脉血管瘤。④动脉导管未闭。⑤严重周围血管病变。⑥凝血功能障碍。⑦脓毒血症。

四、心肌炎与心肌病

（一）心肌炎

1. 概述 心肌炎是心肌发生的炎症性病变，感染是最常见的病因，以病毒感染最多见，柯萨奇 B 组病毒是最为常见的致病原因。

2. 临床表现

（1）症状：①多数患者发病前 1～3 周有病毒感染前驱症状。②心悸、胸痛、呼吸困难、水肿，甚至晕厥、猝死。

（2）体征：①常有心律失常，以房性与室性期前收缩及房室传导阻滞最为多见。②可闻及第三、第四心音或奔马律，心尖部闻及收缩期吹风样杂音。③颈静脉怒张、肺部湿啰音、肝大等。

3. 辅助检查

（1）心电图：①ST 段轻度移位、T 波倒置，可见各型心律失常。②合并急性心包炎时，可有 aVR 导联以外 ST 段广泛抬高，病理性 Q 波。③各型心律失常。

（2）超声心动图：可显示左心室增大，室壁运动减低，左心室收缩功能减低，附壁血栓等；合并心包炎者可有心包积液。

（3）胸部X线检查：可见心影扩大，有心包积液时可呈烧瓶样改变。

（4）心肌标志物：可有CK－MB及肌钙蛋白T或I增高。

（5）心内膜心肌活检：可确诊心肌炎，为有创检查，主要用于病情急重、治疗反应差、原因不明的患者。

（6）心脏磁共振成像：对心肌炎诊断有较大价值。

4. 治疗　病毒性心肌炎尚无特异性治疗，以针对左心功能不全的支持治疗为主。避免劳累，适当休息。出现心力衰竭时酌情使用利尿药、血管扩张剂、ACEI等。对快速型心律失常者，可采用抗心律失常药物。高度房室传导阻滞或窦房结功能损害而出现晕厥或明显低血压时，可考虑临时心脏起搏器。病毒性心肌炎经心内膜心肌活检确诊后，给予特异性病毒治疗。临床上还可应用促进心肌代谢的药物如腺苷三磷酸、辅酶A、环腺苷酸等。

（二）扩张型心肌病与肥厚型心肌病（表6－1－12）

表6－1－12　扩张型心肌病与肥厚型心肌病的鉴别

鉴别要点	扩张型心肌病	肥厚型心肌病
特征	左室或双室扩大伴收缩功能障碍	遗传性，心室非对称性肥厚
病理	以心腔扩大为主，室壁多变薄，纤维瘢痕形成，常伴有附壁血栓	心室肥厚，尤其是室间隔肥厚。心肌细胞排列紊乱、小血管病变、瘢痕形成
临床表现	①充血性心衰表现。②部分可发生栓塞或猝死。③心界扩大，可闻第三或第四心音，呈奔马律	①劳力性呼吸困难和乏力（最常见）、房颤、运动时晕厥。②心脏轻度增大，可闻及第四心音，流出道梗阻患者在胸骨左缘第3～4肋间可闻及粗糙的喷射性收缩期杂音
心电图	房颤、传导阻滞、ST压低、T波倒置	QRS波左心室高电压、ST压低、倒置T波和异常q波
超声心动图	最常用。早期左室轻度扩大；后期各心腔均扩大，以左室扩大显著；弥漫性室壁运动减弱，心肌收缩力下降，左心室射血分数显著降低	最主要。心室不对称肥厚而无心室腔增大，舒张期室间隔厚度达15mm；二尖瓣前叶收缩期前移（SAM）等
治疗	①病因及加重诱因的治疗。②治疗心力衰竭（β受体阻断药、洋地黄、利尿药、ACEI、心脏再同步化等）。③抗凝。④心脏移植	①减轻流出道梗阻，β受体阻断药（一线用药）、非二氢吡啶类钙通道阻滞药。②针对心力衰竭和房颤的治疗。③介入治疗、手术治疗

五、常见心律失常

（一）病态窦房结综合征（SSS）

1. 概述　病态窦房结综合征是因窦房结冲动形成异常或传导障碍导致的一种综合征；主要表现为严重的窦性心动过缓、窦性停搏（静止）和/或窦房传导阻滞，心、脑、肾等重要器官供血不足而出现相应症状。

2. 诊断

（1）常规心电图：严重窦性心动过缓、窦房传导阻滞、窦性停搏、双结病变（即在前三者基础上不能及时出现逸搏，或逸搏心律频率<40次/分）和慢快综合征。

（2）动态心电图：①窦性心动过缓≤40次/分，持续至少1分钟。②二度Ⅱ型窦房传导阻滞。③窦性停搏>3.0秒。④窦性心动过缓伴快速性房性心律失常，窦性搏动恢复时间>2.0秒。

（3）电生理检查：包括窦房结恢复时间（SNRT）≥1400毫秒，校正的SNRT≥550毫秒；窦房传导时间（SACT）>120毫秒。

3. 治疗 ①无症状者无须治疗。②有症状者，接受起搏器治疗。

（二）房室传导阻滞

1. 概述 房室传导阻滞主要是指冲动从心房传导至心室过程中出现异常延迟或不能抵达心室。按照传导阻滞的严重程度，通常可将其分为三度。一度阻滞的传导时间延长，但全部冲动仍能传导。二度阻滞分为两型：Ⅰ型和Ⅱ型。Ⅰ型阻滞表现为传导时间进行性延长，直至一次冲动不能传导；Ⅱ型阻滞表现为间歇出现的传导阻滞。三度阻滞又称完全性阻滞，此时全部冲动不能被传导。

2. 心电图特征

（1）一度房室传导阻滞：PR间期超过0.20秒，QRS波群形态与时限多正常。

（2）二度Ⅰ型房室传导阻滞：①P波规律出现。②PR间期逐渐延长，直到P波下传受阻，脱漏1个QRS波群。

（3）二度Ⅱ型房室传导阻滞：①PR间期恒定，部分P波后无QRS波群。②如QRS波群正常，阻滞可能位于房室结内。③若QRS波群增宽，形态异常时，阻滞位于希氏束－浦肯野系统。

（4）三度（完全性）房室传导阻滞：①P波与QRS波群各自成节律、互不相关。②心房率快于心室率，心房冲动来自窦房结或异位心房节律（房性心动过速、扑动或颤动）。③心室起搏点通常在阻滞部位稍下方。如位于：①希氏束及其附近，心室率40~60次/分，QRS波群正常，心律稳定。②室内传导系统远端，心室律<40次/分、QRS畸形宽大、心室律不稳定。

3. 治疗

（1）一度房室阻滞与二度Ⅰ型房室阻滞心室率不太慢者，无须特殊治疗。

（2）二度Ⅱ型和三度房室传导阻滞，如心室率显著缓慢，伴有明显症状或血流动力学障碍，甚至Adams－Stokes综合征发作者，应给予起搏治疗。

（3）药物治疗：①阿托品适用于阻滞位于房室结的患者。②肾上腺素适用于任何部位的房室阻滞，但应用于急性心肌梗死时应十分慎重。

（4）临时起搏器的适应证：①高度或完全房室传导阻滞且逸搏心律过缓。②介入操作过程中或急性心肌梗死、药物中毒、严重感染等危急情况下出现危及生命的缓慢型心律失常。

（三）房性期前收缩

1. 概述 房性期前收缩又称房性早搏，可起源于窦房结以外心房的任何部位，多为功能性，主要表现为心悸，可有胸闷、乏力症状，自觉有停跳感。

2. 心电图特征 ①P波提前发生，与窦性P波形态不同。②PR间期>120毫秒。③QRS波群呈室上性，部分可有室内差异性传导。④多为不完全代偿间歇。

3. 治疗　①健康或无明显症状者，无须治疗。②消除病因和诱因。③治疗药物包括β受体阻断药、非二氢吡啶类钙通道阻滞药、普罗帕酮和胺碘酮等。④严重者，可考虑行射频消融治疗。

（四）室性期前收缩

考点直击

【病历摘要】

男，75岁。头晕6年，反复心悸3个月。

患者6年前间断于劳累后出现头晕，测血压增高，最高为190/80mmHg，不规律服用降压药物，血压不平稳。3个月前无诱因反复出现心悸，伴胸闷、肝炎、肾病和肺部疾病史。无高血压家族史。吸烟45年，每天20支；少量饮酒。

查体：体温37℃，脉搏66次/分，呼吸18次/分，血压186/76mmHg。神志清楚。口唇无发绀，甲状腺无肿大。双肺呼吸音清晰。心界不大，心率66次/分，心律不整齐，可闻及期前收缩，时呈二联律，心音正常，未闻及心脏杂音，无心包摩擦音。腹平软，无压痛，肝、脾肋下未触及。双下肢无水肿。

心电图：可见提前出现的宽大畸形的QRS波，其前未见P波，时呈二联律。

【病例分析】

1. 诊断　①单纯收缩期高血压。②室性期前收缩。

2. 诊断依据

（1）单纯收缩期高血压

1）老年男性，有吸烟史。

2）有头晕。

3）仅收缩压增高。

（2）频发室性期前收缩

1）高血压病史，心悸伴胸闷。

2）听诊心律不整齐，可闻及期前收缩，时呈二联律。

3）心电图可见提前出现的宽大畸形的QRS波，其前未见P波，时呈二联律。

3. 鉴别诊断　①冠状动脉粥样硬化性心脏病。②脑血管病。③慢性心力衰竭。④继发性高血压。

4. 进一步检查　①动态心电图。②超声心动图。③胸部X线检查，腹部B型超声。④血糖、血电解质、肝肾功能、血脂、尿常规。⑤头颅CT。

5. 治疗原则

（1）戒烟酒、限钠盐饮食。

（2）长期降压治疗。

（3）纠正心律失常。

（4）调整睡眠。

1. 概述 室性期前收缩是指希氏束分叉以下部位过早发生的，提前使心肌除极的单个或成对的心搏。在正常人和各类心脏疾病患者中均可发生，是临床上最常见的心律失常。

2. 心电图特征 ①提前发生的 QRS 波群，时限常超过 0.12 秒、宽大畸形。②ST 段与 T 波的方向与 QRS 主波方向相反。③室性期前收缩与其前面的窦性搏动之间期（称为配对间期）恒定，后可出现完全性代偿间歇。

3. 治疗

（1）无器质性心脏病：①无明显症状或症状轻微者，不必药物治疗。②症状明显者，药物宜选用 β 受体阻断药、非二氢吡啶类钙通道阻滞药和普罗帕酮等。③二尖瓣脱垂患者，可首先给予β 受体阻断药。

（2）器质性心脏病：合并心功能不全者，原则上只处理心脏本身疾病，不必应用治疗室性期前收缩的药物；若症状明显，可选用 β 受体阻断药、非二氢吡啶类钙通道阻滞药和胺碘酮等。

（五）心房颤动

1. 概述 心房颤动简称房颤，是最常见的心律失常之一，是指规则有序的心房电活动丧失，代之以快速无序的颤动波，是严重的心房电活动紊乱。

2. 临床表现

（1）症状：心室率超过150 次/分，可发生心绞痛与充血性心力衰竭。

（2）体征：第一心音强度变化不定，心律极不规则，脉搏短绌。

3. 心电图特征 ①P 波消失，代之以小而不规则的基线波动，形态与振幅均变化不定，称为f 波；频率为350 ~600 次/分。②心室率极不规则。③QRS 波形态通常正常，当心室率过快，发生室内差异性传导，QRS 波增宽变形。

4. 治疗

（1）抗凝：房颤患者抗凝治疗前需同时进行出血风险评估，临床常用 HAS - BLED 评分系统。HAS - BLED 评分≥3 分为高出血风险，此类患者应积极纠正可逆的出血因素，不应将 HAS - BLED 评分增高视为抗凝治疗的禁忌证。

1）合并瓣膜病患者：需应用华法林抗凝。口服华法林，使凝血酶原时间国际标准化比值（INR）维持在2.0 ~3.0，能安全而有效地预防脑卒中发生。房颤持续不超过 24 小时，复律前无须做抗凝治疗。否则应在复律前接受华法林有效抗凝治疗 3 周，待成功复律后继续治疗 3 ~4 周；或行食管超声心动图除外心房血栓后再行复律，复律成功后仍需华法林有效抗凝治疗 4 周。紧急复律治疗可选用静脉注射肝素或皮下注射低分子量肝素抗凝。

2）非瓣膜病患者：需使用 $CHADS_2$ 或 CHA_2DS_2 - VASc 评分系统进行血栓栓塞的危险分层。CHA_2DS_2 - VASc 评分≥2 分者，需抗凝治疗；评分 1 分者，根据获益与风险权衡，优选抗凝治疗。目前主要选用新型口服抗凝药物如达比加群酯、利伐沙班等。

3）经皮左心耳封堵术：对于 CHA_2DS_2 - VASc 评分≥2 分的非瓣膜性房颤，且不适合长期抗凝治疗或长期规范抗凝治疗基础上仍发生卒中或栓塞事件、HAS - BLED 评分≥3 分的患者，可考虑行经皮左心耳封堵术。

（2）转复并维持窦性心律：①药物复律，可选用ⅠA 类（奎尼丁、普鲁卡因胺）、ⅠC 类（普罗帕酮）或Ⅲ类（胺碘酮）。胺碘酮致心律失常发生率最低，是目前常用的维持窦性心律药物，特别适用于合并器质性心脏病的患者。②电复律，适用于房颤发作时伴有血流动力学障碍（如急性心衰、血压下降）、药物复律无效者。③导管消融，适用于症状反复发作，且抗心律失常药物治疗无效者。

（3）控制心室率：常用药物包括β受体阻断药、非二氢吡啶类钙通道阻滞药（维拉帕米）、洋地黄等。对于无症状的房颤，且左心室收缩功能正常，控制静息心室率 <110 次/分。对于症状性明显或出现心动过速心肌病时，应控制静息心室率 <80 次/分且中等运动时心室率 <110 次/分。达到严格心室率控制目标后，应行 24 小时动态心电图监测以评估心动过缓和心脏停搏情况。

对于房颤伴快速心室率、药物治疗无效者，可施行房室结消融或改良术，并同时安置永久起搏器。对于心室率较慢的房颤患者，最长 RR 间期 >5 秒或症状显著者，亦应考虑起搏器治疗。

（六）心房扑动

1. 概述　心房扑动是介于房性心动过速和心房颤动之间的快速型心律失常，是最常见的大折返性房性心动过速，多见于伴有器质性心脏病的患者，或心房颤动消融术后。

2. 心电图特征　①窦性 P 波消失，代之以振幅、间距相同的有规律的锯齿状扑动波，称为 F 波，扑动波之间的等电线消失，频率常为250～350 次/分。②心室率规则或不规则，取决于房室传导比例是否恒定，房扑波多以2∶1 及4∶1 交替下传。③QRS 波形态正常，当出现室内差异传导、原先有束支阻滞或经房室旁路下传时，QRS 波增宽、形态异常。

3. 治疗

（1）药物治疗：①减慢心室率，选用β受体阻断药、钙通道阻滞药（维拉帕米、地尔硫䓬）或洋地黄制剂（地高辛、毛花苷 C）。②转复房扑并预防复发的药物，包括ⅠA、ⅠC 和Ⅲ类抗心律失常药。

（2）非药物治疗：①直流电复律是终止房扑最有效的方法。食管调搏也是转复房扑的有效方法，尤其适用于服用大量洋地黄制剂患者。②导管消融，可根治房扑。

（3）抗凝治疗：具体策略同心房颤动。

（七）室性心动过速

1. 概述　室性心动过速是指发生在希氏束分叉以下的束支、心肌传导纤维、心室肌的快速性心律失常；发作时可表现为心悸、胸闷、胸痛等，甚至发生晕厥和猝死。多见于器质性心脏病患者，且常伴发生血流动力学状态的恶化，可能蜕变为心室扑动或心室颤动，导致心脏性猝死，需要积极治疗。

2. 心电图特征　①3 个或以上的室性期前收缩连续出现。②心室率常为100～250 次/分。③节律规则或略不规则。④心房独立活动与 QRS 波无固定关系，形成室房分离。⑤偶可见心室激动逆传夺获心房。

3. 心室夺获　室速发作时少数室上性冲动可下传心室，产生心室夺获，表现为在 P 波之后，提前发生一次正常的 QRS 波。

4. 室性融合波　QRS 波形态介于窦性与异位心室搏动，其意义为部分夺获心室。心室夺获与室性融合波的存在对确立室性心动过速诊断提供重要依据。

5. 与室上性心动过速的心电图鉴别（表6-1-13）

表6-1-13　室性心动过速与室上性心动过速的心电图鉴别

心律失常类型	心电图特点
室性心动过速	①室性融合波。②心室夺获。③室房分离。④全导联QRS波群主波方向呈同向性，即全部向上或全部向下
室上性心动过速（以房室结折返性心动过速为例）	①心率150~250次/分，节律规则。②QRS波形态与时限均正常，发生室内差异性传导或束支阻滞时QRS波形态异常。③P波为逆行性（Ⅱ、Ⅲ、aVF导联倒置），常埋藏于QRS波内或位于其终末部分，P波就与QRS波保持固定关系。④起始突然，通常由一个房性期前收缩触发，其下传的PR间期显著延长，随之引起心动过速发作

6. 治疗　一般遵循的原则：无器质性心脏病患者发生非持续性室速，如无症状或血流动力学影响，处理原则与室性期前收缩相同；有器质性心脏病或有明确诱因者应首先给予针对性治疗；持续性室速发作，无论有无器质性心脏病，均应给予治疗。

（1）终止室速发作：①血流动力学稳定的患者，可使用利多卡因、胺碘酮、普罗帕酮（心功能正常）、氟卡尼（心功能正常）或索他洛尔（LVEF＞30%）。②有显著血流动力学障碍，迅速行直流同步电复律或心室超速起搏治疗。复律成功后可静脉应用胺碘酮、利多卡因等，以防止室速短时间内复发。洋地黄中毒引起的室速不宜用电复律，应给予药物治疗。

（2）稳定期：反复发作且猝死风险高的患者，首选植入式心脏复律除颤器。

（八）心室颤动

1. 概述　心室颤动为致死性心律失常，常见于缺血性心脏病，抗心律失常药物，特别是引起QT间期延长与尖端扭转的药物，严重缺氧、缺血、预激综合征合并房颤与极快的心室率、电击伤等也可引起。

2. 心电图特征　波形、振幅、频率均极不规则，无法辨认QRS波、ST段与T波。

3. 临床表现　①意识丧失、抽搐、呼吸停顿甚至死亡。②听诊音消失、脉搏触不到、血压无法测到。

4. 治疗　电除颤是终止室颤最有效的方法；室颤发作时，立即心肺复苏。

六、心脏瓣膜病

（一）二尖瓣狭窄

1. 概述　二尖瓣狭窄是指心脏的二尖瓣瓣叶因为增厚、粘连等改变导致瓣膜在舒张期的开放受限，从而造成机械性的梗阻，左房压力升高，继发肺循环和右心压力的升高，进而出现一系列的临床症状。主要病因是风湿热，多见于急性风湿热后。

2. 病理生理　二尖瓣的狭窄造成左心房充盈压升高，继发肺静脉压升高和肺循环淤血，持续的左心房和肺静脉压力升高将引起肺动脉压力升高，进而造成右心室肥厚、增大，继发三尖瓣关闭不全及右心衰竭。

3. 瓣膜狭窄分级　二尖瓣瓣口面积正常为4~6cm²，瓣口面积减小至1.5~2.0cm²属轻度狭窄，1.0~1.5cm²属中度狭窄，＜1.0cm²属重度狭窄。

4. 临床表现

（1）症状：呼吸困难（最早、早常见）、咳嗽、咯血、声音嘶哑、血管栓塞表现等。

（2）体征：①“二尖瓣面容”、剑突下收缩期抬举样搏动、右心衰竭体征。②瓣叶柔顺有弹性时可闻及心尖区第一心音亢进，呈拍击样，可闻及开瓣音，可有 P_2 亢进和分裂。③典型听诊特点为心尖区舒张中晚期低调的递增型隆隆样杂音（特征性杂音），常伴舒张期震颤。严重肺动脉高压致相对性肺动脉瓣关闭不全时，可闻及 Graham Steell 杂音。右心室扩张可致相对性三尖瓣关闭不全，于胸骨左缘第 4、5 肋间可闻及全收缩期吹风样杂音。

5. 辅助检查

（1）X 线检查：可见Kerley B 线、梨形心等表现。

（2）心电图：窦性心律者可见二尖瓣型 P 波，晚期右心室大、电轴右偏、右心室肥厚。

（3）超声心动图：是确诊最敏感、可靠的方法。M 型超声心动图示二尖瓣前叶呈“城墙样”改变。

6. 并发症 心房颤动、急性肺水肿、血栓栓塞（以脑栓塞最常见）、右心衰竭、感染性心内膜炎、肺部感染。

7. 治疗 ①轻度二尖瓣狭窄无症状者，无须特殊治疗。②处理并发症和房颤，预防栓塞。③经皮球囊二尖瓣成形术为缓解单纯二尖瓣狭窄的首选方法，适用于中、重度二尖瓣狭窄出现症状或肺动脉高压时，如其瓣叶活动度尚好、无钙化且无左心房内血栓形成者。④二尖瓣分离术。⑤人工瓣膜置换术。

（二）二尖瓣关闭不全

1. 概述 二尖瓣是由二尖瓣瓣环、二尖瓣瓣叶、腱索、乳头肌共同组成，其中任何一部分出现功能异常都可能导致二尖瓣关闭不全。

2. 分类

（1）急性：因腱索断裂、乳突肌功能不全/断裂或感染性心内膜炎导致的急性二尖瓣关闭不全，常伴急性血流动力学障碍、心衰。

（2）慢性：因瓣膜黏液样变性、风湿性心脏损害或瓣环钙化等造成。

3. 临床表现

（1）急性

1）症状：轻者仅轻微劳力性呼吸困难；重者很快发生急性左心衰竭，甚至急性肺水肿、心源性休克。

2）体征：①心尖高动力型抬举样搏动。② P_2 分裂，心尖区第四心音出现。③心尖区闻及 $>3/6$ 级收缩期粗糙的吹风样杂音（主要）。④双肺干、湿啰音。

（2）慢性

1）症状：①疲乏无力、活动耐力下降。②劳力性、静息性、夜间阵发性呼吸困难及端坐呼吸等。③腹胀、食欲缺乏等右心衰竭表现。

2）体征：①心尖搏动向左下移位，心界向左下扩大。②第一心音减弱，第二心音分裂增宽，心尖区全收缩期吹风样杂音向腋下传导，二尖瓣脱垂可闻及喀喇音，腱索断裂后可闻及海鸥鸣。

4. 辅助检查

（1）X 线检查：严重者左心房、左心室明显增大；晚期右心室增大。

（2）心电图：严重者可有左心室肥厚和劳损；窦性心律者P波增宽且呈双峰状（二尖瓣P波）。

（3）超声心动图：是评估二尖瓣关闭不全的重要检查，可以评估病变的严重程度、可能的病因、是否可经外科手术修复及已造成的心脏损害等。彩色多普勒血流显像诊断二尖瓣关闭不全的敏感性可达100%。

5. 内科治疗

（1）急性：硝普钠和主动脉内球囊反搏术可减少反流。①严密监测血流动力学前提下，使用硝酸酯类药物、利尿药减轻左房充盈压。②合并低血压时，考虑使用正性肌力药物及主动脉内球囊反搏术。

（2）慢性：①不伴心衰症状，无须使用血管扩张剂等药物。②伴心衰症状，考虑使用ACEI或ARB，出现水钠潴留加用利尿药，必要时使用β受体阻断药。

6. 外科治疗 二尖瓣修补术和二尖瓣置换术。

（1）急性：在药物控制基础上，紧急或择期手术。

（2）慢性：适应证为：①重度二尖瓣关闭不全伴NYHA心功能分级Ⅲ或Ⅳ级。②NYHA心功能分级Ⅱ级伴心脏大，左心室收缩末期容量指数 $>30ml/m^2$。③重度二尖瓣关闭不全，LVEF减低，左心室收缩及舒张末期内径增大，左心室收缩末期容量指数高达 $60ml/m^2$。

（三）主动脉瓣狭窄

1. 概述 主动脉瓣狭窄的病因为先天性病变、退行性变和炎症性病变，单纯性主动脉瓣狭窄多为先天性或退行性变，男性多见。

2. 主要表现

（1）症状：呼吸困难、心绞痛和晕厥。

（2）体征：①第二心音主动脉瓣成分减弱或消失。②于胸骨右缘第1~2肋间可闻及>3/6级的收缩期粗糙、响亮的喷射性杂音，向颈动脉、胸骨左下缘传导，常伴震颤；杂音持续时间越长，瓣膜狭窄程度越重。

3. 超声心动图 是诊断、评估主动脉瓣狭窄的重要工具。重度狭窄的超声心动图标准：①主动脉瓣口面积 $<1.0cm^2$。②瓣口面积指数 $<0.6cm^2/m^2$。③平均跨瓣压差 >40mmHg。④瓣口最大流速 >4.0m/s。⑤速度比 <0.25。

4. 治疗

（1）预防感染性心内膜炎，无症状者定期随访，一旦出现症状，即需手术治疗。

（2）手术方式：包括人工瓣膜置换术（成人）、直视下主动脉瓣分离术（儿童和青少年）、经皮主动脉瓣球囊成形术、经皮主动脉瓣置换术。

（四）主动脉瓣关闭不全

考点直击

【病历摘要】

男，25岁。劳累后胸闷、气促2年，夜间不能平卧1个月。

患者2年前开始劳累后感胸闷、气促，休息片刻能缓解。日常工作和生活不受影响，未重视。近1个月来“感冒”后稍活动感胸闷、气促，伴心悸，夜间不能平卧，时有夜间憋醒，无发热。既往有反复上呼吸道感染史，无烟、酒嗜好，无遗传病家族史。

查体：体温36.5℃，脉搏110次/分，呼吸20次/分，血压130/60mmHg。皮肤未见出血点和皮疹，巩膜无黄染，口唇轻度发绀，浅表淋巴结未触及，甲状腺无肿大，双肺可闻及少量湿啰音，心界向左下扩大，心率110次/分，可闻及奔马律，A_2减弱，胸骨左缘第3肋间可闻及舒张期高调递减型叹气样杂音，向心尖部传导，心尖部可闻及舒张中期低调的隆隆样杂音，局限。腹软，无压痛，肝、脾肋下未触及，移动性浊音阴性，双下肢无水肿，可触及水冲脉。

【病例分析】

1. 诊断 ①风湿性心脏瓣膜病，主动脉瓣关闭不全。②心脏扩大。③心功能Ⅳ级（NYHA分级）。

2. 诊断依据

（1）风湿性心脏瓣膜病，主动脉瓣关闭不全

1）青年男性，起病缓、病程长。

2）有反复上呼吸道感染史，考虑为风湿性心脏病。

3）劳累后胸闷、气促。

4）口唇轻度发绀，触及水冲脉。

5）主动脉瓣关闭不全特征性杂音：胸骨左缘第3肋间可闻舒张期高调递减型叹气样杂音，向心尖部传导。

6）Austin Flint杂音：心尖部可闻及舒张中期低调的隆隆样杂音。

（2）心脏扩大：心界向左下扩大。

（3）心功能Ⅳ级：稍活动感胸闷、气促伴心悸，夜间呼吸困难。

3. 鉴别诊断 ①先天性心脏病。②心肌炎。③心肌病。④支气管哮喘。

4. 进一步检查

（1）超声心动图。

（2）心电图、胸部X线检查。

（3）红细胞沉降率，抗链球菌溶血素“O”，病毒抗体。

（4）血糖、肝肾功能、电解质、血脂；肺功能检查。

5. 治疗原则

（1）休息，低钠盐饮食，控制液体入量。

（2）纠正心功能不全：利尿药，血管扩张药，必要时使用洋地黄。

（3）必要时行心脏瓣膜外科手术。

（4）预防上呼吸道感染。

1. 概述 主动脉瓣关闭不全主要是由原发于主动脉瓣叶的疾病和/或主动脉根部的疾病引起。

2. 病因及分类

（1）急性：①感染性心内膜炎所致的主动脉瓣穿孔和瓣周脓肿。②胸部创伤。③主动脉夹层血肿。④人工瓣膜撕裂等。

（2）慢性：①主动脉瓣疾病。②主动脉根部扩张。

3. 临床表现

（1）急性

1）症状：轻者无症状，重者可突发呼吸困难，不能平卧，大汗，频繁咳嗽，咳白色或粉红色泡沫样痰，烦躁不安，神志模糊，甚至昏迷。

2）体征：重者可出现面色灰暗，唇甲发绀，脉搏细数，血压下降等休克表现。第一心音减弱或消失，P_2亢进，闻及病理性第三心音和第四心音。肺部可闻及哮鸣音，或肺底细小水泡音，严重者满肺水泡音。

（2）慢性

1）症状：①心悸、心前区不适、头颈部强烈动脉搏动感等。②呼吸困难等右心衰竭症状。③胸痛，改变体位时可出现头晕或眩晕。

2）体征：①心尖搏动向左下移位，心界向左下扩大，颈动脉搏动明显增强。②第一心音减弱，P_2减弱或消失，心尖区可闻及第三心音。③主动脉瓣区舒张期高调递减型叹气样杂音，坐位前倾、呼气末时明显，向心尖区传导。④点头征、水冲脉、股动脉枪击音、Duroziez 双重音、毛细血管搏动征等周围血管征。

4. 辅助检查

（1）X 线检查：慢性者呈“主动脉型”心脏，即靴形心；急性者常有肺淤血和肺水肿表现。

（2）心电图：慢性者左心室肥厚劳损伴电轴左偏；急性者常见窦性心动过速和非特异性 ST－T 改变。

（3）超声心动图：可确诊本病，评估反流的病因或程度。

5. 治疗

（1）慢性

1）内科治疗：①无症状者定期随访。②预防感染性心内膜炎、风湿活动，限制重体力活动。③左心室扩大但收缩功能正常者，可应用血管扩张剂。

2）手术治疗：①原发性主动脉瓣关闭不全，主要采用主动脉瓣置换术。②继发性主动脉瓣关闭不全，可采用主动脉瓣成形术。③部分（如创伤所致瓣叶穿孔等）可行瓣膜修复术。

（2）急性：内科治疗一般为术前准备，及早考虑外科手术。

七、感染性心内膜炎

1. 概述 感染性心内膜炎（IE）指因细菌、真菌和其他病原微生物（如病毒、立克次体等）直接感染而产生心瓣膜或心室壁内膜的炎症。

2. 病程分类及特征

（1）急性：①中毒症状明显。②病程进展迅速。③感染迁移多见。④病原体主要为金黄色葡萄球菌。

（2）亚急性：①中毒症状轻。②病情进展缓慢，病程数周至数个月。③感染迁移少见。④病原体以甲型溶血性链球菌多见，其次为肠球菌。

3. 发病机制

（1）急性：机制尚不清楚，主要累及正常心瓣膜，主动脉瓣常受累。病原菌来自皮肤、肌肉、骨骼或肺等部位的活动性感染灶。

（2）亚急性：①血流动力学因素，亚急性者多发生于器质性心脏病，首先为心脏瓣膜病，尤其是二尖瓣和主动脉瓣；其次为先天性心血管病，如室间隔缺损、动脉导管未闭、法洛四联症和主动脉缩窄。②非细菌性血栓性心内膜炎。③短暂性菌血症。④细菌感染无菌性赘生物。

4. 临床表现

（1）发热（最常见），头痛、背痛和肌肉关节痛，全身不适、乏力、食欲缺乏等。

（2）心脏杂音，瓣膜损害所致的新的或增强的杂音主要为关闭不全的杂音，以主动脉瓣关闭不全多见。

（3）周围体征，如瘀点（病程长者多见）、指和趾甲下线状出血、Roth 斑（多见于亚急性感染）、Osler 结节（亚急性者常见）、Janeway 损害（主要见于急性者）。这些周围体征的原因可能是微血管炎或微栓塞。

（4）动脉栓塞，有左向右分流的先天性心血管病或右心内膜炎时，肺循环栓塞常见。

（5）脾大、贫血等，常见于亚急性患者。

（6）并发症：心力衰竭、心肌脓肿、迁移性脓肿、细菌性动脉瘤、脑栓塞、肾动脉栓塞等。

5. 辅助检查

（1）常规：①常有镜下血尿和轻度蛋白尿。②亚急性者，正色素性正细胞性贫血常见；急性者，常有血白细胞计数增高和明显核左移。

（2）免疫学检查：25% 的患者有高丙种球蛋白血症；80% 的患者出现循环免疫复合物。

（3）血培养：是诊断菌血症和感染性心内膜炎的最重要方法。

1）亚急性患者未经治疗，应在第 1 日间隔 1 小时采血 1 次，共 3 次；如次日未见细菌生长，重复采血 3 次后开始抗生素治疗；已用过抗生素者，停药 2 ~7 天后采血。

2）急性患者应在入院后 3 小时内，每隔 1 小时采血 1 次，共 3 个标本后开始治疗。

3）每次取静脉血 10 ~20ml 作需氧和厌氧培养，至少应培养 3 周，并周期性作革兰染色涂片和次代培养。必要时培养基需补充特殊营养或采用特殊培养技术。

（4）超声心动图：发现赘生物、瓣周并发症等支持心内膜炎的证据，可帮助明确诊断。感染治愈后，赘生物可长期存在。

6. 诊断标准

（1）主要标准

1）血培养阳性。

2）影像学阳性证据：①超声心动图异常：赘生物；脓肿、假性动脉瘤、心脏内瘘；瓣膜穿孔或动脉瘤；新发生的人工瓣膜部分裂开。②通过 ^{18}F – FDG PET/CT（仅在假体植入 >3 个月时）或放射标记的白细胞 SPECT/CT 检测出人工瓣膜植入部位周围组织异常活性。③由心脏 CT 确定的瓣周病灶。

（2）次要标准

1）易患因素：心脏本身存在易患因素，或静脉药物成瘾者。

2）发热：体温>38℃。

3）血管征象（包括仅通过影像学发现的）：主要动脉栓塞，感染性肺梗死，细菌性动脉瘤，颅内出血，结膜出血以及Janeway损害。

4）免疫性征象：肾小球肾炎，Osler结节，Roth斑，以及类风湿因子阳性。

5）致病微生物感染证据：不符合主要标准的血培养阳性，或与IE一致的活动性致病微生物感染的血清学证据。

7. 内科治疗

（1）控制感染：抗生素的应用是治疗的最主要手段，原则为：①早期应用。②剂量要足。③长疗程。④选用杀菌剂。⑤监测血清杀菌效价调整药物剂量。⑥联合用药。如怀疑葡萄球菌感染，在获知药敏结果前，宜首选耐酶青霉素类（苯唑西林、氯唑西林等）联合氨基糖苷类。甲氧西林敏感葡萄球菌，首选苯唑西林。链球菌敏感菌株，首选青霉素。

（2）改善心功能。

8. 外科治疗的指征及时机 自体瓣膜心内膜炎手术适应证如下。

（1）紧急手术（<24小时）：主动脉瓣或二尖瓣伴有急性重度反流、阻塞或瓣周瘘导致难治性肺水肿、心源性休克。

（2）外科手术（<7天）：①主动脉瓣或二尖瓣伴有急性重度反流、阻塞引起伴有症状的心衰或血流动力学异常。②未能控制的局灶性感染灶。③真菌或多重耐药菌造成的感染。④规范内科治疗下仍存在血培养阳性。⑤正确抗感染治疗下出现过≥1次栓塞事件，且赘生物>10mm。⑥赘生物>10mm，严重瓣膜狭窄或反流。⑦伴有单个巨大赘生物（>30mm）。⑧伴有单个巨大赘生物（>15mm）可考虑手术。

八、主动脉夹层

1. 概述 主动脉夹层指主动脉内血流将其内膜撕裂，并进入动脉壁中层形成血肿，进一步撕裂动脉壁向远端延伸，从而造成主动脉真假两腔的分离的病理改变，其起病急骤，病情严重，死亡率高。

2. 临床表现

（1）突发胸背部持续性剧烈疼痛，呈撕裂样或刀割样，向肩胛区、前胸、腹部以及下肢放射，可伴有面色苍白、出冷汗、四肢发凉、神志淡漠等休克样表现。

（2）高血压多见，若发生心脏压塞、夹层破裂、冠状动脉血流供应障碍导致的急性心肌梗死，可表现为低血压。

（3）可有急性肝肾衰竭、急性下肢缺血、急性脑供血障碍等急性缺血症状。

（4）可破入心包导致心脏压塞，破入胸膜腔导致胸腔积血、呼吸困难，破入食管、气管等导致咯血、呕血等相应症状，夹层破裂导致失血性休克、死亡。

（5）其他：压迫冠状动脉导致急性猝死，急性主动脉关闭不全导致急性肺水肿等。

3. 主动脉夹层的分型（表6-1-14）

表6-1-14　主动脉夹层的分型

分型		内容
De Bakey 分型	Ⅰ型	夹层起源于升主动脉，扩展超过主动脉弓到降主动脉，甚至腹主动脉，此型最多见
	Ⅱ型	夹层起源并局限于升主动脉
	Ⅲ型	病变起源于降主动脉左锁骨下动脉开口远端，并向远端扩展，可直至腹主动脉（Ⅲa，仅累及胸降主动脉；Ⅲb，累及胸、腹主动脉）
Stanford 分型	A型	凡涉及升主动脉者
	B型	夹层起源于胸降主动脉且未累及升主动脉者

4. 诊断

（1）根据急起胸背部撕裂样剧痛、伴有虚脱表现，但血压下降不明显甚至增高、脉搏速弱甚至消失或两侧肢体动脉血压明显不等、突然出现主动脉瓣关闭不全或心脏压塞体征等临床表现，即应考虑主动脉夹层的诊断。

（2）主要辅助检查是主动脉CTA及MRA，敏感性与特异性可达98%左右。主动脉DSA尽管仍然是诊断主动脉夹层的金标准，但基本上已为主动脉CTA和MRA所取代，目前多只在腔内修复术中应用，而不作为术前常规诊断手段。

5. 治疗

（1）即刻处理：严密监测血流动力学指标；凡有心衰或低血压者还应监测中心静脉压、肺毛细血管楔压和心排血量。绝对卧床休息，强效镇静与镇痛，必要时静脉注射较大剂量吗啡或冬眠治疗。

（2）随后的治疗决策应按以下原则进行。

1）急性期患者无论是否采取介入或手术治疗，均应首先给予强化的内科药物治疗。

2）升主动脉夹层特别是波及主动脉瓣或心包内有渗液者，宜行急诊外科手术。

3）降主动脉夹层急性期病情进展迅速，病变局部血管直径≥5cm或有血管并发症者应争取介入治疗植入支架（动脉腔内隔绝术）。

药物治疗：①降压首选静脉应用硝普钠。②β受体阻断药或钙通道阻滞药。

（3）介入治疗：腔内隔绝术是一种新术式。

（4）手术治疗：修补撕裂口、排空假腔并重建主动脉。

九、心包疾病

（一）急性心包炎

1. 概述　急性心包炎是指心包的脏层和壁层的急性炎症；常见原因是非特异性炎症、细菌病毒感染、自身免疫系统疾病等；可造成心包渗出和心包积液，积液迅速或积液量达到一定程度时，可造成心脏压塞。有些患者经检查仍无法明确病因，称为特发性急性心包炎或急性非特异性心包炎。

2. 临床表现

（1）症状：①心前区疼痛。②气短和呼吸困难（是心包积液时最突出的症状）。③急性循环衰竭。

（2）体征：①原发病相关体征，如发热、贫血等。②心包摩擦音（最具诊断价值，可呈抓刮样粗糙的高频音）、心率增快、血压下降。③体循环淤血体征。④心脏压塞典型三联征（Beck 三联征），即心音遥远、动脉压下降或奇脉、颈静脉怒张。

3. 辅助检查

（1）心电图：典型表现是广泛的ST 段弓背向下型抬高（除 aVR 外）。心包积液时可见肢体导联 QRS 低电压，大量渗液时可见 P 波、QRS 波、T 波电交替，常伴窦性心动过速。

（2）X 线检查：典型的表现可呈"烧瓶心"，大量积液可呈球形。

（3）超声：可准确发现心包积液并估计积液量，引导心包穿刺。

（4）心包穿刺引流液的检查：可初步判断心包积液的性质。

4. 治疗

（1）病因治疗。

（2）一般治疗：卧床休息，疼痛时给予非甾体抗炎药，效果不佳可给予布洛芬、吲哚美辛或秋水仙碱，必要时可使用吗啡类药物或糖皮质激素。

（3）引起急性心脏压塞时立即行心包穿刺引流（最简单、有效）。

（4）顽固性复发性心包炎内科治疗无效者，考虑心包切除术。

（二）缩窄性心包炎

1. 概述 缩窄性心包炎是指心脏被致密增厚的纤维化或钙化心包所包围，使心室舒张期充盈受限而产生一系列循环障碍的疾病，多为慢性；常有心包炎、心包积液、恶性肿瘤、胸部放射性治疗和胸心外科手术等病史。

2. 临床表现

（1）症状：以体循环淤血表现为主。

（2）体征：①颈静脉压升高，脉压变小，奇脉。②心尖搏动减弱或消失，收缩期呈负性搏动。③胸骨左缘第 3 ~ 4 肋间可闻及心包叩击音。④可有Kussmaul 征。

3. 辅助检查

（1）心电图：无特异性改变，常见心动过速、QRS 低电压、T 波低平或倒置。

（2）X 线检查：多数心影轻度增大呈三角形或球形，左右心缘变直，主动脉弓小或难以辨认等。

（3）超声心动图：是临床最常用的无创检测手段。

（4）CT 和 MRI：诊断价值优于超声心动图。

（5）右心导管检查和活组织检查。

4. 治疗

（1）近期诊断且病情稳定者，除非出现心源性恶病质、心源性肝硬化、心肌萎缩等并发症，可尝试抗炎治疗 2 ~ 3 个月。

（2）大多会发展为慢性缩窄性心包炎，唯一有效的治疗方法为心包切除术。

十、肺血管病

（一）肺栓塞

1. 概述　肺栓塞（PE）为来自静脉系统或右心的血栓阻塞肺动脉或其分支引起肺循环障碍的临床和病理生理综合征；与深静脉血栓形成合称为静脉血栓栓塞症。

2. 危险因素

（1）低危：卧床 >3 天或久坐、高龄、肥胖、吸烟、静脉曲张、腹腔镜手术等。

（2）中危：关节镜手术、中心静脉置管、化疗、慢性心力衰竭或呼吸衰竭、激素替代治疗、恶性肿瘤、口服避孕药、瘫痪、妊娠等。

（3）高危：骨折（髋部或腿部）、髋或膝关节置换、大手术/创伤、脊髓损伤等。

3. 临床表现　呼吸困难、胸痛、咯血为肺梗死三联症。

（1）症状：①不明原因的呼吸困难及气促。②胸痛。③晕厥。④烦躁不安。⑤咯血。⑥咳嗽、心悸等。

（2）体征：①呼吸急促，发绀，肺部哮鸣音和/或细湿啰音等，或胸腔积液体征。②心动过速、颈静脉充盈或搏动，P_2 亢进或分裂等。③可伴发热。

4. 辅助检查

（1）血浆 D－二聚体：对血栓形成具有很高的敏感性。急性肺栓塞时升高。

（2）心电图：窦性心动过速、电轴右偏、顺钟向转位、不完全性或完全性右束支传导阻滞、肺型 P 波或Ⅱ导联 T 波高尖及典型的 $S_{Ⅰ}Q_{Ⅲ}T_{Ⅲ}$ 波形（Ⅰ导联 S 波加深，Ⅲ导联 Q 波显著和 T 波倒置）。

（3）X 线检查：①肺动脉阻塞征。②肺动脉高压征及右心扩大征。③肺组织继发改变。

（4）超声心动图：直接征象为肺动脉或右室内存在血栓。

（5）CT 肺动脉造影：是目前诊断 PE 的一线手段。

5. 治疗

（1）原则

1）低危：血流动力学稳定，无右心功能不全和心肌损伤。不宜溶栓，直接抗凝。

2）中危：血流动力学稳定，但存在右心功能不全和/或心肌损伤。是否溶栓尚无定论，但均应抗凝。

3）高危：临床上以休克和低血压为主要表现，即体循环动脉收缩压 <90mmHg，或较基础值下降幅度≥40mmHg，持续 15 分钟以上。先行溶栓，再行抗凝。

（2）一般治疗：监测生命体征、呼吸循环支持、抗感染等。

（3）抗凝治疗：药物主要有普通肝素、低分子量肝素、磺达肝癸钠、华法林及新型直接口服抗凝药物（达比加群酯、利伐沙班等）。

（4）溶栓治疗：①主要适用于高危病例（有明显呼吸困难、胸痛、低氧血症等）。②绝对禁忌证为活动性内出血和近期自发性颅内出血。③常用药物有尿激酶、链激酶和重组组织型纤溶酶原激活剂（rt－PA）。

（5）溶栓疗效的观察指标：①症状减轻，特别是呼吸困难好转。②呼吸频率和心率减慢，血压升高，脉压增宽。③动脉血气分析示 PO_2 上升，PCO_2 回升，pH 下降，合并代谢性酸中毒者 pH 上升。④心电图提示急性右室扩张表现（如完全性或不完全性右束支传导阻滞、V_1S 波顿挫、V_1～V_3S 波顿挫消失等）好转，胸前导联 T 波倒置加深，也可直立或不变。⑤胸部 X 线平片显示的肺纹理减少或稀疏区变多、肺血分布不均改善。⑥超声心动图表现如室间隔左移减轻、右房右室内径缩小、右室运动功能改善、肺动脉收缩压下降、三尖瓣反流减轻等。⑦最明确的评价溶栓疗效的指标是复查具有确诊性质的技术和方法，如肺通气灌注显像、CTPA 和肺动脉造影。

（6）下腔静脉滤器植入适应证：①存在抗凝禁忌的急性下肢静脉血栓患者。②存在抗凝禁忌证的急性肺栓塞患者。

（7）其他：肺动脉导管碎解和抽吸血栓、肺动脉血栓摘除术等。

（二）肺动脉高压

1. 概述　肺动脉高压是由多种已知或未知原因引起的肺动脉压异常升高的一种病理生理状态，血流动力学诊断标准为在海平面、静息状态下，右心导管测量平均肺动脉压≥25mmHg。

2. 分类　①动脉性肺动脉高压。②左心疾病所致肺动脉高压。③肺部疾病和/或低氧所致肺动脉高压。④慢性血栓栓塞性肺动脉高压和其他肺动脉阻塞性疾病。⑤未明和/或多因素所致肺动脉高压。

十一、常见外周动脉血管病

1. 闭塞性周围动脉粥样硬化

（1）概述：周围动脉病包括主动脉和肢体供血动脉的狭窄和阻塞性病变，一般是指由于动脉粥样硬化致下肢或上肢动脉血供受阻，从而产生肢体缺血症状与体征。以闭塞性周围动脉粥样硬化为例介绍。

（2）临床表现：①本病下肢受累远多于上肢。主要和典型的症状是间歇性跛行和静息痛。②狭窄远端的动脉搏动减弱或消失，狭窄部位可闻及收缩期杂音，若远端侧支循环形成不良致舒张压很低则可为连续性杂音。③患肢温度较低及营养不良，皮肤薄、亮、苍白，毛发稀疏，趾甲增厚，严重时有水肿、坏疽与溃疡。④肢体位置改变测试。

（3）主要辅助检查：①踝肱指数，为踝动脉收缩压与肱动脉收缩压的比值，正常值≥1.0，<0.9 为异常，<0.5 为严重狭窄。②磁共振血管造影和 CT 血管造影具有确诊价值。

（4）治疗

1）内科治疗：①戒烟，控制高血压、糖尿病及血脂异常等。②步行锻炼。③抗血小板治疗。④应用血管扩张剂。⑤溶栓（仅用在急性血栓时）。

2）血运重建。

2. 深静脉血栓形成

（1）概述：深静脉血栓形成（DVT）是血液在深静脉内不正常凝结引起的病症，多发生于下肢，血栓脱落可引起肺栓塞（PE），合称为静脉血栓栓塞症（VTE）。

（2）临床表现

1）主要症状为患肢肿胀、疼痛，活动后加重，抬高患肢可好转。血栓远端肢体或全肢体肿胀是主要特点，皮肤多正常或轻度淤血，重症可呈青紫色。

2）有时髂、股深静脉血栓形成后腿部明显水肿，使组织内压超过微血管灌注压而导致局部皮肤发白，称为白色炎性疼痛症，并可伴有全身症状，又称中央型深静脉血栓形成。

3）血栓发生在小腿肌肉静脉丛时，可出现血栓部位压痛，Homans 征和 Neuhof 征阳性，偶有腓肠肌局部疼痛及压痛、发热、肿胀等，又称周围型深静脉血栓形成。

4）当发病后期血栓机化后，可出现静脉功能不全、浅静脉曲张、色素沉着、溃疡、肿胀等，称为血栓栓塞后综合征（PTS）。

5）临床上有些患者可以没有局部症状，而以肺栓塞为首发症状。

（3）主要辅助检查：①超声，敏感性及准确性较高，临床应用广泛，是 DVT 诊断的首选方法。②深静脉造影，目前仍是 DVT 诊断的金标准。

（4）治疗：卧床，抗凝、溶栓治疗，行下腔静脉滤器放置术（必要时）。

十二、常见成人先天性心脏病

（一）房间隔缺损

1. 概述　房间隔缺损是最常见的成人先天性心脏病，分为原发孔缺损和继发孔缺损。

2. 临床表现

（1）症状：①一般无症状，随病情发展可出现劳力性呼吸困难、心律失常、右心衰竭等。②晚期可因重度肺动脉高压出现右向左分流而有青紫，形成艾森门格综合征。

（2）体征：P_2 亢进呈固定性分裂，肺动脉瓣区闻及Ⅱ～Ⅲ级收缩期喷射性杂音。

3. 辅助检查　超声心动图具有确诊价值。

4. 治疗　尽早关闭缺损，方法包括介入治疗和开胸手术。

（二）室间隔缺损

1. 概述　室间隔缺损是一种常见的先天性心脏畸形，可分为膜部缺损（最常见）、漏斗部缺损、肌部缺损。

2. 临床表现

（1）小型缺损：沿胸骨左缘第 3～4 肋间可闻及Ⅴ～Ⅵ级全收缩期杂音伴震颤，P_2 可有轻度分裂。

（2）中型缺损：可有劳力性呼吸困难，心尖区闻及舒张中期反流性杂音，P_2 轻度亢进。

（3）大型缺损：常因出现右向左分流而呈现青紫，呼吸困难及负荷能力下降，胸骨左缘收缩期杂音常减弱至Ⅲ级左右，P_2 亢进。

3. 辅助检查　超声心动图是确诊的主要无创方法。

4. 治疗　介入和手术（室间隔缺损修补术）治疗。

（三）动脉导管未闭

1. 概述　动脉导管未闭是常见的先天性心脏病之一，女性常见；因左向右分流，肺循环血流量增多，致左心负荷加重。

2. 临床表现　①中等分流量者常有乏力、劳累后心悸、气喘胸闷等症状。②突出的体征为胸骨左缘第 2 肋间及左锁骨下方可闻及连续性机械样杂音，常伴震颤。

3. 辅助检查　①超声心动图可显示未闭动脉导管。②X 线检查可见肺门舞蹈症（特征性变化）。

4. 治疗 介入和手术（结扎术或切断缝合术）治疗。

（四）卵圆孔未闭

卵圆孔是心脏房间隔在胚胎时期的一个生理性通道，正常情况下在出生后5～7个月融合，若未能融合则形成卵圆孔未闭。主要靠心脏超声检查来明确诊断。

（五）肺动脉瓣狭窄

1. 概述 先天性肺动脉瓣狭窄发病率较高，在成人先天性心脏病中可达25%；主要病理变化可分为瓣膜型、瓣下型、瓣上型。

2. 临床表现 ①中度狭窄者在活动时可有呼吸困难及疲倦，严重狭窄者可因剧烈活动而晕厥甚至猝死。②典型体征为胸骨左缘第2肋间有一响亮的收缩期喷射性杂音，常伴震颤。

3. 辅助检查 右心导管检查和右心室造影可确定狭窄的部位及类型。

4. 治疗 介入（首选）和手术治疗。

（六）二叶主动脉瓣

先天性二叶主动脉瓣是成人先天性心脏病中较常见的类型之一，超声心动图是诊断最直接、最可靠的方法，治疗包括介入和手术治疗。

（七）三尖瓣下移畸形

先天性三尖瓣下移畸形在先天性心脏病中属少见，约80%患者有青紫，超声心动图具有重大诊断价值，症状较重者行手术治疗。

（八）先天性主动脉缩窄

先天性主动脉缩窄是指局限性主动脉管腔狭窄，为先天性心脏大血管畸形，男性常见。最明显的体征为上肢血压有不同程度的增高，下肢血压下降。超声心动图可测定缩窄上下压力阶差。治疗包括介入和手术治疗。

（九）主动脉窦瘤

先天性主动脉窦瘤是一种少见的先天性心脏病变，男性多于女性。MRI可更清晰地显示窦瘤部位大小及与周围心血管腔室的关系；窦瘤未破裂者不予处理。

（十）冠状动脉瘘

冠状动脉瘘是指冠状动脉与心腔、冠状静脉、肺动脉等的异常连接，是一种少见的先天性心脏病；产生大量左向右分流的冠状动脉瘘可导致“窃血综合征”，出现心绞痛等症状。

（十一）法洛四联症

1. 概述 先天性法洛四联症是联合的先天性心血管畸形，包括肺动脉狭窄、室间隔缺损、主动脉右位（主动脉骑跨于缺损的室间隔上）、右室肥大四种异常，是最常见的发绀型先天性心脏病。

2. 临床表现 ①自幼出现的进行性青紫和呼吸困难，易疲乏，劳累后常取蹲踞位休息。②常伴杵状指（趾），P_2减弱以致消失，胸骨左缘常可闻及收缩期喷射性杂音。

3. 辅助检查 ①心电图可见电轴右偏、右心室肥厚。②X线主要表现为右心室肥厚，肺动脉段凹陷，形成靴状外形。③超声心动图可显示右心室肥厚、室间隔缺损及主动脉骑跨。

4. 治疗 导管介入与外科手术相结合。

第二节　呼吸系统

一、急性上呼吸道感染

1. 概述　急性上呼吸道感染简称上感，为鼻腔、咽或喉部急性炎症的总称；主要病原体是病毒，少数是细菌。本病是人类最常见的传染病之一，好发于冬春季节，主要通过喷嚏和含有病毒的飞沫空气传播，或经污染的手和用具接触传播。

2. 临床表现

（1）普通感冒：主要表现为鼻部症状，如喷嚏、鼻塞、流清水样鼻涕，也可表现为咳嗽、咽干、咽痒或烧灼感，甚至鼻后滴漏感。

（2）急性病毒性咽炎和喉炎：①咽炎表现为咽痒和灼热感，咽痛不明显，咳嗽少见。②喉炎表现为明显声嘶、讲话困难，可有发热、咽痛或咳嗽，咳嗽又使咽痛加重。

（3）急性疱疹性咽峡炎：由柯萨奇病毒A引起，表现为明显咽痛、发热，病程约一周。

（4）急性咽结膜炎：发热、咽痛、畏光、流泪、咽及结膜明显充血。

（5）急性咽扁桃体炎：起病急，咽痛明显，伴发热、畏寒，体温可达39℃以上。

3. 血液检查　①病毒性感染，白细胞计数正常或偏低。②细菌感染者可有白细胞与中性粒细胞增多。

4. 鉴别诊断　过敏性鼻炎、流行性感冒、急性气管－支气管炎、急性传染病前驱症状。

5. 治疗

（1）对症治疗：①给予伪麻黄碱减轻鼻部充血。②必要时加用解热镇痛类药物。

（2）抗生素治疗：有细菌感染证据时，根据当地流行病学史和经验选用口服青霉素类、第一代头孢菌素、大环内酯类药物或喹诺酮类药物。

（3）抗病毒药物治疗：根据指征选用奥司他韦和利巴韦林。

二、急性气管－支气管炎

1. 概述　急性气管－支气管炎是由生物、理化刺激或过敏等因素引起的急性气管－支气管黏膜炎症；无流行倾向，年老体弱者易感，常发生于寒冷季节或气候突变时。

2. 临床表现　①起病急，全身症状较轻，可有发热。②初为干咳或少量黏痰，随后痰量增多，咳嗽加剧，偶伴痰中带血。③咳嗽、咳痰可延续2～3周，如迁延不愈，可演变成慢性支气管炎。

3. 辅助检查　由细菌感染引起者，可伴白细胞总数和中性粒细胞百分比升高，红细胞沉降率加快，痰培养可见致病菌。X线胸片大多为肺纹理增强，少数无异常发现。

4. 鉴别诊断　流行性感冒、急性上呼吸道感染，其他如支气管肺炎、肺结核、肺癌等。

5. 治疗

（1）对症治疗：①右美沙芬、喷托维林（咳必清）镇咳。②盐酸氨溴索、溴己新（必嗽平）、桃金娘油等化痰。③茶碱、β_2受体激动药等平喘。④发热可用解热镇痛药。

（2）抗生素治疗：可首选新大环内酯类或青霉素类药物，亦可选用头孢菌素类或喹诺酮类等药物。

三、慢性阻塞性肺疾病

考点直击

【病历摘要】

男，75岁。反复咳嗽、咳痰、喘息10年，再发伴发热5天。

患者10年前无明显诱因出现咳嗽、咳白色泡沫样痰、喘息，无发热、心悸。此后上述症状反复发作，多以受凉、季节变化为诱因，每年累计发病时间约3个月，经抗感染、镇咳、平喘等治疗，病情可逐渐转好。5天前患者因受凉再发咳嗽，咳少量黄脓痰，轻微活动后即感喘息，伴发热，体温最高39.2℃。外院血常规示白细胞 $9.4\times10^9/L$，中性粒细胞0.92。经抗感染治疗后，体温降至37.0～38.0℃，但其他症状缓解不明显。本次发病以来，精神、食欲、睡眠差，需高枕卧位，大小便未见异常，体重无明显变化。平素体健，否认传染病接触史。吸烟50余年，每天20支；饮白酒约40年，每天100g。无遗传病家族史。

查体：体温37.5℃，脉搏99次/分，呼吸24次/分，血压135/80mmHg。急性病容，呼吸急促，精神差。口唇轻度发绀。全身浅表淋巴结未触及肿大。桶状胸，叩诊呈过清音，呼吸音稍低，双下肺可闻及散在细湿啰音，偶闻及哮鸣音，未闻及胸膜摩擦音。心界无扩大，心率99次/分，心律整齐。各瓣膜区未闻及杂音。腹部平软，无压痛，肝、脾肋下未触及。双下肢无水肿。

辅助检查：血常规示血红蛋白163g/L，白细胞 $5.32\times10^9/L$，中性粒细胞0.82，血小板 $291\times10^9/L$。肝、肾功能及电解质未见异常。动脉血气分析（未吸氧）示pH 7.35，PaO_2 55mmHg，$PaCO_2$ 51mmHg，HCO_3^- 27.4mmol/L，SaO_2 84%。

【病例分析】

1. 诊断 ①慢性阻塞性肺疾病急性发作期。②Ⅱ型呼吸衰竭。

2. 诊断依据

（1）慢性阻塞性肺疾病急性发作期

1）老年男性，有长期大量吸烟史。

2）临床表现为长期反复咳嗽、咳痰、喘息，多以受凉、季节变化为诱因，每年累计发作至少3个月。此次受凉后再发作，并伴发热。

3）查体可见肺气肿体征，双肺可闻及细湿啰音及哮鸣音。

4）血常规提示中性粒细胞比例增高。

（2）Ⅱ型呼吸衰竭

1）慢性阻塞性肺疾病病史，此次因受凉再次急性发作。

2）有缺氧、呼吸困难的表现，如活动后气促、口唇发绀、夜间不能平卧位休息等。

3）动脉血气分析提示 $PaO_2 < 60mmHg$，$PaCO_2 > 50mmHg$。

3. 鉴别诊断　①支气管哮喘。②支气管扩张。③左心衰竭。

4. 进一步检查

（1）胸部 X 线检查，必要时行胸部 CT 检查。

（2）痰、血病原学检查：细菌培养 + 药敏试验。

（3）心电图、超声心动图。

（4）症状缓解后行肺功能检查，并复查血气分析。

5. 治疗原则

（1）戒烟，避免烟雾刺激。

（2）持续低流量氧疗。

（3）静脉使用广谱抗感染药物。

（4）联合使用支气管舒张药和糖皮质激素。

（5）必要时使用无创通气或机械通气治疗。

（6）对症治疗：祛痰、镇咳、营养支持。

1. 概述　慢性阻塞性肺疾病（COPD）与慢性支气管炎和肺气肿有密切关系。COPD 最突出的特征是呈进行性发展的持续性气流受限。

2. 病因　①吸烟（最重要）。②职业粉尘和化学物质。③空气污染。④感染因素。⑤其他，如免疫功能紊乱、气道高反应性等。

3. 发病机制　①炎症机制。②蛋白酶－抗蛋白酶失衡机制。③氧化应激机制。④其他，如自主神经功能失调、营养不良等。

4. 病理与病理生理

（1）小气道病变和肺气肿病变共同作用，造成 COPD 特征性的持续气流受限。

（2）COPD 特征性的病理生理变化是持续气流受限引起肺通气功能障碍。

5. 临床表现

（1）症状：①慢性咳嗽、咳痰。②气短或呼吸困难。③喘息和胸闷。④体重下降、食欲缺乏等。

（2）体征：①桶状胸。②双侧语颤减弱。③肺部过清音，心浊音界缩小，肺下界和肝浊音界下降。④呼吸音减弱，呼气期延长。

6. 辅助检查

（1）肺功能检查：是判断持续气流受限的主要客观指标。吸入支气管扩张剂后，$FEV_1/FVC < 70\%$ 可确定为持续气流受限。肺总量（TLC）、功能残气量（FRC）和残气量（RV）增高，肺活量（VC）减低。

（2）X 线和 CT 检查：主要用于鉴别诊断。

（3）其他：血气、血常规和痰培养等。

7. 鉴别诊断（表6-2-1）

表6-2-1　COPD的鉴别诊断

疾病	鉴别要点
COPD	吸烟史、症状长期缓慢进展、持续性气流受限
支气管哮喘	夜间和清晨症状明显、过敏史、家族史、气流受限大多可逆
充血性心力衰竭	X线示心脏扩大、肺水肿；肺功能测定示限制性通气障碍
支气管扩张	大量脓痰、粗湿啰音、杵状指、X线或CT示支气管扩张
肺结核	常有低热、盗汗等结核中毒症状，X线示肺浸润，微生物学证实

8. 常见并发症　自发性气胸、慢性呼吸衰竭、慢性肺源性心脏病。

9. 稳定期病情严重程度评估

（1）肺功能评估（表6-2-2）

表6-2-2　COPD患者气流受限严重程度的肺功能分级

肺功能分级	FEV_1%预计值
GOLD 1级：轻度	≥80
GOLD 2级：中度	50~79
GOLD 3级：重度	30~49
GOLD 4级：极重度	<30

（2）症状评估：用改良版英国医学研究委员会呼吸困难问卷（mMRC问卷）评估呼吸困难程度（表6-2-3）。

表6-2-3　mMRC问卷

mMRC分级	呼吸困难症状
0级	剧烈活动时出现呼吸困难
1级	平地快步行走或爬缓坡时出现呼吸困难
2级	由于呼吸困难，平地行走时比同龄人慢或需要停下来休息
3级	平地行走100m左右或数分钟后即需要停下来喘气
4级	因严重呼吸困难而不能离开家，或在穿衣脱衣时即出现呼吸困难

（3）急性加重风险评估：上一年发生2次或以上急性加重，或者1次及1次以上需要住院治疗的急性加重，提示今后急性加重风险增加。

（4）稳定期COPD患者的综合性评估及主要治疗药物，见表6-2-4。

表 6－2－4　稳定期 COPD 患者的综合性评估及主要治疗药物

分组	特征	上一年急性加重次数	mMRC 分级	首选治疗药物
A	低风险，症状少	≤1 次	0～1 级	SAMA 或 SABA（必要时）
B	低风险，症状多	≤1 次	≥2 级	LAMA 和/或 LABA
C	高风险，症状少	≥2 次①	0～1 级	LAMA，或 LAMA＋LABA，或 ICS＋LABA
D	高风险，症状多	≥2 次①	≥2 级	LAMA＋LABA，或 LAMA＋ICS

注：SABA，短效 $β_2$ 受体激动药；SAMA，短效抗胆碱能药物；LABA，长效 $β_2$ 受体激动药；LAMA，长效抗胆碱能药物；ICS，吸入糖皮质激素；①或因急性加重住院≥1 次。

10. 治疗

（1）稳定期治疗：①戒烟、脱离污染环境等。②支气管扩张剂（主要措施），$β_2$ 肾上腺素受体激动药、抗胆碱药、茶碱类药物。③糖皮质激素。④祛痰药。⑤其他如大环内酯类药物。⑥长期家庭氧疗。⑦康复治疗。

（2）急性加重期治疗：①确定加重原因，细菌或病毒感染多见。②支气管扩张剂。③低流量吸氧。④抗生素。⑤糖皮质激素。⑥机械通气。⑦补充营养等其他治疗。

四、慢性肺源性心脏病

1. 概述　慢性肺源性心脏病简称肺心病，是指由支气管－肺组织、胸廓或肺血管病变致肺血管阻力增加，产生肺动脉高压，继而右心室结构和/或功能改变的疾病。

2. 病因　①支气管、肺疾病。②胸廓运动障碍性疾病。③肺血管疾病。④其他，如原发性肺泡通气不足等。

3. 临床表现

（1）肺、心功能代偿期

1）症状：咳嗽、咳痰、气促，活动后可有心悸、呼吸困难、乏力和劳动耐力下降。少有胸痛或咯血。

2）体征：不同程度的发绀，原发肺脏疾病体征，干、湿啰音，$P_2 > A_2$ 等。部分可有颈静脉充盈甚至怒张，或使横膈下降致肝界下移。

（2）肺、心功能失代偿期

1）症状：①呼吸衰竭，呼吸困难加重、头痛、失眠，肺性脑病。②明显气促，心悸、食欲缺乏、腹胀、恶心等右心衰竭症状。

2）体征：发绀明显、球结膜充血水肿、腱反射减弱或消失、皮肤潮红；颈静脉怒张，心率增快，可出现心律失常，剑突下可闻及收缩期杂音，甚至出现舒张期杂音。肝大、压痛，肝颈静脉回流征阳性，下肢水肿，重者可有腹水。少数患者可出现肺水肿及全心衰竭的体征。

4. 辅助检查

（1）心电图：诊断标准：①额面平均电轴≥＋90°。②V_1R/S≥1。③重度顺钟向转位。④$R_{V1}+S_{V5}$≥1.05mV。⑤aVR R/S 或 R/Q≥1。⑥V_1～V_3 呈 QS、Qr 或 qr。⑦肺型 P 波。

（2）超声心动图：诊断标准：①右心室流出道内径≥30mm。②右心室内径≥20mm。③右心室前壁厚度≥5mm 或前壁搏动幅度增强。④左、右心室内径比值＜2。⑤右肺动脉内径≥18mm

或肺动脉干≥20mm。⑥右室流出道/左房内径>1.4。⑦肺动脉瓣曲线出现肺动脉高压征象。

（3）血气分析：可出现低氧血症，甚至呼吸衰竭，或合并高碳酸血症。

（4）X线检查：①原发胸、肺疾病及急性肺部感染的特征。②肺动脉高压征象。

（5）其他：血常规、肝肾功能、痰病原学检查、肺功能检查。

5. 治疗

（1）肺、心功能代偿期：延缓基础支气管、肺疾病的进展，增强免疫功能，预防感染，长期家庭氧疗等。

（2）肺、心功能失代偿期：①控制感染。②控制呼吸衰竭。③控制心力衰竭，一般在积极控制感染、改善呼吸功能、纠正缺氧和二氧化碳潴留后，心力衰竭便能改善；对经上述治疗无效或严重心力衰竭患者，可适当选用利尿药、正性肌力药或扩血管药物。④防治并发症（肺性脑病、酸碱失衡及电解质紊乱、心律失常、消化道出血、弥散性血管内凝血等）。

五、支气管扩张

考点直击

【病历摘要】

男，67岁。反复咳嗽、咳痰、痰中带血15年，加重伴发热3天。

患者15年前“感冒”后出现发热、咳嗽、咳黄痰，每天痰量30~50ml，伴痰中带血，无胸闷、胸痛。胸部X线片提示“肺部感染”，按“肺炎”治疗后好转。此后，多次出现上述症状，经“抗感染、止血”等治疗后可缓解。3天前受凉后咳嗽、咳痰再次加重，痰量增多，每天痰量80~100ml，黄脓痰，有臭味，伴发热、气喘，体温38.4℃。无痰中带血。自行口服“青霉素V钾、复方甘草片”，疗效欠佳。本次发病以来，精神状态差，食欲、睡眠尚可，大小便正常，体重无明显变化。否认肺结核、心脏病病史。无药物过敏史。吸烟40年，每天15~20支，已戒烟10年；饮少量白酒。无遗传病家族史。

查体：体温38.1℃，脉搏87次/分，血压128/84mmHg。消瘦，精神差。口唇无发绀。双肺叩诊呈清音，双下肺可闻及散在湿啰音及干啰音，未闻及胸膜摩擦音。心界不大，心率87次/分，心律整齐，未闻及心脏杂音，双手可见杵状指。

实验室检查：血常规示血红蛋白153g/L，红细胞4.71×10^{12}/L，白细胞12.3×10^{9}/L，中性粒细胞0.85，血小板255×10^{9}/L。

胸部CT：右肺中叶及双肺下叶多发囊状阴影，可见“双轨征”，双下肺散在斑片状模糊影。

【病例分析】

1. 诊断 ①支气管扩张。②双下肺肺炎。

2. 诊断依据

（1）支气管扩张

1）老年男性，慢性病程，反复咳嗽、咳脓痰，伴痰中带血。

2）查体：双下肺湿啰音，杵状指。

3）胸部 CT：双肺多发囊状，可见“双轨征”。

（2）双下肺肺炎

1）发热，痰量增加、脓性痰。

2）查体可闻及双下肺湿啰音。

3）血常规：白细胞总数及中性粒细胞比例增高。

4）胸部 CT：双下肺斑片状阴影。

3. 鉴别诊断 ①慢性阻塞性肺疾病。②肺结核。③支气管肺癌。

4. 进一步检查

（1）肝功能、肾功能、肿瘤标志物。

（2）痰病原学检查（细菌培养 + 药敏试验、痰涂片抗酸染色）。

（3）动脉血气分析。

（4）肺功能检查（病情控制后）。

（5）必要时支气管镜检查。

5. 治疗原则

（1）休息、吸氧、营养支持。

（2）应用广谱抗生素 + 抗厌氧菌药物。

（3）应用支气管舒张药、祛痰药物。

（4）病情缓解后行肺炎链球菌疫苗、流感疫苗接种。

1. 概述 支气管扩张指感染、理化、免疫或遗传等原因引起支气管壁肌肉和弹力支撑组织破坏所导致一支或多支直径大于2mm的近端支气管不可逆性扩张。

2. 病因 ①囊性纤维化等先天性疾病。②麻疹、肺炎等感染性疾病。③支气管阻塞、类风湿关节炎等其他因素。

3. 临床表现 ①典型症状为慢性咳嗽、咳大量脓痰和反复咯血。痰液静置后由上至下可分为泡沫层、黏液层、脓性层、坏死组织层。当支气管扩张伴急性感染时，可表现为咳嗽、咳脓痰和伴随肺炎。②典型体征为肺部固定性湿啰音、杵状指（趾）。注意，杵状指可见于多种疾病，如肺部肿瘤、慢性脓毒性疾病（如支气管扩张症和肺脓肿）、肺内分流（如动静脉瘘）、特发性肺纤维化，以及心脏、肝脏、肾脏等多系统疾病。

4. 影像学检查 典型的支气管扩张影像学上表现为支气管呈柱状及囊状改变，气道壁增厚，“双轨征”“印戒征”“串珠”状改变或“蜂窝状”改变。

5. 鉴别诊断 ①慢性支气管炎。②肺脓肿。③肺结核。④先天性肺囊肿。⑤弥漫性泛细支气管炎。⑥支气管肺癌。

6. 治疗 ①治疗基础疾病。②控制感染。③改善气流受限（长效支气管舒张剂）。④清除气道分泌物。⑤免疫调节剂。⑥咯血的治疗，如口服云南白药、静脉给予神经垂体激素等。⑦必要时手术切除病变肺组织。⑧预防（康复锻炼等）。

抗铜绿假单胞菌感染的治疗：既往有铜绿假单胞菌感染的高危因素或此次住院痰为黄绿

色，且细菌涂片或培养出铜绿假单胞菌，结合临床表现，考虑为致病菌时，抗生素需常规覆盖铜绿假单胞菌，且需注意其药敏的结果，判断为敏感、中介或耐药的铜绿假单胞菌。若为敏感铜绿假单胞菌，则抗生素可考虑头孢他啶等三代头孢菌素、头孢吡肟等四代头孢菌素、β－内酰胺类/酶抑制剂（如派拉西林/他唑巴坦、头孢哌酮钠/舒巴坦钠等）、碳青霉烯类和环丙沙星等，或联合氨基糖苷类进行治疗。

六、支气管哮喘

考点直击

【病历摘要】

女，25岁。反复喘息伴咳嗽、咳痰2年，再发3天。

患者2年来反复发作喘息，多与气候变化、接触油烟等刺激性气味有关。伴咳嗽，咳少许白痰。无胸闷、胸痛、心悸，无发热、盗汗。在脱离刺激性气味后症状可自行缓解。喘息持续发作时，曾在当地诊所按“上呼吸道感染”治疗，症状可逐渐缓解。缓解期间无不适症状。3天前患者逛宠物市场后喘息再次发作，轻微活动即感胸闷、气促，夜间症状严重，需高枕卧位。发病以来，精神、食欲、睡眠差，大小便正常。否认过敏史。无烟酒嗜好。月经正常。否认遗传病家族史。

查体：体温36.7℃，脉搏95次/分，血压120/76mmHg。坐位，喘息状，表情焦虑，精神差。口唇无明显发绀。皮肤湿润。全身浅表淋巴结未触及肿大。胸廓外形正常，双侧触诊震颤减弱，双肺叩诊呈过清音，可闻及中量呼气相哮鸣音，未闻及湿啰音和胸膜摩擦音。心界不大，心率95次/分，心律整齐，未闻及心脏杂音。双下肢无水肿。

实验室检查：动脉血气分析示pH 7.43，PaO_2 70mmHg，$PaCO_2$ 37mmHg，HCO_3^- 23mmol/L，SaO_2 92%。

【病例分析】

1. 诊断 支气管哮喘急性发作期。

2. 诊断依据

（1）青年女性，反复发作哮喘伴咳嗽，1天来再发伴胸闷、气促。

（2）与气候变化、接触刺激性气味等有关，可自行缓解。缓解期无不适症状。

（3）查体：坐位，喘息状，双肺触诊震颤减弱、叩诊呈过清音，可闻及中量哮鸣音。

3. 鉴别诊断 ①急性左心衰竭。②慢性阻塞性肺疾病。③慢性支气管炎。④气道阻塞。

4. 进一步检查

（1）血常规（嗜酸性细胞计数＋百分比）。

（2）胸部X线检查。

（3）心电图，必要时行超声心动图检查。

（4）肺功能检查（支气管舒张试验）。

（5）皮肤变应原检测（病情控制后）。

5. 治疗原则

（1）休息、吸氧，脱离变应原。

（2）联合使用支气管舒张药，静脉或口服糖皮质激素缓解症状。

（3）吸入糖皮质激素＋支气管舒张药预防发作。

（4）必要时机械通气治疗。

（5）哮喘的健康教育与管理。

1. 概述　支气管哮喘是临床常见的慢性呼吸道疾病之一，是由多种因素引起的以气道慢性炎症为主要病理生理过程，以气道可逆性气流受限为主要功能特点，以反复发作性呼气性呼吸困难为主要症状的一种疾病。

2. 发病机制　①气道免疫－炎症机制：气道慢性炎症和气道高反应性。②神经调节机制。

3. 临床表现

（1）症状：典型症状为发作性伴有哮鸣音的呼气性呼吸困难，可伴气促、胸闷或咳嗽；夜间及凌晨发作或加重是重要特征。

（2）体征：①双肺闻及广泛的哮鸣音，呼气音延长。②“沉默肺”提示病情危重。

4. 不典型哮喘

（1）咳嗽变异性哮喘：以咳嗽作为唯一或主要症状，无喘息、气促等典型哮喘症状。

（2）胸闷变异性哮喘：指以胸闷为唯一症状的不典型哮喘。

5. 辅助检查

（1）肺功能检查：①通气功能检测，哮喘发作时呈阻塞性通气功能障碍表现。②支气管激发试验（测定气道反应性）。③支气管舒张试验（测定气道的可逆性改变）。④呼吸流量峰值（PEF）及其变异率测定，哮喘发作时 PEF 下降，监测 PEF 日间、周间变异率有助于哮喘的诊断和病情评估。

（2）动脉血气分析：①过度通气可使$PaCO_2$下降，pH 上升，表现为呼吸性碱中毒。②病情恶化，同时出现缺氧和CO_2潴留，表现为呼吸性酸中毒。

（3）胸部 X 线检查：哮喘发作时两肺透亮度增加，缓解期多无明显异常。

（4）胸部 CT 检查：部分患者可见支气管壁增厚、黏液阻塞。

（5）其他：特异性变应原检测、动脉血气分析、呼出气一氧化氮检测。

6. 主要鉴别诊断

（1）与 COPD 的鉴别（表 6－2－5）

表 6－2－5　支气管哮喘与 COPD 的鉴别

鉴别要点	支气管哮喘	COPD
症状	症状变化大，常夜间及凌晨发作	慢性咳嗽、咳痰，逐渐加重
诱因	运动、粉尘或变应原	常与感染有关
肺功能	可逆性气流受限	持续性气流受限

续表

鉴别要点	支气管哮喘	COPD
支气管舒张剂	症状可缓解	短效药物缓解作用有限
X线检查	无异常	可有肺水肿表现

（2）与心源性哮喘的鉴别（表6－2－6）

表6－2－6　支气管哮喘与心源性哮喘的鉴别

鉴别要点	支气管哮喘	心源性哮喘
病史	家族史、过敏史、哮喘发作史	高血压、冠心病、风心病等
发病年龄	儿童、青少年多见	40岁以上多见
发作时间	常夜间及凌晨发作或加重	常夜间发病
症状	呼气性呼吸困难	混合性呼吸困难、咳粉红色泡沫样痰
体征	双肺满布哮鸣音	双肺广泛湿啰音和哮鸣音、左心界扩大、心尖部奔马律
X线检查	正常	肺淤血征、左心扩大
治疗	支气管舒张剂可缓解	洋地黄有效

7. 诊断标准　符合下述症状和体征，同时具备气流受限客观检查中的任一条，并除外其他疾病所引起的喘息、气促、胸闷和咳嗽，可诊断为哮喘。

（1）典型哮喘的临床症状和体征

1）反复发作喘息、气促，胸闷或咳嗽，夜间及晨间多发，常与接触变应原、冷空气、理化刺激，以及病毒性上呼吸道感染、运动等有关。

2）发作时双肺可闻及散在或弥漫性哮鸣音，呼气相延长。

3）上述症状和体征可经治疗缓解或自行缓解。

（2）可变气流受限的客观检查：①支气管舒张试验阳性。②支气管激发试验阳性。③平均每日PEF昼夜变异率>10%或PEF周变异率>20%。

注意，咳嗽变异性哮喘是指以咳嗽作为唯一或主要症状，无喘息、气促等典型哮喘症状，同时具备可变气流受限客观检查中的任何一条，除外其他疾病所引起的咳嗽，可诊断。

8. 治疗

（1）确定并减少危险因素接触：部分患者能找到引起哮喘发作的变应原或其他非特异刺激因素，使患者脱离并长期避免接触这些危险因素是防治哮喘最有效的方法。

（2）药物治疗：糖皮质激素是目前控制哮喘最有效的药物。

1）缓解性药物：短效β_2受体激动药、短效吸入型抗胆碱能药物、短效茶碱、全身用糖皮质激素。

2）控制性药物：吸入型糖皮质激素（ICS）、白三烯调节剂、长效β_2受体激动药（与ICS联合目前最常用）、缓释茶碱、色甘酸钠、抗IgE抗体、抗IL－5抗体。

（3）免疫疗法：分为特异性和非特异性两种。

七、急性呼吸窘迫综合征

概述（图6－2－1） 急性呼吸窘迫综合征（ARDS）是指由各种肺内和肺外致病因素所导致的急性弥漫性肺损伤和进而发展的急性呼吸衰竭；主要病理生理改变是肺容积减少、肺顺应性降低和严重通气/血流比例失调；临床表现为呼吸窘迫及难治性低氧血症，影像学表现为双肺弥漫渗出性改变。

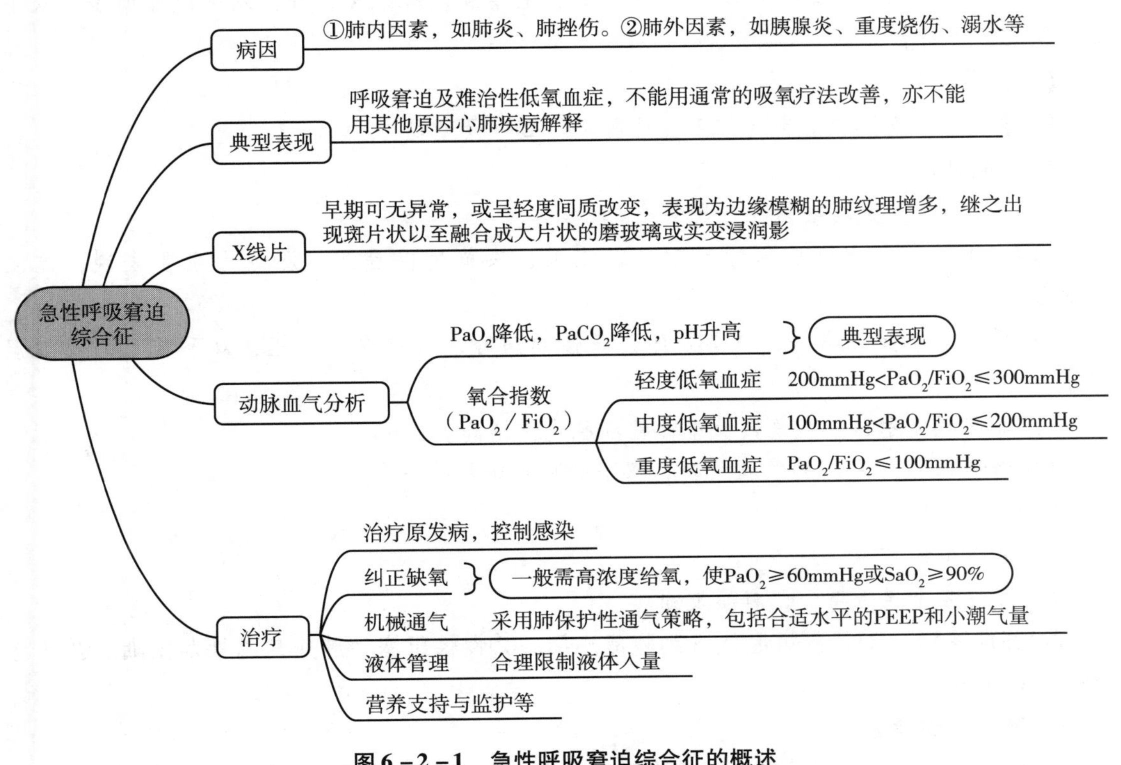

图6－2－1　急性呼吸窘迫综合征的概述

八、急性呼吸衰竭

考点直击

【病历摘要】

男，42岁。咳嗽、咳痰伴发热4天。

患者4天前受凉后出现阵发性咳嗽，咳黄色脓痰，伴畏寒、发热、胸闷，体温最高达39.5℃，无咯血。院外自行口服“复方对乙酰氨基酚片、阿莫西林”，症状无明显缓解，且逐渐出现气短。自发病以来，精神、食欲差，睡眠可，大小便未见异常，体重无明显变化。平素体健，否认传染病接触史。吸烟20余年，20支/日；偶有饮酒。无遗传病家族史。

查体：体温38.8℃，脉搏99次/分，呼吸30次/分，血压118/70mmHg。急性热病容，精神差。口唇轻度发绀，全身浅表淋巴结未触及肿大。扁桃体无肿大。双下肺叩诊稍浊，双肺呼吸音粗，双下肺可闻及细湿啰音，未闻及哮鸣音及胸膜摩擦音。叩诊心界不大，心率99次/分，律齐，心音有力，各瓣膜听诊区未闻及杂音。腹平软，无压痛及反跳痛，肝脾肋下未触及。双下肢无水肿。

辅助检查：血常规示血红蛋白128g/L，红细胞4.8×10^{12}/L，白细胞10.0×10^{9}/L，中性粒细胞0.89，血小板291×10^{9}/L。肝肾功能无异常。胸部X线片：双肺纹理增多，双下肺可见斑片状阴影。

【病例分析】

1. 诊断 ①双下肺重症（细菌性）肺炎。②呼吸衰竭。

2. 诊断依据

（1）双下肺重症（细菌性）肺炎

1）中年男性，受凉后急性起病，以咳嗽、咳黄痰伴畏寒、发热为主要表现，体温≥38℃。

2）呼吸频率显著增快，口唇发绀，急性热病容，双肺呼吸音粗，双下肺可闻及细湿啰音。

3）血常规提示白细胞总数及中性粒细胞比例增高。

4）胸部X线片示双肺纹理增多，双下肺可见斑片状阴影。

（2）呼吸衰竭

1）患者拟诊“双下肺炎”。

2）呼吸频率显著增快，口唇发绀。

3. 鉴别诊断 ①其他病原体所致肺部感染。②慢性阻塞性肺疾病急性加重期。③非感染性肺部疾病。

4. 进一步检查

（1）病原学检查：痰涂片革兰染色、抗酸染色、涂片找真菌，痰培养+药敏试验。

（2）血细菌培养、动脉血气分析。

（3）胸部高分辨率CT（HRCT）检查。

（4）必要时行肺功能检查、支气管镜检查。

5. 治疗原则

（1）卧床休息，吸氧，加强支持治疗。

（2）经验性抗感染治疗，根据疗效以及病原学药敏试验结果及时调整治疗方案。

（3）对症治疗，包括退热、镇咳、祛痰等。

（4）必要时无创通气或机械通气。

1. 常见病因 ①严重呼吸系统感染、急性呼吸道阻塞性病变、重度或危重哮喘、各种原因引起的肺水肿、肺血管疾病、胸部损伤等导致肺通气和/或换气障碍。②急性颅内感染、颅脑外伤、脑血管病变等。③脊髓灰质炎、重症肌无力、有机磷中毒及颈椎外伤等。

2. 临床表现 ①呼吸困难（最早出现）。②发绀。③躁狂、昏迷、抽搐等精神神经症状。

④心动过速、血压下降、心律失常等循环系统表现。⑤应激性溃疡、蛋白尿等消化和泌尿系统表现。

3. 血气分析　标准为海平面、静息状态、呼吸空气的情况下，动脉血氧分压（PaO_2）<60mmHg，伴或不伴有二氧化碳分压（$PaCO_2$）>50mmHg。Ⅰ型（低氧性）呼吸衰竭：PaO_2<60mmHg，$PaCO_2$ 正常或下降。Ⅱ型（高碳酸血症）呼吸衰竭：PaO_2<60mmHg，伴 $PaCO_2$>50mmHg。

4. 治疗

（1）保持呼吸道通畅：是最基本、最重要的治疗措施。①托下颌法。②清除气道内分泌物及异物。③建立人工气道。

（2）氧疗：①鼻导管或鼻塞。②面罩。③经鼻主流量氧疗。

（3）正压机械通气与体外膜式氧合。

九、慢性呼吸衰竭

1. 概述　慢性呼吸衰竭指的是动脉血氧分压和/或二氧化碳分压长期超过正常值，出现代偿、部分代偿或失代偿；常见COPD晚期导致的呼吸衰竭。

2. 常见病因　①支气管-肺疾病引起，如COPD、严重肺结核、肺间质纤维化等。②胸廓和神经肌肉病变，如胸部手术、外伤、广泛胸膜增厚、胸廓畸形等。

3. 临床表现　①呼吸困难。②神经症状，肺性脑病主要表现为神志淡漠、肌肉震颤或扑翼样震颤等。③体表静脉充盈、血压升高、心排血量增多等循环系统表现。

4. 治疗　①低浓度吸氧。②正压机械通气。③抗感染。④呼吸兴奋剂。⑤纠正酸碱平衡失调。

十、肺炎

考点直击

【病历摘要】

男，37岁。发热伴咳嗽、咳痰3天，加重伴左侧胸痛1天。

患者3天前冲凉水澡后出现发热，体温最高达38.5℃。伴咳嗽，咳少量脓性痰，口服感冒药效果欠佳。1天前，上述症状加重，伴畏寒，左侧胸痛，胸痛于咳嗽和深吸气时加剧。自发病以来，精神、食欲稍差，睡眠可，大小便正常。平素体健。否认传染病接触史。吸烟17年（每天3~5支），少量饮酒。否认遗传病家族史。

查体：体温39.3℃，脉搏96次/分，呼吸25次/分，血压118/82mmHg，急性热病容，口唇无发绀，左侧呼吸动度差，左下肺触诊震颤减弱，叩诊呈浊音，呼吸音减弱，余肺呼吸音清晰。双肺未闻及干、湿啰音和胸膜摩擦音。心界不大，心率96次/分，心律整齐，未闻及杂音。肝、脾肋下未触及，双下肢无水肿。

实验室检查：血常规示血红蛋白147g/L，红细胞 5.3×10^{12}/L，白细胞 15.8×10^{9}/L，

中性粒细胞0.91，血小板269×10^9/L。动脉血气分析（鼻导管吸氧1L/min）：pH 7.32，$PaCO_2$ 56mmHg，PaO_2 60mmHg，HCO_3^- 28mmol/L。

胸部X线片：左下肺斑片状密度增高影，左侧肋膈角消失，上缘呈外高内低弧形影。

【病例分析】

1. 诊断 ①左下肺肺炎。②左侧类肺炎性胸腔积液。

2. 诊断依据

（1）左下肺肺炎

1）青年男性，急性起病，咳嗽、咳脓痰，伴发热。

2）白细胞总数及中性粒细胞比例增加。

3）胸部X线片示左下肺斑片状密度增高影。

（2）左侧类肺炎性胸腔积液

1）左侧肺炎，伴胸痛（胸膜性胸痛）。

2）查体：左下胸腔积液体征（左侧呼吸动度差，左下肺触诊震颤减弱，叩诊呈浊音，呼吸音减弱）。

3）胸部X线片示左侧胸腔积液。

3. 鉴别诊断 ①肺结核。②肺脓肿。③脓胸。

4. 进一步检查

（1）病原学检查（痰培养+药敏试验、痰涂片抗酸染色、血培养）。

（2）动脉血气分析。

（3）胸腔积液常规、生化、病原学检查，PPD试验。

（4）肝功能、肾功能、血电解质、血糖。

（5）必要时胸部CT、支气管镜检查。

5. 治疗原则

（1）休息，退热，镇咳，营养支持。

（2）静脉滴注广谱抗生素。

（3）胸腔穿刺抽液（必要时闭式引流）。

（4）防止并发症。

1. 概述 肺炎指终末气道、肺泡和肺间质的炎症，可由病原微生物、理化因素、免疫损伤、过敏及药物所致。通常所指的肺炎是指由感染性病原体引起的肺实质炎症。典型症状和体征包括急性发热、咳嗽、咳痰、胸痛、呼吸困难、咯血等。

2. 分类

（1）按解剖分类：①大叶性（肺泡性）肺炎。②小叶性（支气管性）肺炎。③间质性肺炎。

（2）按病因分类：①细菌性肺炎（最常见），如肺炎链球菌、金黄色葡萄球菌等。②非典型病原体所致肺炎，如军团菌、支原体和衣原体等。③病毒性肺炎，如冠状病毒、腺病毒、呼吸道合胞病毒等。④肺真菌病，如念珠菌、曲霉等。⑤其他病原体所致肺炎，如立克次体、弓形体等。⑥理化因素所致的肺炎，如放射性损伤等。

（3）按患病环境分类

1）社区获得性肺炎（CAP）：指在医院外罹患的感染性肺实质炎症，包括具有明确潜伏期的病原体感染在入院后于潜伏期内发病的肺炎。常见病原体包括肺炎链球菌、支原体、流感嗜血杆菌等。

临床诊断依据：①社区发病。②肺炎相关临床表现：a. 新出现的咳嗽、咳痰，或原有呼吸道疾病症状加重，并出现脓性痰，伴或不伴胸痛/呼吸困难/咯血。b. 发热。c. 肺实变体征和/或湿啰音。d. WBC $>10\times10^9$/L 或 $<4\times10^9$/L，伴/不伴核左移。③胸部影像学检查显示片状、斑片状浸润性阴影或间质性改变，伴/不伴胸腔积液。符合①、③及②中任何 1 项，并除外肺结核、肺部肿瘤、非感染性肺间质性疾病、肺水肿、肺不张、肺栓塞、肺嗜酸性粒细胞浸润症、肺血管炎等，可临床诊断。

2）医院获得性肺炎（HAP）：指患者住院期间没有接受有创机械通气，未处于病原感染的潜伏期，且入院≥48 小时后在医院内新发生的肺炎。常见病原体包括鲍曼不动杆菌、铜绿假单胞菌、肺炎克雷伯菌等。

胸部 X 线或 CT 显示新出现或进展性的浸润影、实变影、磨玻璃影，加上下列三个临床症状中的两个或以上，可建立临床诊断：①发热，体温 >38℃。②脓性气道分泌物。③外周血白细胞计数 $>10\times10^9$/L 或 $<4\times10^9$/L。肺炎相关的临床表现，满足的条件越多，临床诊断的准确性越高。

3. 临床表现　细菌性肺炎的症状主要决定于病原体和宿主的状态。症状常表现为咳嗽、咳痰，或原有呼吸道症状加重，并出现脓性痰或血痰，伴或不伴胸痛。病变范围大者可有呼吸困难、呼吸窘迫。多数有发热。早期肺部体征无明显异常，重症者可有呼吸频率增快，鼻翼扇动，发绀；可有肺实变典型体征，如叩诊浊音、语颤增强和支气管呼吸音等，也可闻及湿啰音；还可并发胸腔积液，患侧胸部叩诊浊音，语颤减弱，呼吸音减弱。

4. 肺炎的诊断程序

（1）确定肺炎诊断：注意与呼吸道感染、肺结核、肺癌、肺血栓栓塞症、非感染性肺部浸润（如肺水肿、肺不张等）鉴别。

（2）评估严重程度：目前推荐 CURB－65 作为判断 CAP 患者是否需要住院治疗的标准。CURB－65 指标：①意识障碍；②尿素氮 >7mmol/L；③呼吸频率≥30 次/分；④收缩压 <90mmHg 或舒张压≤60mmHg；⑤年龄≥65 岁。满足 1 项得 1 分，评分 0～1 分，原则上门诊治疗即可；2 分建议住院或严格随访下的院外治疗；3～5 分应住院治疗。同时应结合患者年龄、基础疾病、社会经济状况、胃肠功能、治疗依从性等综合判断。

若 CAP 符合下列 1 项主要标准或≥3 项次要标准者可诊断为重症肺炎，需密切观察、积极救治，有条件时收住 ICU 治疗。

1）主要标准：①需要气管插管行机械通气治疗；②脓毒症休克经积极液体复苏后仍需要血管活性药物治疗。

2）次要标准：①呼吸频率≥30 次/分；②$PaO_2/FiO_2\leq250$mmHg；③多肺叶浸润；④意识障碍和/或定向障碍；⑤血尿素氮≥7. 14mmol/L；⑥收缩压 <90mmHg，需要积极的液体复苏。

（3）确定病原体：常用方法包括痰液检查、经支气管镜或人工气道吸引、防污染样本毛刷、支气管肺泡灌洗、经皮细针吸检和开胸肺活检、血培养和胸腔积液培养、尿抗原、血清学检查等。

5. 治疗 抗感染治疗是肺炎治疗的关键环节，包括经验性治疗和抗病原体治疗。抗菌药物治疗应尽早进行，一旦怀疑为肺炎即应马上给予首剂抗菌药物，越早治疗预后越好。病情稳定后可从静脉途径转为口服治疗。大多数CAP患者在初始治疗后72小时对病情进行评价，经治疗后达到临床稳定，可以认定为初始治疗有效。如72小时后症状无改善，其原因可能有：①药物未能覆盖致病菌，或细菌耐药。②特殊病原体感染，如结核分枝杆菌、真菌、病毒等。③出现并发症或存在影响疗效的宿主因素（如免疫抑制）。④非感染性疾病误诊为肺炎。⑤药物热。需仔细分析，做必要的检查，进行相应处理。

6. 几种常见肺炎的表现及治疗（表6－2－7）

表6－2－7 几种常见肺炎的表现及治疗

病原体	主要临床表现	X线表现	治疗
肺炎链球菌	受凉、淋雨后等急性起病，寒战高热，咳铁锈色痰，胸痛，肺	炎症浸润阴影或实变影，支气管充气征，“假空洞”征	首选青霉素，过敏者选呼吸氟喹诺酮类
金黄色葡萄球菌	起病急，寒战高热，咳脓性痰，带血丝或呈脓血性，毒血症明显，休克	肺段或肺叶实变，形成空洞，或呈小叶状浸润，有单个或多发的液气囊腔	早期清除和引流原发病灶，选耐青霉素酶的半合成青霉素或头孢菌素
肺炎克雷伯菌	起病急，上呼吸道感染前驱症状，寒战高热，咳砖红色胶冻样痰	肺段或肺叶实变，蜂窝状脓肿，叶间隙下坠	第三代头孢菌素＋氨基糖苷类抗生素
肺炎支原体	乏力，咽痛，肌痛，发作性干咳，持久的阵发性剧咳	肺下野多种形态的浸润影，节段性分布	首选大环内酯类，次选氟喹诺酮类
病毒	起病急，发热、头痛、全身酸痛等全身症状突出	肺纹理增多，磨玻璃状阴影，小片状浸润或广泛浸润、实变	对症治疗，药物可选利巴韦林、阿昔洛韦等

十一、肺结核

考点直击

【病历摘要】

男，37岁。咳嗽、咳痰3周。

患者3周前受凉后出现咳嗽，咳少量白黏痰，无发热、盗汗，无胸痛、咯血、呼吸困难。口服“头孢呋辛、克拉霉素”等抗感染药物治疗，无明显效果。行胸部X线检查示右肺下叶背段见不规则斑片状阴影，其内可见空洞，无液平面。发病以来，大小便正常，体重下降约3kg。既往糖尿病病史5年，口服降血糖药治疗，空腹血糖波动于7～8mmol/L。

否认高血压、心脏病病史。无药物过敏史。无烟酒嗜好。否认遗传病家族史。

查体：体温36.6℃，脉搏86次/分，呼吸22次/分，血压120/70mmHg，体形消瘦，皮肤、巩膜无黄染，浅表淋巴结未触及肿大。双肺呼吸音稍粗，未闻及干、湿啰音和胸膜摩擦音。心率86次/分，心律整齐，未闻及杂音。腹软，肝、脾肋下未触及，双下肢无水肿。

实验室检查：血常规示血红蛋白126g/L，白细胞7.5×10^9/L，中性粒细胞0.70，淋巴细胞0.26，红细胞沉降率75mm/h。

【病例分析】

1. 诊断　①右下肺浸润性肺结核。②2型糖尿病。

2. 诊断依据

（1）右下肺浸润性肺结核

1）青年男性，亚急性起病。

2）咳嗽、咳痰3周，抗生素治疗无效。体重下降。

3）糖尿病血糖控制不理想，为结核好发因素。

4）血常规正常，红细胞沉降率增快。

5）胸部X线片：右肺下叶背段（结核好发部位）见不规则斑片状阴影，其内可见空洞，无液平面。

（2）2型糖尿病：糖尿病病史，口服降血糖药治疗，空腹血糖值高。

3. 鉴别诊断　①肺炎。②肺脓肿。

4. 进一步检查　①痰病原学检查（痰涂片抗酸染色、细菌培养+药敏试验）。②PPD试验、结核抗体。③肝肾功能、血糖、糖化血红蛋白。④胸部CT检查，必要时支气管镜检查。

5. 治疗原则

（1）休息，加强营养支持治疗。

（2）按“早期、规律、全程、适量、联合”的原则行抗结核治疗。

（3）积极治疗糖尿病。

（4）防止并发症。

1. 概述　肺结核是由结核分枝杆菌引起的一种慢性呼吸道传染病；感染途径通常为吸入带结核分枝杆菌的飞沫，可表现为不同的病理类型，主要包括渗出、增殖、变性，形成结核结节、干酪坏死和空洞等改变。临床上除少数患者急性发病外，大多呈慢性病程，常有低热、乏力等全身症状和咳嗽、咯血等呼吸系统表现。

2. 临床表现

（1）全身症状：发热最常见，多为长期午后潮热，可有乏力、盗汗、食欲缺乏和体重减轻等。育龄期女性可有月经不调。

（2）呼吸系统症状：常见咳嗽、咳痰2周以上或痰中带血，约1/3的患者有咯血。若合并支气管结核，表现为刺激性咳嗽。结核病灶累及胸膜时可表现胸痛，为胸膜性胸痛，随呼吸运动和咳嗽加重。呼吸困难多见于干酪样肺炎和大量胸腔积液患者。

（3）体征：病变范围大时，可有肺实变体征。

3. 临床分型

（1）原发型肺结核：包括原发复合征及胸内淋巴结核。多见于少年儿童，结核菌素试验多为强阳性，X线表现为哑铃型阴影，即原发病灶、淋巴管炎和肺门淋巴结炎。

（2）血行播散型肺结核：多见于婴幼儿和青少年，急性者X线表现为由肺尖至肺底呈大小、密度、分布均匀的粟粒状结节阴影，亚急性、慢性者X线表现为双上、中肺野为主的大小不等、密度不同和分布不均的粟粒状或结节状阴影。

（3）继发型肺结核

1）浸润性肺结核：多发生在肺尖和锁骨下，X线表现为小片状或斑点状阴影，可融合和形成空洞。

2）空洞性肺结核：空洞形态不一，多为洞壁不明显、多个空腔的虫蚀样空洞。空洞性肺结核患者痰中经常排菌。

3）结核球：球内有钙化灶或液化坏死形成空洞，多有卫星灶。

4）干酪性肺炎：大叶性干酪性肺炎X线表现为大叶性密度均匀磨玻璃状阴影，逐渐出现溶解区，呈虫蚀样空洞，可出现播散病灶，痰中能查出结核分枝杆菌；小叶性干酪性肺炎的症状、体征都比大叶性干酪性肺炎轻，X线表现为小叶斑片播散病灶，多发生在双肺中下部。

5）纤维空洞性肺结核：病程长，反复进展恶化，肺组织破坏重，肺功能严重受损。可见纤维厚壁空洞和广泛的纤维增生，造成肺门抬高和肺纹理呈垂柳样，患侧肺组织收缩，纵隔向患侧移位，常见胸膜粘连和代偿性肺气肿。

（4）结核性胸膜炎：含结核性干性胸膜炎、结核性渗出性胸膜炎、结核性脓胸。

（5）其他肺外结核：如骨关节结核、肾结核、肠结核等。

（6）菌阴肺结核：三次痰涂片及一次培养均阴性。诊断标准：①典型肺结核临床症状和胸部X线表现；②抗结核治疗有效；③临床可排除其他非结核性肺部疾患；④PPD（5IU）强阳性；血清抗结核抗体阳性；⑤痰结核菌PCR+探针检测呈阳性；⑥肺外组织病理证实结核病变；⑦BALF检出抗酸分枝杆菌；⑧支气管或肺部组织病理证实结核病变。具备①~⑥中3项或⑦、⑧中任何1项可确诊。

4. 辅助检查 见图6-2-2。

5. 鉴别诊断 肺炎、COPD、支气管扩张、肺癌、肺脓肿、纵隔和肺门疾病等。

6. 初治和复治

（1）有下列情况之一者谓初治：①尚未开始抗结核治疗的患者；②正进行标准化疗方案用药而未满疗程的患者；③不规则化疗未满1个月的患者。

（2）有下列情况之一者谓复治：①初治失败的患者；②规则用药满疗程后痰菌又复阳的患者；③不规律化疗超过1个月的患者；④慢性排菌患者。

7. 化学治疗

（1）原则：早期、规律、全程、适量、联合。

（2）常用抗结核药物：详见第五章第二节呼吸系统“二、常用药物”的相关内容。

（3）敏感性：结核分枝杆菌根据其代谢状态分为A、B、C、D 4个菌群；其对药物的敏感性：①A群：异烟肼>链霉素>利福平>乙胺丁醇。②B群：吡嗪酰胺>利福平>异烟肼。③C群：利福平>异烟肼。④D群：抗结核药物无效。

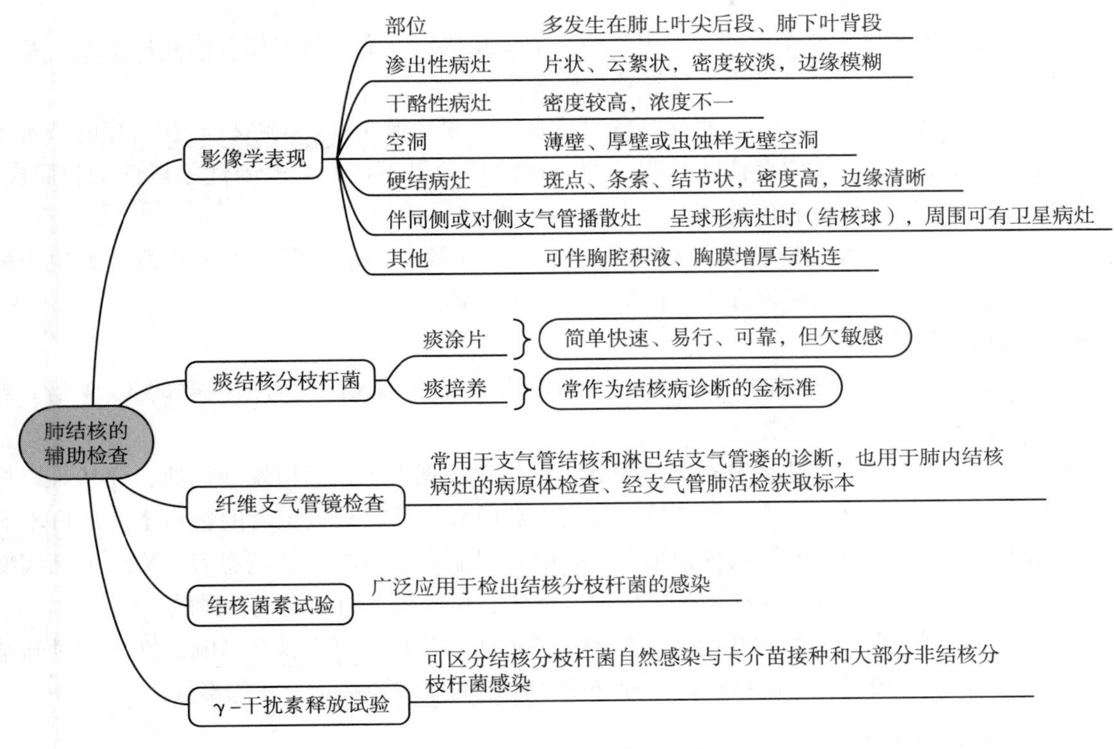

图 6-2-2 肺结核的辅助检查

（4）初治活动性肺结核（含涂阳和涂阴）治疗方案

1）每日用药方案：①强化期：异烟肼、利福平、吡嗪酰胺和乙胺丁醇，顿服，2 个月。②巩固期：异烟肼、利福平，顿服，4 个月。简写为 2HRZE/4HR。

2）间歇用药方案：①强化期：异烟肼、利福平、吡嗪酰胺和乙胺丁醇，隔日一次或每周 3 次，2 个月。②巩固期：异烟肼、利福平，隔日一次或每周 3 次，4 个月。简写为 $2H_3R_3Z_3E_3/4H_3R_3$。

（5）复治涂阳肺结核治疗方案

1）敏感用药方案：①强化期：异烟肼、利福平、吡嗪酰胺、链霉素和乙胺丁醇，每日一次，2 个月。②巩固期：异烟肼、利福平和乙胺丁醇，每日一次，6～10 个月。简写为 2HRZSE/6～10HRE。

2）间歇用药方案：①强化期：异烟肼、利福平、吡嗪酰胺、链霉素和乙胺丁醇，隔日一次或每周 3 次，2 个月。②巩固期：异烟肼、利福平和乙胺丁醇，隔日一次或每周 3 次，6 个月。简写为 $2H_3R_3Z_3S_3E_3/6～10H_3R_3E_3$。

上述间歇方案为我国结核病规划所采用，但必须采用全程督导化疗管理，以保证患者不间断地规律用药。

（6）耐多药肺结核（MDR-TB）：指对至少包括 INH 和 RFP 2 种或 2 种以上药物产生耐药的结核病，以治疗时间长、死亡率和复发率高为特点。MDR-TB 必须要有痰结核菌药敏试验结果才能确诊。治疗的有效方法是针对多个靶点联用多种药物来治疗。二线抗结核药物是耐多药肺结核治疗的主线药物。

8. 其他治疗

（1）咯血：少量可用氨基己酸、氨甲苯酸等药物止血；大咯血时应用神经垂体激素；对支气管动脉破坏造成的大咯血可采用支气管动脉栓塞法。

（2）糖皮质激素：仅用于结核毒性症状严重者。必须确保在有效抗结核药物治疗的情况下使用。常见的应用指征：①中毒症状严重，而对症治疗效果不佳；②顽固性结核性胸腹膜炎；③结核性脑膜炎；④结核性心包炎。

（3）外科手术：主要适应证是经合理化学治疗后无效、多重耐药的厚壁空洞、大块干酪灶、结核性脓胸、支气管胸膜瘘和大咯血保守治疗无效者。

9. 糖尿病与肺结核

（1）糖尿病患者是结核病的高危人群，糖尿病并发结核病风险是普通人群的 3 ~ 4 倍。糖尿病合并肺结核有逐年增高趋势。

（2）糖尿病合并肺结核患者往往起病急骤，以炎症表现为主，病情发展迅速，症状难以控制，出现发热、咯血的概率较单纯肺结核患者高。糖尿病合并肺结核患者的影像学表现可不典型，易出现下肺病变以及空洞性病变，患者的排菌率明显高于单纯肺结核患者。X 线可见病变在短期内发生大片渗出、浸润并易于干酪坏死、液化、易形成空洞及支气管播散。

（3）化疗原则与单纯肺结核相同，只是治疗期可适当延长。两病相互影响，糖尿病对肺结核治疗的不利影响比较显著，肺结核的治疗必须在控制糖尿病的基础上才能奏效。

十二、支气管肺癌

考点直击

【病历摘要】

女，62 岁。发现肺部阴影 1 年，胸闷 2 周。

患者 1 年前体检摄胸片发现左下肺直径约 1.5cm 的结节影，边缘清晰，未按照医嘱行胸部 CT 检查及定期复查。2 周前自觉左侧胸闷，无发热、咳嗽、咯血、胸痛。于当地医院行胸部 X 线检查示中等量胸腔积液，胸腔穿刺抽出约 600ml 血性液体。发病以来，大小便正常，体重无下降。无烟酒嗜好。子女身体健康，无遗传病家族史。

查体：T 37.6℃，P 85 次/分，R 21 次/分，BP 120/70mmHg。皮肤未见出血点和皮疹，浅表淋巴结未触及肿大，巩膜无黄染，口唇无发绀，左侧肩胛线第 8 肋间以下叩诊呈实音，呼吸音明显减弱，未闻及干湿啰音。心界不大，心率 85 次/分，律齐，各瓣膜区未闻及杂音。腹平软，无压痛，肝脾肋下未触及，移动性浊音（-）。双手未见杵状指，双下肢无水肿。

实验室检查：胸腔积液常规示比重 1.026，细胞总数 $12\ 000 \times 10^6/L$，有核细胞数 $1700 \times 10^6/L$，多核细胞 0.24，单核细胞 0.76，胸腔积液总蛋白 35g/L，LDH 214U/L，ADA 14U/L。

【病例分析】

1. 诊断　①左肺肺癌。②左侧恶性胸腔积液（胸膜转移癌）。

2. 诊断依据

（1）左肺肺癌

1）老年女性，慢性病程。

2）发现左下肺结节1年，胸闷2周，无发热。

3）胸部X线片示左侧胸腔积液。

4）血性胸腔积液，胸腔积液单核细胞比例升高，ADA水平低。

（2）左侧恶性胸腔积液（胸膜转移癌）

1）左侧胸腔积液体征：左侧肩胛线第8肋间以下叩诊呈实音，呼吸音明显减弱。

2）胸部X线片示左侧胸腔积液。

3）血性胸腔积液，胸腔积液单核细胞比例升高，ADA水平低。

3. 鉴别诊断　①结核性胸膜炎。②胸膜间皮瘤。③其他原因所致胸腔积液。

4. 进一步检查

（1）胸部CT检查。

（2）胸腔积液细胞学检查。

（3）血清及胸腔积液肿瘤标志物。

（4）胸膜活检。

（5）必要时肺部结节穿刺、支气管镜检查。

5. 治疗原则

（1）休息、支持治疗。

（2）胸腔穿刺抽液。

（3）诊断明确后行胸膜固定术。

（4）化疗。

1. 概述　支气管肺癌为起源于呼吸上皮细胞（支气管、细支气管和肺泡）的恶性肿瘤，是最常见的肺部原发性恶性肿瘤。男性多于女性，临床症状多隐匿，以咳嗽、咳痰、咯血和消瘦等为主要表现，X线影像学主要表现为肺部结节、肿块影等。根据组织病变，可分成小细胞癌和非小细胞癌。

2. 病因　①吸烟（最常见）。②职业致癌因子，石棉、砷、双氯甲基乙醚等。③空气污染。④电离辐射。⑤饮食与体力活动。⑥遗传和基因改变。⑦其他因素。

3. 分类

（1）按解剖学部位分类：①中央型肺癌，发生在段支气管及以上，以鳞状上皮细胞癌或小细胞肺癌多见。②周围型肺癌，发生在段支气管以下，以腺癌多见。

（2）按组织病理学分类：分为非小细胞肺癌（如鳞癌、腺癌、大细胞癌、腺鳞癌、肉瘤样癌等）和小细胞肺癌两大类，以非小细胞肺癌最为常见。

1）鳞癌：多见于老年男性，与吸烟密切相关；中央型多见，容易向腔内生长，早期引起支气管狭窄，导致肺不张和阻塞性肺炎；易形成空洞或癌性肺脓肿；一般生长缓慢、转移晚，手术切除机会大；对放疗和化疗敏感性不如小细胞肺癌。

2）腺癌：女性多见，主要起源于支气管黏液腺，周围型多见；腺癌富含血管，局部浸润和血行转移较早，易侵犯胸膜发生胸腔积液。

3）大细胞癌：是一种未分化的非小细胞癌，较少见，转移较晚，手术切除机会较大。

4）小细胞肺癌（SCLC）：是恶性程度最高的一种，以增殖快速和早期广泛转移为特征，多为中央型，常侵犯管外肺实质。转移早，对放疗、化疗敏感；可引发副癌综合征。

4. 临床表现

（1）常见症状：咳嗽、痰血或咯血、喘鸣、胸痛等局部症状和体重下降等。

（2）常见体征：声音嘶哑、吞咽困难，胸腔积液、心包积液的相应体征等。特殊体征如下。

1）上腔静脉阻塞综合征：可由右上肺癌直接侵犯或转移性淋巴结压迫附近上腔静脉引起，头面部、上半身水肿，颈部肿胀，颈静脉扩张。

2）Horner 综合征：肺尖部的肺上沟瘤可压迫颈交感神经时，可引起患侧眼睑下垂、瞳孔缩小、眼球内陷、同侧额部或胸部少汗或无汗。

3）副癌综合征：肺癌作用于其他系统引起的肺外表现，包括内分泌、神经肌肉、结缔组织、血液系统和血管的异常改变。

（3）远处转移的症状和体征：累及肝、脑、骨、淋巴结等出现相应的表现。

5. 辅助检查

（1）X 线检查（最常用）：①中央型，多为一侧肺门类圆形阴影，边缘毛糙，可有分叶或切迹；局限性肺气肿、肺不张、阻塞性肺炎和继发性肺脓肿等征象。②周围型，早期多呈局限性小斑片状阴影，边缘不清，密度较淡，也可呈结节、球状、网状阴影或磨玻璃影。癌肿中心部分坏死液化，可见厚壁偏心性空洞，内壁凹凸不平，很少有明显的液平面。

（2）CT 检查：能敏感地检出肺门及纵隔淋巴结肿大，有助于分期诊断。CT 引导下经皮肺病灶穿刺活检是重要的组织学诊断技术。

（3）病理学检查（金标准）：①痰脱落细胞学检查。②胸腔积液细胞学检查。③呼吸内镜检查，包括支气管镜、胸腔镜、纵隔镜。④针吸活检。⑤开胸肺活检。

（4）其他：MRI、核素闪烁显像、肿瘤标志物、基因诊断等。

6. 鉴别诊断 肺癌注意与肺门淋巴结结核、急性粟粒型肺结核、肺炎、肺脓肿等鉴别。肺癌与结核球的鉴别，见表 6－2－8。

表 6－2－8 肺癌与结核球的鉴别

鉴别要点	肺癌	结核球
部位	任何部位	上叶尖后段、下叶背段常见
大小	>3cm 多见	<3cm 多见
X 线	边缘有毛刺，有时呈放射状，可有分叶，切迹明显，密度均匀	边缘光滑，少有毛刺，分叶呈波浪状，切迹不明显，密度较高，不均匀

续表

鉴别要点	肺癌	结核球
空洞	偏心空洞，洞壁凹凸不平	洞壁较厚，光滑
卫星灶	常无	常有

7. TNM 分期（表 6－2－9）

表 6－2－9　肺癌的 TNM 分期

TNM 分期		定义
原发肿瘤（T）	T_x	未发现原发肿瘤，或通过痰细胞学或支气管灌洗发现癌细胞，但影像学及支气管镜无法发现
	T_0	无原发肿瘤证据
	Tis	原位癌
	T_1	肿瘤最大径≤3cm，周围包绕肺组织及脏层胸膜，支气管镜见肿瘤侵及叶支气管，未侵及主支气管。T_{1a}：肿瘤最大径≤1cm。T_{1b}：肿瘤最大径 1～2cm。T_{1c}：2cm＜肿瘤最大径≤3cm
	T_2	3cm＜肿瘤最大径≤5cm；侵犯主支气管，但未侵及隆突；侵及脏层胸膜；有阻塞性肺炎或者部分或全肺不张。T_{2a}：3cm＜肿瘤最大径≤4cm。T_{2b}：4cm＜肿瘤最大径≤5cm
	T_3	5cm＜肿瘤最大径≤7cm；直接侵及以下任何一个器官，包括胸壁（包含肺上沟瘤）、膈神经、心包；全肺肺不张肺炎；同一肺叶出现孤立性癌结节
	T_4	肿瘤最大径＞7cm；无论大小，侵及以下任何一个器官，包括纵隔、心脏、大血管、隆突、喉返神经、主气管、食管、椎体、膈肌；同侧不同肺叶内出现孤立癌结节
区域淋巴结（N）	N_x	区域淋巴结状况无法评价
	N_0	无区域淋巴结转移
	N_1	同侧支气管周围和/或同侧肺门淋巴结以及肺内淋巴结转移，包括原发肿瘤直接侵及的肺内淋巴结
	N_2	同侧纵隔内和/或隆突下淋巴结转移
	N_3	对侧纵隔、对侧肺门、同侧或对侧前斜角肌及锁骨上淋巴结转移
远处转移（M）	M_x	远处转移无法评价
	M_0	无远处转移
	M_1	远处转移。M_{1a}：局限于胸腔内，包括胸膜播散（恶性胸腔积液、心包积液或胸膜结节）以及对侧肺叶出现癌结节。M_{1b}：远处器官单发转移灶。M_{1c}：多个或单个器官多处转移

8. 临床分期（表 6－2－10）

表 6－2－10　TNM 与临床分期

临床分期	TNM 分期
隐性癌	$T_xN_0M_0$
0 期	$TisN_0M_0$

续表

临床分期	TNM 分期
ⅠA 期	ⅠA1：$T_{1a}N_0M_0$。ⅠA2：$T_{1b}N_0M_0$。ⅠA3：$T_{1c}N_0M_0$
ⅠB 期	$T_{2a}N_0M_0$
ⅡA 期	$T_{2b}N_0M_0$
ⅡB 期	$T_3N_0M_0$；$T_{1a\sim2b}N_1M_0$
ⅢA 期	$T_4N_0M_0$；$T_{3\sim4}N_1M_0$；$T_{1a\sim2b}N_2M_0$
ⅢB 期	$T_{3\sim4}N_2M_0$；$T_{1a\sim2b}N_3M_0$
ⅢC 期	$T_{3\sim4}N_3M_0$
ⅣA 期	$T_{1\sim4}N_{0\sim3}M_{1a\sim1b}$
ⅣB 期	$T_{1\sim4}N_{0\sim3}M_{1c}$

9. 治疗

（1）手术：是早期肺癌的最佳治疗方法，分为根治性与姑息性手术。

（2）药物：主要包括化疗和靶向治疗，用于肺癌晚期或复发患者的治疗。化疗还可用于手术后患者的辅助化疗、术前新辅助化疗及联合放疗的综合治疗等。

1）化疗：①非小细胞肺癌对化疗的反应较差，目前一线化疗推荐含铂的两药联合方案，如卡铂加上紫杉醇等；二线化疗推荐多西他赛或培美曲塞单药治疗。②小细胞肺癌对化疗非常敏感，是治疗的基本方案。一线化疗药物包括依托泊苷或伊立替康联合顺铂或卡铂。

2）靶向治疗：主要应用于非小细胞肺癌中的腺癌。成功的关键是选择特异性的标靶人群。

（3）放射治疗：通常联合化疗治疗肺癌，联合方案可选择同步放化疗、序贯放化疗。肺癌对放疗的敏感性，以小细胞肺癌为最高，其次为鳞癌和腺癌。

（4）介入治疗：①支气管动脉灌注化疗。②经支气管镜介入治疗。

（5）中医药治疗。

十三、胸腔积液

1. 概述 正常情况下，胸腔内液体持续滤出和吸收并处于动态平衡，任何因素使胸膜腔内液体形成过快或吸收过缓，即产生胸腔积液，又称胸水。

2. 病因及发病机制（表 6－2－11）

表 6－2－11 胸腔积液的病因及发病机制

机制	常见病举例	积液性质
胸膜毛细血管内静水压增高	充血性心力衰竭、缩窄性心包炎、血容量增加	漏出液
胸膜通透性增加	胸膜炎症、风湿性疾病、膈下炎症	渗出液
胸膜毛细血管内胶体渗透压降低	低蛋白血症、肝硬化、肾病综合征、急性肾小球肾炎	漏出液
壁层胸膜淋巴引流障碍	癌症淋巴管阻塞、发育性淋巴管引流异常	渗出液

续表

机制	常见病举例	积液性质
损伤	主动脉瘤破裂、食管破裂、胸导管破裂产生	血胸、脓胸和乳糜胸
医源性	药物、放射治疗、支气管动脉栓塞术	渗出液或漏出液

3. 临床表现

（1）症状：呼吸困难（最常见），多伴胸痛、咳嗽。病因不同其症状有所差别，如炎症积液可有发热、咳痰、胸痛；心力衰竭所致胸腔积液为漏出液，有心功能不全的其他表现。

（2）体征：①量少时，可无体征或触及胸膜摩擦感及闻及胸膜摩擦音。②中至大量积液时，患侧胸廓饱满，触觉语颤减弱，局部叩诊浊音，呼吸音减低或消失；可伴气管、纵隔向健侧移位。

4. 辅助检查

（1）X 线检查：①极小量的积液，仅见肋膈角变钝；积液量增多时有向外、向上的弧形上缘的积液影。②大量积液时患侧胸部致密影，气管和纵隔推向健侧。③包裹性积液边缘光滑饱满，多局限于叶间或肺与膈之间。④肺底积液可仅有膈肌升高或形状的改变。

（2）诊断性胸腔穿刺和胸腔积液检查：可明确积液性质及病因。

1）漏出液和渗出液（表 6－2－12）

表 6－2－12　漏出液和渗出液的鉴别

鉴别要点	漏出液	渗出液
外观	透明清亮，静置不凝固	草黄色稍浑浊，易有凝块
比重	比重 <1.018	比重 >1.018
Rivalta 试验	阴性	阳性
细胞	白细胞常少于 100×10^6/L，以淋巴细胞与间皮细胞为主	白细胞常超过 500×10^6/L
蛋白定量	<30g/L	>30g/L
葡萄糖含量	与血糖相近	低于血糖水平
胸腔积液/血清蛋白质	<0.5	>0.5
胸腔积液/血清 LDH	<0.6	>0.6

2）乳酸脱氢酶（LDH）：是反映胸膜炎症程度的指标，其值越高，表明炎症越明显；LDH $>$ 500U/L 常提示为恶性肿瘤或并发细菌感染。

3）腺苷脱氨酶（ADA）：结核性胸膜炎时，ADA 多高于45U/L。

4）pH：降低见于脓胸、食管破裂、RA 积液等；如 pH <7.0 者仅见于脓胸及食管破裂所致胸腔积液。结核性和恶性积液也可降低。

5）病原体：胸腔积液涂片查找细菌及培养，有助于病原诊断。

6）乳糜胸腔积液：多见于胸导管破裂。

（3）超声检查：协助胸腔穿刺定位。

（4）胸腔镜或开胸活检、支气管镜：必要时选择。

5. 治疗

（1）结核性胸膜炎

1）一般治疗：休息、营养支持和对症等治疗。

2）抽液治疗：尽快抽尽胸腔内积液或肋间插细管引流；首次抽液不要超过700ml，以后每次抽液量不应超过1000ml。发生胸膜反应时，应立即停止穿刺抽液，必要时皮下注射1：1000肾上腺素。过快、过多抽液可使胸腔压力骤降，发生复张后肺水肿或循环衰竭。

3）抗结核治疗。

4）糖皮质激素：全身毒性症状严重、大量胸腔积液者，可在抗结核药物治疗的同时尝试加用泼尼松口服。

（2）类肺炎性胸腔积液：积液量少，经有效的抗生素治疗后可吸收；积液多者应胸腔穿刺抽液；胸腔积液 pH <7.2 应肋间插管引流。

（3）脓胸：原则是控制感染，引流胸腔积液及促使肺复张，恢复肺功能。对有支气管胸膜瘘者不宜冲洗胸腔。

（4）恶性胸腔积液：包括原发病和胸腔积液的治疗。

十四、肺脓肿

1. 概述 肺脓肿是由化脓性病原体感染引起肺组织坏死和化脓，导致肺实质局部区域破坏的化脓性感染；常早期呈肺实质炎症，后期出现坏死和化脓；病原体包括各种化脓性细菌、分枝杆菌、真菌或寄生虫感染，厌氧菌最常见。

2. 分类 ①吸入性肺脓肿，病原体经口、鼻、咽腔吸入致病。是最常见的类型。②继发性肺脓肿，如肺部疾病继发感染或邻近器官脓肿播散。③血源性肺脓肿，皮肤感染、骨髓炎等导致脓毒症，菌栓播散到肺部。

3. 临床表现

（1）症状：突然发病、高热、寒战、全身中毒症状重；主要有咳嗽，咳黏液痰、黏液脓性痰及大量脓臭痰；有时可痰中带血或咯血；可有胸痛。病程迁延3个月以上即为慢性肺脓肿。

（2）体征：脓肿较大，局部可有实变体征；慢性肺脓肿呈消耗病容，常有发绀或杵状指。

4. X线检查

（1）吸入性肺脓肿：①脓肿形成后空洞内壁完整或不规则，可见气液平面，贴近胸壁的病变与胸壁成锐角。②脓腔周围有炎性浸润，邻近组织与空洞界限不清。

（2）血源性肺脓肿：圆形多发浸润病灶，分布在一侧或两侧，中心可有透亮区。

（3）慢性肺脓肿：以空洞为主要形式，空洞壁厚，多房者可有多个大小不等的透亮区，液面高低不一，空洞周围可见纤维索条影。

5. 治疗

（1）抗生素治疗：①吸入性肺脓肿多为厌氧菌感染，首选青霉素；脆弱拟杆菌对青霉素不敏感，对克林霉素、林可霉素和甲硝唑敏感。②血源性肺脓肿可选用耐β－内酰胺酶的青霉素或头孢菌素。③阿米巴原虫感染，选用甲硝唑。

（2）脓液引流：是提高疗效的有效措施。

（3）手术适应证：①肺脓肿病程超过 3 个月，经内科治疗脓腔不缩小，或脓腔过大估计不易闭合者。②大咯血经内科治疗无效或危及生命。③伴有支气管胸膜瘘或脓胸经抽吸、引流和冲洗疗效不佳者。④支气管阻塞限制了气道引流。

十五、肺血栓栓塞

同第六章第一节心血管系统“十、肺血管病”的相关内容。

十六、自发性气胸

考点直击

【病历摘要】

男，21 岁。外伤后右侧胸痛、呼吸困难、咯血 1 小时。

患者 1 小时前在乘坐高速大巴车时，因紧急刹车，右胸撞在座椅靠背上，随即感到右胸剧烈疼痛，咯血数口，呼吸困难，随后呼吸困难逐渐加重，立即送来医院。既往体健。无手术、外伤史及药物过敏史。

查体：T 37.3℃，P 128 次/分，R 30 次/分，BP 92/60mmHg。神志清楚，口唇发绀，气管明显向左侧偏移，颈、胸部可触及广泛握雪感。右胸廓膨隆，轻触痛，无骨擦感，叩诊呈鼓音，呼吸音消失。心界不大，心率 128 次/分，律齐，各瓣膜听诊区未闻及杂音。腹部平软，无压痛及反跳痛，肝脾肋下未触及，肠鸣音正常。四肢活动正常，Babinski 征阴性。

胸部 X 线片：胸部皮下气肿明显，右肺被压缩 90% 以上，纵隔明显左移，肋骨未见骨折，双侧肋膈角清晰。

【病例分析】

1. 诊断　①右侧张力性气胸。②右肺挫伤。

2. 诊断依据

（1）右侧张力性气胸

1）右胸外伤史，呼吸困难进行性加重。

2）呼吸频率、心率显著增快，口唇发绀。

3）气管明显向左侧偏移，颈、胸部皮下气肿，右肺叩诊鼓音。呼吸音消失。

4）胸部 X 线片示右侧气胸，右肺被压缩 90% 以上。

（2）右肺挫伤

1）胸部外伤史。

2）咯血。

3. 鉴别诊断　①开放性气胸。②闭合性气胸。

4. 进一步检查

（1）诊断性胸腔穿刺。

(2) 病情平稳后行胸部CT检查。

5. 治疗原则

(1) 立即行右侧胸腔穿刺减压或闭式引流。

(2) 应用抗生素。

(3) 镇痛。

(4) 保持呼吸道通畅，吸氧。

(5) 必要时开胸探查。

1. 概述 胸膜腔是密闭的潜在腔隙，一旦胸膜腔内有气体聚集，即称为气胸，可分为自发性气胸和创伤性气胸两大类。自发性气胸是自行发生，并无胸部外伤史；创伤性气胸是由外伤引起。

2. 临床类型 根据脏层胸膜破裂口的情况及胸膜腔内压力变化可分为3类：①闭合性（单纯性）气胸。②交通性（开放性）气胸。③张力性（高压性）气胸。

3. 常见原因

(1) 原发性自发性气胸：无肺部疾病史，通常是由位于脏层胸膜下肺大疱或小囊肿破裂引起。此型气胸好发于20～40岁、体型瘦长的男性。

(2) 继发性自发性气胸：最常见于COPD和肺结核，其他如支气管哮喘、间质性肺病、肺癌等均可引起。发生机制是在原有肺部疾病基础上形成肺气肿、肺大疱或直接胸膜损伤所致。多数患者因则肺通气储备功能较差，一旦发生气胸则症状较重，影响心肺功能明显，危险性大。

4. 临床表现 ①常突发胸痛，局限于患侧，呈针刺样或刀割样疼痛。②可伴不同程度胸闷、呼吸困难。

5. 治疗

(1) 处理原则：排出胸腔气体、闭合漏口、促进患肺复张、消除病因及减少复发。具体治疗方案，应综合判断。主要包括保守治疗、排气治疗、外科手术治疗、胸膜粘连术和并发症处理。

(2) 胸腔穿刺抽气：部位通常选择患侧胸部锁骨中线第2肋间；每次抽气不宜超过1000ml。张力性气胸病情危急，如无条件紧急插管引流，亦需立即胸腔穿刺排气。无抽气设备时，可用粗针头迅速刺入胸膜腔；亦可用粗注射针头，在其尾部扎上橡皮指套，指套末端剪一小裂缝，插入胸腔作临时排气。

(3) 胸腔闭式引流术：适用于胸腔穿刺抽气效果不佳的交通性气胸、张力性气胸和部分心肺功能较差而症状较重的闭合性气胸者；或反复发作的气胸。拔除引流管的时机：患者呼吸困难症状消失，查体无气胸体征，并确认引流管无阻塞。可行胸部X线检查，以证实肺完全复张。如行胸部X线检查，显示肺完全复张，夹闭引流管，观察24小时后开放引流管，仍无气体逸出，遂拔除引流管。

十七、结节病

1. 概述 结节病是一种原因不明的多系统累及的肉芽肿性疾病，主要侵犯肺和淋巴系统，其次是眼部和皮肤。特征性病理改变是非干酪样上皮样细胞性肉芽肿。

2. 临床表现　①急性结节病，表现为双肺门淋巴结肿大，关节炎和结节性红斑，常伴发热、肌肉痛、不适。多数患者于一年内缓解。②亚急性/慢性结节病，主要包括系统症状（发热、体重减轻、无力、不适和盗汗）、胸内结节病和胸外结节病。胸内结节病，可有咳嗽、胸痛或呼吸困难，部分有气道高反应性或伴喘鸣音。胸外结节病，累及淋巴结、皮肤、眼、心脏、内分泌系统等。

3. 治疗　出现明显的肺内或肺外症状，尤其累及心脏、神经系统等，需全身糖皮质激素治疗。当糖皮质激素不能耐受或治疗无效，可考虑使用其他免疫抑制剂。

十八、肺真菌病

1. 概述　肺真菌病是最常见的深部真菌病，病理改变有过敏、化脓性炎症或形成慢性肉芽肿，X 线影像表现无特征性，病理学诊断是金标准。

2. 分类及治疗

（1）肺念珠菌病：包括支气管炎型和肺炎型，病情严重者常选用氟康唑、伊曲康唑、伏立康唑和泊沙康唑均有效果。

（2）肺曲霉病：①侵袭性肺曲霉病、侵袭性气管支气管曲霉病和慢性坏死性肺曲霉病，治疗首选伏立康唑。②曲霉肿，如条件许可应行手术治疗。③变应性支气管肺曲霉病，急性者首选糖皮质激素。

（3）肺隐球菌病：可选用氟康唑、伊曲康唑或两性霉素 B。

（4）肺孢子菌肺炎：主要是病原治疗，首选复方磺胺甲噁唑。

十九、睡眠呼吸暂停低通气综合征

1. 概述　睡眠呼吸疾病是以睡眠期呼吸节律异常及通气功能异常为主要表现的一组疾病，伴或不伴清醒期呼吸功能异常。包括阻塞性睡眠呼吸暂停低通气综合征、中枢性睡眠呼吸暂停综合征、睡眠相关低通气疾病、睡眠相关低氧血症、单独症候群和正常变异（鼾症和夜间呻吟）五个大类。

2. 阻塞性睡眠呼吸暂停低通气综合征

（1）概念：阻塞性睡眠呼吸暂停低通气综合征是由多种原因导致睡眠状态下反复出现低通气和/或呼吸中断，引起慢性间歇性低氧血症伴高碳酸血症以及睡眠结构紊乱，进而使机体发生一系列病理生理改变的临床综合征。

（2）临床表现：主要为睡眠打鼾伴呼吸暂停及日间嗜睡、疲乏、记忆力下降等。

（3）主要危险因素：①肥胖。②年龄。③性别。④上气道解剖异常。⑤遗传因素。⑥长期大量饮酒和/或服用镇静、催眠或肌肉松弛类药物。⑦长期吸烟。⑧其他如甲状腺功能减退、肢端肥大症等。

（4）治疗：①一般治疗，包括控制体重，侧位睡眠，抬高床头。戒烟酒，慎用镇静催眠或肌肉松弛药物。②病因治疗。③严重者无创气道正压通气。④口腔矫治器、手术治疗等。

第三节　消化系统

一、胃食管反流病

1. 概述　胃食管反流病是一种由胃十二指肠内容物反流入食管引起胃灼热（烧心）等症状，根据是否导致食管黏膜糜烂、溃疡，分为反流性食管炎和非糜烂性反流病。

2. 病因及发病机制（表6-3-1）

表6-3-1　胃食管反流病的病因及发病机制

机制	常见病因
抗反流屏障结构与功能异常	贲门失弛缓症术后、食管裂孔疝、腹内压增高等
食管清除作用降低	常见于导致食管蠕动异常和唾液分泌减少的疾病，如干燥综合征等
食管黏膜屏障功能降低	长期饮酒、吸烟，摄入刺激性食物或药物

3. 症状

（1）典型症状：①胃灼热（烧心），胸骨后或剑突下烧灼感，常由胸骨下段向上延伸。②反流，胃内容物在无恶心和不用力的情况下涌入咽部或口腔的感觉，含酸味或仅为酸水时称反酸。胃灼热（烧心）和反流常于餐后1小时出现，卧位、弯腰、腹压增加时可加重。

（2）非典型症状：胸骨后疼痛、吞咽困难或胸骨后异物感。

（3）食管外症状：咽喉炎、咳嗽、哮喘、牙蚀症、癔球症等。

4. 并发症　上消化道出血、食管狭窄、Barrett食管（癌前病变）。

5. 辅助检查　①胃镜，诊断反流性食管炎最准确。②24小时食管pH监测。③食管钡剂造影（敏感性差）。④食管测压。

6. 治疗　注意睡眠时头高脚低位、餐后不立即卧床，避免摄入高脂肪、巧克力、咖啡、浓茶等食物，减少便秘、肥胖等。

（1）抑酸药：①PPI（首选）。②组胺H_2受体阻断药，适用于轻至中症患者。

（2）促胃肠动力药：适用于轻症患者，或作为与抑酸药联用的辅助用药。

（3）抗酸药：仅用于症状轻、间歇发作临时缓解症状。

（4）难治性胃食管反流病：根据具体原因调整治疗方案。

（5）抗反流手术治疗：腹腔镜胃底折叠术（最常用）。

（6）治疗并发症。

二、慢性胃炎

1. 概述　慢性胃炎是指由多种病因引起的慢性胃黏膜炎症病变，发病率一般随年龄增长而增加，中年以上最常见，胃镜及活检组织病理学检查是诊断和鉴别诊断的主要手段。根据病理组织学改变和病变在胃的分布部位，结合可能病因，将慢性胃炎分成非萎缩性（又称浅表性）、萎缩性和特殊类型三大类。其中，慢性萎缩性胃炎又分为自身免疫性胃炎（A 型胃炎）、多灶萎缩性胃炎（B 型胃炎）。

2. 主要病因　①Hp 感染（最常见）。②十二指肠胃反流。③药物和毒物。④自身免疫。⑤年龄因素和其他。

3. 临床表现　症状不典型，有症状者主要表现为非特异性的消化不良症状，如上腹不适、饱胀、疼痛（烧灼痛或钝痛）等。恶性贫血者一般消化道症状较少，常有全身衰弱、疲软，可出现厌食、体重减轻、贫血。

4. 辅助检查

（1）胃镜

1）慢性非萎缩性胃炎：可见红斑（点、片状或条状）、黏膜粗糙不平、出血点/斑。

2）慢性萎缩性胃炎：可见黏膜呈颗粒状、黏膜血管显露、色泽灰暗、皱襞变细小。

（2）组织学病理：炎症、萎缩、化生、异型增生；胃癌前情况包括萎缩、肠上皮化生、异型增生等。

（3）Hp 检测：包括非侵入性方法和侵入性方法。如^{13}C 或^{14}C 尿素呼气试验，可检测幽门螺杆菌。

（4）血液检查：包括血清抗壁细胞抗体、内因子抗体，维生素 B_{12}水平。

5. 治疗

（1）病因治疗

1）Hp 相关胃炎：目前倡导的联合方案为含有铋剂的四联方案，即1 种 PPI +2 种抗生素（如克拉霉素、阿莫西林、甲硝唑）和1 种铋剂（如枸橼酸铋钾、果胶铋等），疗程 10 ~ 14 天。

2）十二指肠胃反流：可用保护胃黏膜、改善胃肠动力等药物。

3）胃黏膜应用因子缺乏：补充复合维生素，恶性贫血者需终生注射维生素 B_{12}。

（2）对症治疗：可采用促动力剂或酶制剂等。

（3）癌前情况处理：适量补充复合维生素和含硒药物及某些中药等。对药物不能逆转的局灶高级别上皮内瘤变，可在胃镜下行黏膜下剥离术，并定期随访。

（4）教育：提倡分餐制。食物应多样化，不吃霉变食物，多吃新鲜食品，避免过于粗糙、浓烈、辛辣食物及大量长期饮酒、吸烟；保持良好心理状态及充足睡眠等。

三、消化性溃疡

1. 概述　消化性溃疡（PU）是胃酸及胃蛋白酶对消化道黏膜自身消化所致的炎性溃疡，可发生于食管、胃、十二指肠、胃 - 空肠吻合口附近，以及含有胃黏膜的 Meckel 憩室，以胃、十二指肠最常见。

2. 病因　①胃酸与胃蛋白酶。②幽门螺杆菌（重要致病因素）。③非甾体抗炎药、糖皮质激素等药物。④黏膜防御与修复异常。⑤遗传易感性。⑥大量饮酒、长期吸烟等其他因素。

3. 好发部位　①典型的胃溃疡（GU）多位于胃角和胃窦小弯。②十二指肠溃疡（DU）多位于十二指肠球部，以紧邻幽门环的前壁或后壁多见。

4. 临床表现

（1）症状：典型症状为上腹痛，性质可有钝痛、灼痛、胀痛、剧痛、饥饿样不适。特点：

①慢性病程。②反复或周期性发作，可呈季节性。③餐后痛多见于 GU；饥饿痛或夜间痛、进餐缓解多见于 DU。④腹痛可被抑酸或抗酸剂缓解。部分患者还可见反酸、嗳气、腹胀、恶心等。

（2）体征：发作时剑突下、上腹部或右上腹部可有局限性压痛。

5. 并发症 上消化道出血、穿孔、幽门梗阻、癌变。幽门梗阻时，可有腹胀、呕吐宿食、低氯低钾性碱中毒、体重下降，查体可见胃蠕动波、闻及振水声。十二指肠溃疡一般不癌变。

6. 辅助检查

（1）胃镜：是诊断 PU 的首选方法和金标准。

（2）X 线钡剂造影：直接征象为龛影、黏膜聚集。

（3）CT：对于穿透性溃疡或穿孔、幽门梗阻有诊断价值。

（4）Hp 检测、血常规、粪便隐血等。

7. 药物治疗

（1）抑制胃酸分泌：①质子泵抑制剂（PPI），常为首选。②H_2 受体阻断药。

（2）根除 Hp：可显著降低溃疡的复发率。推荐四联疗法。

（3）保护胃黏膜：可用铋剂和弱碱性抗酸剂。

（4）疗程：①DU 的 PPI 疗程为4 周，GU 疗程为6～8 周。②根除 Hp 所需的 1～2 周疗程可重叠在 4～8 周的抑酸药物疗程内，也可在抑酸疗程结束后进行。对溃疡多次复发者给予维持治疗。

8. 内镜治疗 可用于治疗 PU 出血、合并幽门变形或狭窄引起梗阻。

9. 外科治疗 ①并发消化道大出血经药物、胃镜及血管介入治疗无效时。②急性穿孔、慢性穿透溃疡。③瘢痕性幽门梗阻，内镜治疗无效。④疑有癌变。

四、急、慢性肝炎

考点直击

【病历摘要】

女，56 岁。恶心、食欲缺乏、尿黄 2 周。

患者 2 周前无明显诱因出现恶心、食欲缺乏，食量为平时的 1/3，伴乏力，厌油腻饮食，时有呕吐，为非喷射性，呕吐物为胃内容物，小便深黄至浓茶样，无发热、头痛、腹痛、腹泻等其他不适。于当地医院就诊，查肝功能示 ALT 1230U/L、AST 320U/L、TBil 102μmol/L、DBil 85μmol/L，给予保肝对症处理，5 天后复查肝功能较前无好转，现为进一步诊治来院。发病以来，精神欠佳，睡眠稍差，大便正常，体重较前略有下降（具体未测）。既往体健，否认胃病、高血压、肝肾疾病和心脏病史。无肝损伤药物应用史及药物、食物过敏史。无烟酒嗜好。无疫区接触史。子女身体健康，患者母亲及哥哥分别死于“乙型肝炎后肝硬化”和“肝癌”，否认其他传染性疾病及遗传病家族史。

查体：T 36.5℃，P 78 次/分，R 18 次/分，BP 125/75mmHg。神志清，精神欠佳。全身皮肤黏膜明显黄染，未见瘀点、瘀斑、皮疹，肝掌（+），胸前可见数枚蜘蛛痣，浅表淋巴结未触及肿大，巩膜黄染。双肺未闻及干、湿啰音。心界不大，心率 78 次/分，律齐，各瓣膜听诊区未闻及病理性杂音。腹平软，无压痛及反跳痛，肝脾肋下未及，肝区叩击痛（+），移动性浊音（-）。双下肢无水肿。

实验室检查：肝功能示 ALT 1580U/L、AST 380U/L、TBil 152μmol/L、DBil 124μmol/L、TP 80g/L、Alb 45g/L。尿胆红素（+）、尿胆原（++）、尿隐血（-）、尿蛋白（-）。HBsAg（+）、HBsAb（-）、HBeAg（-）、HBeAb（+）、HBcAb（+）。

【病例分析】

1. 诊断　乙型病毒性肝炎，急性重度。

2. 诊断依据

（1）中年女性，有“乙型病毒性肝炎”家族史。

（2）临床表现为食欲缺乏、恶心、乏力、呕吐、厌油食、小便浓茶样。

（3）全身皮肤黏膜黄染，肝掌（+），胸前可见数枚蜘蛛痣，肝区叩击痛（+）。

（4）HBsAg（+），HBeAb（+），HBcAb（+）。

（5）转氨酶 > 正常值 3 倍，总胆红素 > 正常值 5 倍，尿胆红素及尿胆原呈阳性。

3. 鉴别诊断　①其他肝炎病毒或非嗜肝病毒引起的病毒性肝炎。②自身免疫性肝炎。

4. 进一步检查

（1）复查肝功能，凝血功能。

（2）其他肝炎病毒免疫标志物检查、肝病自身抗体。

（3）HBV DNA 定量检测。

（4）腹部 B 超。

5. 治疗原则

（1）一般治疗：注意休息、清淡饮食、严禁烟酒、避免肝损害药物。

（2）对症支持治疗：保肝、降酶、退黄等。

（3）抗病毒治疗。

1. 概述　肝炎是指由于各种原因引起肝细胞坏死、变性和炎症反应，我国以病毒性肝炎多见，其他原因也包括脂肪肝、药物性肝炎等。本节主要叙述乙型病毒性肝炎。

（1）急性肝炎是指由于感染肝炎病毒引起肝脏病变，一般病程不超过 6 个月。

（2）慢性肝炎多是由急性乙肝、急性丙肝病程超过半年演变而成，或原有乙型、丙型、丁型肝炎或 HBsAg 携带史，本次又因同一病原再次出现肝炎症状、体征及肝功能异常者可以诊断为慢性肝炎。

（3）各型肝炎病毒感染后均可出现急性感染，乙型、丙型、丁型、戊型肝炎可出现慢性感染，少数发展为肝硬化或肝细胞癌。

2. 常见肝炎病毒（表 6－3－2）

表 6－3－2 常见肝炎病毒

名称	主要传播途径
甲型肝炎病毒（HAV）	粪－口途径
乙型肝炎病毒（HBV）	血液、母婴及性接触途径等
丙型肝炎病毒（HCV）	血液、母婴及性接触途径
丁型肝炎病毒（HDV）	不能单独感染致病，需与 HBV 共生才能装配并复制
戊型肝炎病毒（HEV）	粪－口途径

3. 临床表现 主要表现为乏力、食欲缺乏、厌油腻、恶心、腹胀、肝大及肝功能异常，部分病例可出现黄疸，少数可发展为肝硬化、肝细胞癌；也可表现为无症状感染。

4. 临床分型（图 6－3－1）

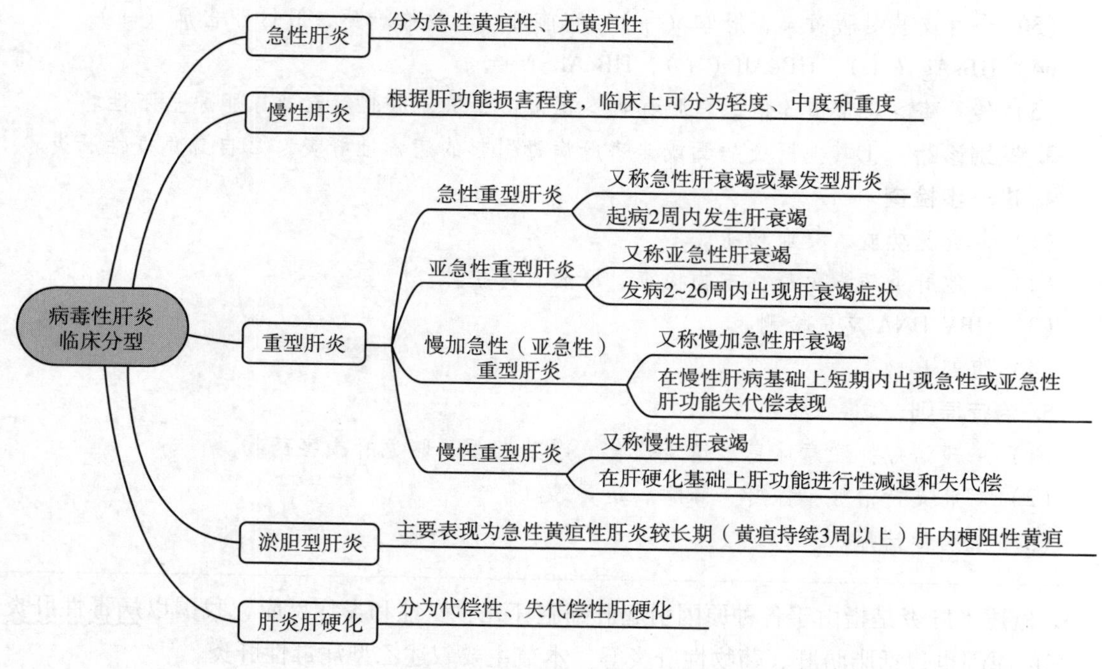

图 6－3－1 病毒性肝炎临床分型

5. 辅助检查

（1）病原血清学检查：①HBsAg 阳性表示 HBV 感染。②抗－HBs 为保护性抗体，其阳性表示对 HBV 有免疫力，见于乙肝康复及接种乙肝疫苗者。③抗－HBc IgM 阳性多见于急性乙肝及慢性乙肝急性发作。④血清中很难检测到 HBcAg，但可检出抗－HBc，只要感染过 HBV，无论病毒是否被清除，此抗体多为阳性。⑤HBeAg 阳性代表病毒复制。⑥抗－HBe 是 HBV 复制低下、病变静止的标志。⑦HBV DNA 是 HBV 复制最直接的证据。

（2）肝功能生化指标：常见ALT、AST 明显升高，也可见总胆红素、直接胆红素增高。

（3）影像学检查：超声、CT 或 MRI 在炎症期可见肝脏均匀性肿胀、脾脏轻度肿大。

（4）病理性检查：①肝细胞变性、坏死。②炎症和渗出反应。③肝细胞再生。④慢性化时不同程度的肝纤维化。

6. 治疗

（1）一般治疗：①休息。②饮食与营养等。

（2）保肝治疗：①肝功能异常者，可适当选用还原型谷胱甘肽、甘草酸制剂、双环醇、维生素 E 等抗炎、减轻过氧化损伤等药物。②伴有肝内胆汁淤积者，可选用熊去氧胆酸、腺苷蛋氨酸等。

（3）抗病毒治疗：慢性乙肝常需抗病毒治疗，常用药物主要有核苷（酸）类似物（如替诺福韦、恩替卡韦等）和干扰素。

（4）重型肝炎的治疗：一般支持疗法，应用核苷（酸）类似物，抗肝细胞坏死、促进肝细胞再生疗法，对症治疗，人工肝或者肝移植。

五、酒精性及非酒精性脂肪性肝病

（一）酒精性肝病

1. 概述　酒精性肝病是由于大量饮酒所致的肝脏疾病，包括酒精性肝炎、酒精性脂肪肝、酒精性肝纤维化和肝硬化，可发展至肝癌。

2. 临床表现

（1）酒精性肝炎：①常发生在近期（数小时至数周）大量饮酒后出现全身不适、食欲缺乏、恶心呕吐、乏力、肝区疼痛等症状。②可有低热、黄疸、肝大并有触痛。③严重者可发生急性肝衰竭。

（2）酒精性脂肪肝：常无症状或症状轻微，可有乏力、食欲缺乏、右上腹隐痛或不适，肝脏肿大。

（3）酒精性肝硬化：可伴有慢性酒精中毒的表现，如精神神经症状、慢性胰腺炎等。

（4）戒断症状：停止饮酒后可出现戒断症状，表现为四肢发抖、出汗、失眠、兴奋、躁动、乱语。

3. 病理学检查　肝活组织检查是确定酒精性肝病及分期分级的可靠方法。

4. 治疗　①戒酒是最重要的治疗措施。②营养支持。③多烯磷脂酰胆碱、美他多辛、N－乙酰半胱氨酸等药物治疗。④肝移植。

（二）非酒精性脂肪性肝病

1. 概述　非酒精性脂肪性肝病是指除外酒精和其他明确的肝损害因素所致的，以肝脏脂肪变性为主要特征的临床病理综合征，包括非酒精性脂肪肝（也称单纯性脂肪肝），以及由其演变的脂肪性肝炎、脂肪性肝纤维化、肝硬化甚至肝癌。

2. 临床表现　①常无症状，少数者可有乏力、右上腹轻度不适、肝区隐痛或上腹胀痛等非特异症状。②严重脂肪性肝炎可出现黄疸、食欲缺乏、恶心、呕吐等症状。肝硬化失代偿期可有相应表现。

3. 病理学检查　肝穿刺活组织检查是确诊的主要方法。

4. 治疗

（1）病因治疗：如治疗糖尿病、高脂血症、改善生活方式等。

（2）药物治疗：①使用维生素 E、甘草酸制剂、多烯磷脂酰胆碱等减轻脂质过氧化。②胰岛素受体增敏剂，如二甲双胍、吡格列酮可用于合并2 型糖尿病的患者。③伴血脂高者应用降血脂药物。④肠道益生菌。

（3）对伴有严重代谢综合征者，可行粪菌移植。

（4）减重手术：用于对改变生活方式和药物治疗无反应者。

六、肝硬化

1. 概述 肝硬化是各种慢性肝病进展至以肝脏慢性炎症、弥漫性纤维化、假小叶、再生结节和肝内外血管增殖为特征的病理阶段，代偿期无明显症状，失代偿期以门静脉高压和肝功能减退为临床特征。

2. 病因 我国最常见的是乙型病毒性肝炎，其他还包括肝炎病毒、脂肪性肝病、免疫疾病及药物或化学毒物等。

3. 临床表现

（1）代偿期：可有腹部不适、乏力、食欲缺乏、消化不良和腹泻等症状，多呈间歇性。肝功能试验检查正常或轻度异常。

（2）失代偿期

1）肝功能减退：①消化吸收不良、营养不良。②肝脏合成功能低下，可有低白蛋白血症、出血和贫血。③代谢功能不足：黄疸、不规则低热（对致热性激素等灭活降低）、乏力。④内分泌失调，如性激素代谢受影响可出现男性性欲减退、睾丸萎缩，毛发脱落及乳房发育等，蜘蛛痣及肝掌；女性月经失调、闭经、不孕等症状；肾上腺皮质功能受影响后出现皮肤色素沉着、肝病面容。

2）门静脉高压：①门腔侧支循环形成，食管胃底、腹壁、痔静脉曲张及腹膜后吻合支曲张、脾肾分流。②脾功能亢进及脾大。③腹水，是肝硬化失代偿期最突出的临床表现之一。

4. 并发症

（1）消化道出血：①食管－胃底静脉曲张出血。②消化性溃疡。③门静脉高压性胃肠病。

（2）胆石症：胆囊及肝外胆管结石较常见。

（3）感染：①自发性细菌性腹膜炎。②胆道感染。③肺部、肠道及尿路感染。

（4）肝性脑病：是最严重的并发症、致死的最常见原因。可能的相关因素有氨中毒、假性神经递质、色氨酸、锰离子。

（5）其他：门静脉血栓或海绵样变，电解质和酸碱平衡紊乱，肝肾综合征，肝肺综合征，原发性肝癌等。

5. 治疗

（1）保护或改善肝功能：①病因治疗。②慎用损伤肝脏的药物。③维护肠内营养。④保护肝细胞。

（2）门静脉高压症状及其并发症治疗

1）腹水：①限制水、钠摄入。②利尿。③经颈静脉肝内门腔分流术。④排放腹水加输注清蛋白。⑤自发性细菌性腹膜炎时，选用抗生素治疗。选用肝毒性小、主要针对 G^- 杆菌并兼顾 G^+ 球菌的抗生素，如头孢哌酮或喹诺酮类等。

2）食管－胃底静脉曲张出血：①采取一般急救措施和补充血容量。②止血：生长抑素、奥曲肽等药物止血；内镜治疗；经颈静脉肝内门腔分流术；气囊压迫止血；一级预防（对因治疗、减少内脏高动力循环等）。③二级预防。

（3）肝性脑病：①及早识别及去除诱因：纠正电解质和酸碱平衡紊乱，预防和控制感染，减少肠内氮源性毒物的生成与吸收，慎用镇静药及损伤肝功能的药物。②营养支持。③促进体内氨的代谢。④调节神经递质。⑤阻断门体分流。

（4）其他并发症治疗

1）胆石症：以内科保守治疗为主。

2）感染：对肝硬化并发的感染，一旦疑诊，应立即经验性抗感染治疗。培养出致病菌后，应根据药敏试验选择窄谱抗生素。

3）门静脉血栓：早期抗凝治疗或溶栓，必要时行经颈静脉肝内门腔分流术。

4）肝硬化低钠血症：①限水。②血管升压素 V_2 受体阻断药。

5）脾功能亢进：以部分脾动脉栓塞和经颈静脉肝内门腔分流术治疗为主。

6）肝肾综合征：肝移植是有效的治疗方法。

7）肝肺综合征：吸氧及高压氧舱用于轻型、早期患者，必要时肝移植。

（5）手术：①经颈静脉肝内门腔分流术逐渐成为有效延长生存期的方法。②肝移植是对终末期肝硬化治疗的最佳选择。

七、急性胰腺炎

1. 概述 急性胰腺炎是指多种病因引起的胰酶激活，继以胰腺局部炎性反应为主要特征，伴或不伴有其他器官功能改变的疾病。

2. 常见病因 ①胆道疾病。②酒精。③胰管阻塞。④十二指肠降段疾病。⑤手术与创伤。⑥代谢障碍。⑦药物。⑧感染及全身炎症反应。⑨过度进食。⑩其他，如自身免疫性的血管炎、胰腺主要血管栓塞等。

3. 病理

（1）胰腺急性炎症性病变：①急性水肿型。②急性出血坏死型。

（2）胰腺局部并发症：①急性胰周液体积聚。②胰瘘。③胰腺假性囊肿。④胰腺坏死。⑤胰腺脓肿。⑥左侧门静脉高压。

（3）急性胰腺炎导致多器官炎性损伤，如可累及小肠、肺、肝、肾等。

4. 临床表现

（1）急性腹痛：①常为首发症状，较剧烈。②多位于中左上腹甚至全腹，可向背部放射。③可伴有恶心、呕吐、轻度发热。④肠鸣音减少，轻度脱水貌。

（2）急性多器官功能障碍及衰竭：低血压、休克、呼吸困难、体温持续升高或不降、Grey Turner 征、Cullen 征等。

（3）胰腺局部并发症的相应表现。

5. 辅助检查

（1）实验室检查

1）血清淀粉酶：起病后2～12小时开始升高，48小时开始下降，持续3～5天。

2）血清脂肪酶：起病后24～72小时开始升高，持续7～10天，敏感性和特异性略优于血淀粉酶。

3）其他：白细胞升高、C反应蛋白>150mg/L、血糖升高、血钙降低、血甘油三酯升高等。

（2）影像学检查

1）腹部超声：是常规初筛检查，发生胰腺假性囊肿时，可协助穿刺定位。

2）腹部CT：①平扫有助于确定有无胰腺炎、胰周炎性改变及胸腔积液、腹水。②增强CT有助于确定胰腺坏死程度。

6. 确定急性胰腺炎的程度（表6－3－3）

表6－3－3 急性胰腺炎程度诊断

程度	并发症	
	器官衰竭	胰腺坏死
轻症	无	无
中度重症	<48小时内恢复	（和/或）无菌性
重症	>48小时	（或）感染性
危重	>48小时	（和）感染性

7. 治疗

（1）发病初期：①禁食和胃肠减压。②支持治疗。③防止局部及全身并发症。④镇痛。⑤纠正水、电解质紊乱。

（2）脏器功能的维护：①监护吸氧。②液体复苏。③发生器官衰竭时，给予相应治疗。④预防和治疗消化道出血。

（3）抑制胰腺外分泌和胰酶活性：提倡生长抑素早期大量应用。

（4）抗生素：选择脂溶性，可通过血胰屏障的抗生素。

（5）营养支持：中重症及重症急性胰腺炎应先实施肠外营养，胃肠动力恢复应尽早放置鼻腔肠管，实施肠内营养。

（6）胆源性急性胰腺炎：①必要时鼻胆管引流或内镜下十二指肠乳头括约肌切开术。②胆源性急性胰腺炎恢复后尽早行胆囊切除术。

（7）局部并发症的处理：胰周脓肿和/或感染者首选穿刺引流。

八、炎症性肠病

（一）溃疡性结肠炎（UC）

1. 概述 溃疡性结肠炎是一种病因尚不清楚的直肠及结肠慢性弥漫性炎症性疾病，95%的病例累及直肠并以对称、环周及连续性方式向近端延伸，累及部分或全结肠，病变主要限于黏膜与黏膜下层。

2. 临床表现　①主要表现为腹泻、黏液脓血便、排便紧迫感及里急后重；多呈发作与缓解交替的慢性病程。腹泻次数和血便的程度可反映病情的轻重。②多有轻至中度腹痛，为左下腹或下腹隐痛，可累及全腹。③全身表现可有发热、营养不良。④肠外表现，可见外周关节炎、结节性红斑、坏疽性脓皮病等。

3. 疾病分期　分为活动期、缓解期。活动期的分度见表6－3－4。

表6－3－4　溃疡性结肠炎活动期的分度

鉴别要点	轻度	重度
排便	<4次/天	≥6次/天
便血	轻或无	明显
体温	正常	>37.8℃
脉搏	正常	>90次/分
红细胞沉降率	<20mm/h	>30mm/h
血红蛋白	正常	<75%正常值

注：中度介于轻、重度之间。

4. 并发症　中毒性巨结肠（诱因常为低钾、钡剂灌肠）、癌变、结肠大出血、肠穿孔等。

5. 辅助检查

（1）实验室检查

1）血液：贫血、白细胞数增加、红细胞沉降率加快及C反应蛋白增高，提示UC处于活动期。

2）粪便：肉眼观常有黏液脓血，显微镜检见红细胞和脓细胞，急性发作期可见巨噬细胞。

（2）结肠镜：是UC诊断与鉴别诊断的最重要手段之一。常见表现：黏膜血管纹理模糊、紊乱或消失、充血、水肿、易脆、出血及脓性分泌物附着。病变明显处见弥漫性糜烂和多发性浅溃疡。慢性病变常见黏膜粗糙，呈细颗粒状、炎性息肉及桥状黏膜，在反复溃疡愈合、瘢痕形成过程中结肠变形缩短、结肠袋变浅、变钝或消失。

（3）X线钡剂灌肠：不作为首选检查手段。

6. 鉴别诊断　感染性肠炎、阿米巴肠炎、血吸虫病、克罗恩病、大肠癌、肠易激综合征等。

7. 治疗（图6－3－2）

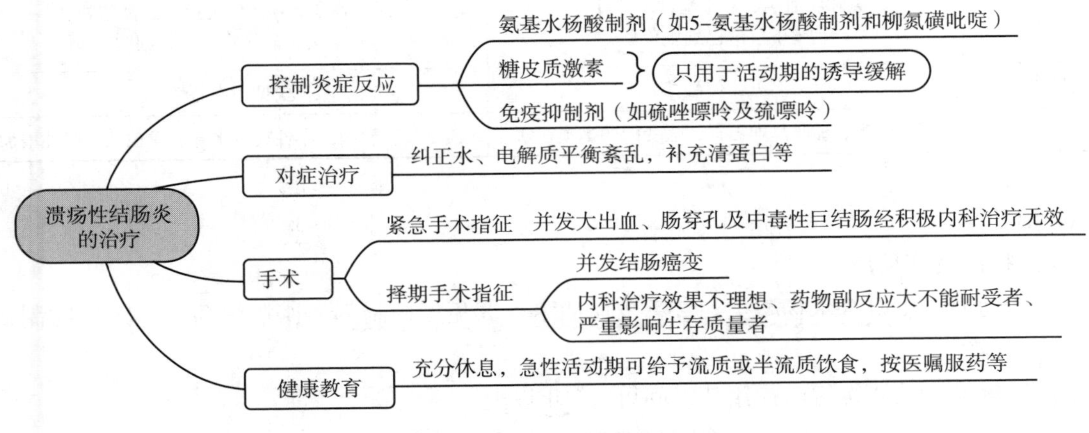

图6－3－2　溃疡性结肠炎的治疗

（二）克罗恩病（CD）

1. 概述 克罗恩病是一种病因尚不清楚的慢性非特异性炎症性疾病；病变多累及回肠末端和邻近结肠，但从口腔至肛门各段消化道均可受累，呈节段性或跳跃式分布。

2. 临床表现

（1）消化系统：①腹痛，最常见，以右下腹或脐周腹痛多见。②腹泻，粪便多为糊状，可有血便。③腹部包块。④瘘管形成，较为常见且较为特异。⑤肛门周围瘘管、脓肿及肛裂等。

（2）全身表现：①发热。②营养障碍。

（3）肠外表现：以口腔黏膜溃疡、皮肤结节性红斑、关节炎及眼病为常见。

3. 并发症 肠梗阻最常见，其次是腹腔脓肿，偶可并发急性穿孔或大量便血；炎症迁延不愈者癌变风险增加。

4. 辅助检查

（1）实验室检查：贫血、WBC 增高、红细胞沉降率加快、C 反应蛋白增高，提示处于活动期。

（2）内镜检查：①结肠镜，为 CD 的常规首选检查，镜检应达末端回肠。镜下可见节段性非对称性的各种黏膜炎症，特征性表现为非连续性病变、纵行溃疡和卵石样外观。②胶囊内镜。③小肠镜。

（3）影像学检查：CT 或 MRI 可作为小肠 CD 的常规检查。

（4）消化道钡剂造影。

5. 克罗恩病与溃疡性结肠炎的鉴别（表 6－3－5）

表 6－3－5 克罗恩病与溃疡性结肠炎的鉴别

鉴别要点	克罗恩病	溃疡性结肠炎
症状	腹痛最常见，粪便多为糊状	黏液脓血便多见
病变分布	节段性或跳跃式	连续性
受累部位	回肠末端及邻近结肠	直肠、乙状结肠 > 降结肠、横结肠 > 全结肠
组织病理	裂隙状溃疡、非干酪性肉芽肿、黏膜下层淋巴细胞聚集	固有膜全层弥漫性炎症、隐窝脓肿、隐窝结构明显异常、杯状细胞减少
肠腔狭窄	多见，偏心性	少见，中心性
内镜下表现	纵行溃疡、黏膜呈卵石样，病变间的黏膜正常	溃疡浅，黏膜弥漫性充血水肿、颗粒状，脆性增加

6. 治疗

（1）控制炎症反应

1）活动期：①氨基水杨酸类。②糖皮质激素。③免疫抑制剂。④抗菌药物。⑤生物制剂。⑥全肠内营养。

2）缓解期：维持缓解治疗用药时间可至 4 年以上。

（2）对症治疗：纠正水、电解质平衡紊乱，贫血者可输血等。

（3）手术：主要针对并发症，包括肠梗阻、腹腔脓肿、急性穿孔、不能控制的大量出血及癌变。

九、肠结核

1. 概述 肠结核是结核分枝杆菌引起的肠道慢性特异性感染，常继发于肺结核；主要位于回盲部，也可累及结直肠；可分为溃疡型、增生型和混合型。

2. 临床表现

（1）腹痛：多位于右下腹或脐周，间歇发作，餐后加重，常伴腹鸣，排便或肛门排气后缓解。

（2）大便习惯改变：溃疡型肠结核常伴腹泻，大便呈糊样，多无脓血，不伴里急后重；增生型肠结核以便秘为主。

（3）腹部肿块：多位于右下腹，质中、较固定、轻至中度压痛。

（4）全身症状：长期不规则低热、盗汗、消瘦、贫血和乏力等。

（5）肠外结核表现。

3. 并发症 肠梗阻及合并结核性腹膜炎多见，瘘管、腹腔脓肿、肠出血少见。

4. 辅助检查

（1）实验室检查：红细胞沉降率多明显增快，大便中可见少量脓细胞与红细胞，结核菌素试验呈强阳性等。

（2）CT 肠道显像：可见腹腔淋巴结中央坏死或钙化等改变。

（3）X 线钡剂灌肠：溃疡型肠结核，钡剂于病变肠段呈现激惹征象；增生型者肠黏膜呈结节状改变。

（4）结肠镜：病灶处活检发现肉芽肿、干酪坏死或抗酸杆菌时，可确诊。

5. 鉴别诊断 克罗恩病、右侧结肠癌、阿米巴病或血吸虫病性肉芽肿、肠伤寒等。

6. 治疗

（1）抗结核化学药物治疗。

（2）对症治疗：①腹痛可用抗胆碱能药物。②纠正水、电解质与酸碱平衡紊乱。③不完全性肠梗阻者，行胃肠减压。

（3）手术适应证：①完全性肠梗阻或不完全性肠梗阻内科治疗无效者。②急性肠穿孔，或慢性肠穿孔瘘管形成经内科治疗而未能闭合者。③肠道大量出血经积极抢救不能有效止血者。④诊断困难需开腹探查者。

（4）健康教育。

十、肠易激综合征

1. 概述 肠易激综合征为一种常见的功能性肠病，与胃肠功能改变有关，具有排便异常的特征，以慢性或复发性腹痛、腹泻、排便习惯和大便性状异常为主要症状而又缺乏胃肠道结构或生化异常的综合征。

2. 发病机制 ①胃肠动力学异常。②内脏高敏感性。③中枢神经系统对肠道刺激的感知异常和脑 – 肠轴调节异常。④肠道感染。⑤肠道微生态失衡。⑥精神心理障碍。

3. 诊断标准 在缺乏可解释症状的形态学改变和生化异常基础上，反复发作的腹痛，近3个月内发作至少每周1次，伴下面≥2项症状：①与排便相关。②症状发生伴随排便次数改变。③症状发生伴随粪便性状（外观）改变。诊断前症状出现至少6个月，近3个月符合以上诊断。

4. 治疗

（1）一般治疗：①去除促发因素。②建立良好的生活习惯及饮食结构。③解除患者顾虑。④适当给予镇静药。

（2）对症治疗：①腹痛，解痉药、调节内脏感觉的药物。②腹泻，适当选用止泻药。③便秘，泻药、促动力药。④抗抑郁药。⑤肠道微生态制剂。

（3）心理和行为疗法。

十一、腹水

1. 概述 腹水是指各种原因引起腹腔内游离液体积聚。正常情况下腹腔中含有100～200ml液体，保持着动态平衡；而腹水是指腹腔液体病理性增多。

2. 体征

（1）移动性浊音阳性：是诊断腹水敏感的体征，出现移动性浊音提示中等量（>1000ml）腹水。

（2）液波震颤：在诊断腹水上敏感性最差，出现液波震颤提示大量的腹水。

（3）水坑征：少量腹水可采取肘膝位叩诊，若出现脐部浊音，称为水坑征。

3. 常见病因

（1）心血管疾病：慢性充血性右心衰竭、缩窄性心包炎、心包积液等。

（2）肾脏疾病：慢性肾炎肾病型、肾病综合征等。

（3）肝脏疾病：肝硬化、肝硬化合并自发性细菌性腹膜炎、肝癌、病毒性肝炎等。

（4）腹膜疾病：①腹膜炎症，如细菌性、结核性、化学性腹膜炎等。②腹膜肿瘤：原发性腹膜肿瘤（腹膜间皮瘤）、腹膜转移瘤（胃、肝、胰、卵巢等来源）。

（5）其他：营养障碍、甲状腺功能减退症、淋巴管阻塞或破裂、恶性淋巴瘤等。

4. 渗出液与漏出液的鉴别（表6-3-6）

表6-3-6 渗出液与漏出液的鉴别

鉴别要点	渗出液	漏出液
外观	浑浊	淡黄、透明
比重	>1.018	<1.018
蛋白定量	>30g/L	<25g/L
细胞	计数>500/mm³，以中性粒细胞或淋巴细胞为主	计数<100/mm³，以淋巴细胞为主
常见病因	恶性肿瘤、腹膜炎症、结核等	肝硬化、心血管疾病、肾脏疾病、营养不良等

5. 常见感染性腹水的鉴别 以原发性细菌性腹膜炎、继发性腹膜炎为例，见表6－3－7。

表6－3－7 常见感染性腹水的鉴别

鉴别要点	原发性细菌性腹膜炎	继发性腹膜炎
常见病因	慢性肝病、肝硬化	胰腺炎、阑尾炎、消化性溃疡穿孔等
体征	常不明显，可有腹部压痛、反跳痛	腹膜刺激征（+）
性状	渗出液	黄色浑浊、渗出液
血清－腹水白蛋白梯度	≥11g/L	<11g/L
细菌培养	单一菌阳性	杂菌生长
ADA	<30U/L	<30U/L
治疗	抗感染治疗有效	抗感染效果不佳，针对原发病治疗

6. 结核性腹膜炎与恶性腹水的鉴别（表6－3－8）

表6－3－8 结核性腹膜炎与恶性腹水的鉴别

鉴别要点	结核性腹膜炎	恶性腹水
常见病因	肺结核、肠结核、腹膜结核	原发性或转移性肿瘤
性状	渗出液	渗出液
外观	黄绿色，少数血性	血性常见
脱落细胞	阴性	可找到癌细胞
腹水及血清 CEA	正常	可升高
腹水/血清 LDH 比值	<1	>1
抗酸染色或细菌培养	可阳性	阴性
诊断性抗结核治疗	有效	无效
穿刺放腹水治疗效果	腹水积聚慢	腹水积聚快

7. 治疗

（1）基础治疗：限钠、利尿，最常用的利尿药是螺内酯，必要时可联合呋塞米。

（2）穿刺放腹水：是恶性腹水最主要的治疗方法之一，可暂时缓解症状。

（3）恶性腹水：适当选用经皮下隧道置入引流管及由腹腔引流至膀胱的自动低流量泵等技术。

十二、上消化道出血

1. 概述 上消化道出血是指十二指肠悬韧带以上的食管、胃、十二指肠和胆胰疾病、胃空肠吻合术后的空肠上段病变所致出血。

2. 临床表现 与出血量、出血速度、出血部位及性质、患者的年龄及循环功能的代偿能力有关。①呕血，是上消化道出血的特征性表现。②柏油样黑便，黏稠而发亮。③出血量>1000ml，可有便血，大便呈暗红色血便。④失血性周围循环衰竭。⑤贫血。⑥发热与氮质血症。

3. 活动性出血或再出血征象

（1）呕血、黑便次数增多，粪便稀薄，色暗红；胃管引流有较多新鲜血液。

（2）肠鸣音活跃。

（3）周围循环衰竭表现，经积极补液输血后未改善，或好转后又恶化。

（4）红细胞计数、血红蛋白测定、血细胞比容持续下降，网织红细胞计数持续增高。

（5）尿量足够而血尿素氮持续或再次增高。

4. 常见病因 消化性溃疡、急性糜烂性胃炎、食管和胃底静脉曲张出血、食管癌、胃癌、贲门撕裂伤等。

5. 胃镜检查 是诊断上消化道出血病因最可靠的方法。

6. 治疗

（1）一般处理：①活动性出血期间禁食，停止出血后24小时可给予冷流质饮食。②卧床。③保持呼吸道通畅，进行监护等。

（2）积极补充血容量：立即配血，尽快建立有效的静脉输液通道，补充血容量。血容量充足的指征：收缩压90～120mmHg；脉搏<100次/分；尿量>40ml/h；血 Na^+ <140mmol/L；神志清楚或好转，无明显脱水貌。

（3）止血措施

1）食管-胃底静脉曲张破裂大出血

a. 药物止血：生长抑素类似物、特利加压素可以减少门静脉血流量，降低门静脉压力，不会引起全身血流动力学改变，为常用药物。有冠状动脉粥样硬化性心脏病者禁忌使用血管升压素。

b. 内镜治疗：应紧急采用内镜下食管曲张静脉套扎术、硬化剂注射等。

c. 气囊压迫止血：三腔二囊管压迫止血常为食管-胃底静脉曲张出血的暂时止血措施。

d. 经颈静脉肝内门体分流术：适用于大出血和估计内镜治疗成功率低的患者。

e. 急诊外科手术。

2）其他病因所致上消化道大量出血的止血措施，以消化性溃疡出血为例。

a. 抑酸药：H_2 受体阻断药或质子泵抑制剂。

b. 内镜治疗：消化性溃疡出血持续或再出血者应积极行内镜治疗。

c. 手术治疗。

d. 介入治疗。

十三、消化系统恶性肿瘤

（一）食管癌

1. 概述 食管癌是原发于食管的恶性肿瘤，以鳞状上皮癌多见，病变部位以食管中段居多，下段次之，上段最少。

2. 临床表现

（1）早期可无明显症状，多表现为胸骨后不适、烧灼感或疼痛，进食时有停滞感或轻度梗阻感。

（2）中晚期吞咽困难呈持续性和进行性加重。可伴有咽下疼痛，食物反流，声嘶、呛咳（压迫喉返神经），呃逆（侵犯膈神经），黄疸，疼痛等转移症状。晚期患者可见贫血、消瘦、营养不良、脱水或恶病质、浅表淋巴结肿大或肝大等。

3. 辅助检查

（1）胃镜：可直接观察病灶形态，并取活检以确诊，是首选的方法。

（2）食管钡剂造影：黏膜皱襞破坏，代之以杂乱不规则影像；管腔局限性狭窄，病变处食管僵硬，近段食管扩张；不规则充盈缺损或龛影。

（3）CT 及 PET - CT 等。

4. 鉴别诊断　食管良性狭窄、贲门痉挛、食管憩室、食管结核等。

（二）胃癌

1. 概述　胃癌是指源于胃黏膜上皮细胞的恶性肿瘤，绝大多数是腺癌，占胃部恶性肿瘤的95%以上。一般 55 ~ 70 岁人群高发。癌前疾病有慢性萎缩性胃炎、胃息肉、胃溃疡和残胃炎。癌前病变：①异性增生，即不典型增生或上皮内瘤变。②肠上皮化生。

2. 临床表现

（1）症状：进展期最常见的症状是体重减轻和上腹痛，另有贫血、食欲缺乏、厌食、乏力。发生并发症或转移时，可出现吞咽困难、恶心呕吐、呕血或黑便、贫血、黄疸和/或发热、呼吸困难、背部放射性疼痛。

（2）体征：进展期在上腹部可扪及肿块，有压痛。Virchow 淋巴结肿大、质硬、不活动，腹水，脾大等。

3. 辅助检查

（1）影像学检查：①胃镜结合黏膜活检，最可靠。②X 线钡餐检查有一定价值。③CT 及 PET - CT 等可明确有无远处转移。

（2）实验室检查：常见缺铁性贫血。粪便隐血试验常呈持续阳性。

（三）结肠癌

1. 概述　结肠癌是指发生于结肠黏膜上皮的恶性肿瘤，发生机制尚不明确，可能与环境因素、遗传因素等有关。

2. 临床表现　①排便习惯与粪便性状改变，包括血便、脓血便或伴里急后重。②腹痛或腹部不适，多见于右侧，以钝痛为主。③腹部肿块以右腹多见，质硬，呈结节状。

3. 辅助检查　①粪便隐血，可作为普查筛检。②结肠镜，具有确诊价值。③X 线钡剂灌肠，仅用于肠腔狭窄肠镜难以通过但需窥视狭窄近段结肠者；可发现结肠充盈缺损、肠腔狭窄、黏膜皱襞破坏等征象。④CT 结肠成像，有助于临床分期等。

4. 诊断　有高危因素的中年以上患者出现排便习惯改变与粪便性状改变、腹痛、贫血要考虑本病。诊断主要依赖结肠镜检查和黏膜活检病理检查。

（四）肝癌

1. 概述　原发性肝癌是指发生在肝细胞或肝内胆管细胞的癌肿，其中肝细胞癌约占 90%；肝癌恶性程度高，浸润和转移强。

2. 病因　①病毒性肝炎。②黄曲霉毒素。③肝纤维化。④其他高危因素，如长期接触氯乙烯、亚硝胺类等化学物质，血吸虫及华支睾吸虫感染等。

3. 临床表现

（1）症状：主要包括食欲缺乏、腹胀、恶心、呕吐、腹泻等消化道非特异性症状，可伴肝区疼痛及乏力、消瘦、发热、营养不良等恶病质状况，可有伴癌综合征表现。

（2）体征：①可存在脾大、黄疸、腹水等肝硬化的典型体征。②中晚期肝大，质硬。③肝区可出现血管杂音，肝区摩擦音提示肿瘤侵及肝包膜。

4. 辅助检查

（1）甲胎蛋白（AFP）：是诊断肝细胞癌特异性的标志物，AFP＞400ng/ml 为诊断肝癌的条件之一。

（2）超声：是目前肝癌筛查的首选方法。

（3）增强 CT/MRI：可更客观及更敏感地显示肝癌。

（4）肝穿刺活组织检查：是确诊肝癌的可靠方法。

（5）选择性肝动脉造影：是肝癌诊断的重要补充手段。

5. 诊断标准　满足下列三项中的任何一项，即可诊断肝癌。

（1）具有两种典型的肝癌影像学表现，病灶＞2cm。

（2）一项典型的肝癌影像学表现，病灶＞2cm，AFP＞400ng/ml。

（3）肝脏活检阳性。

6. 巴塞罗那临床肝癌分期（表 6－3－9）

表 6－3－9　巴塞罗那临床肝癌分期

分期	PST	肿瘤特征	肝脏功能评分
0 期（极早期）	0	单个肿瘤＜2cm	Child－Pugh A
A 期（早期）	0	单个肿瘤或 3 个肿瘤均＜3cm	Child－Pugh A－B
B 期（中期）	0	多个肿瘤	Child－Pugh A－B
C 期（进展期）	1～2	血管浸润或肝外转移	Child－Pugh A－B
D 期（终末期）	3～4	任何肿瘤	Child－Pugh C

注：PST 即病情评分（0，正常活动；1，有症状，但几乎不影响下床活动；2，白天卧床时间少于 50%；3，白天卧床时间多于 50%；4，完全卧床）。

（五）胰腺癌

1. 概述　胰腺癌指胰腺外分泌腺的恶性肿瘤，具有恶性度高、起病隐袭、进展迅速、预后不佳的特点。

2. 临床表现　①腹痛可发生于上腹部左侧、右侧及中间，可向同侧腰背放射。②消瘦。③黄疸。④Courvoisier 征，即无痛性黄疸伴胆囊增大。⑤急性上消化道出血、人格及精神改变、脂肪泻等特殊表现。

3. 辅助检查

（1）无创检查：①B 超：定位针吸细胞学检查对确诊更有帮助。②X 线钡剂胃肠造影：可间接诊断胰腺癌。③上腹部 CT：可见胰腺肿大、周围脂肪间隙减少或消失，胆管、胰管扩张，胰腺囊肿，肝及淋巴结的转移。④PET－CT。⑤上腹部MRI。⑥磁共振胰胆管显像（MRCP）。

（2）有创检查：①内镜下逆行胰胆管造影（ERCP）。②选择性腹腔血管造影。③经皮肝穿刺胆管造影（PTC）。④超声胃镜。⑤经口胰管镜。⑥胰管内超声。⑦腹腔镜。

（3）肿瘤标志物：①糖链抗原19－9（CA19－9）敏感性76%，特异性74%。②癌胚抗原（CEA）敏感性60%，特异性低。③胰腺癌胚胎抗原（POA）敏感性97%，特异性98%。

十四、慢性腹泻

1. 概述　腹泻是指排便次数增多（>3次/天），或粪便量增加（>200g/d），或粪质稀薄（含水量>85%）；根据病程可分为急性和慢性腹泻，病程短于4周者为急性腹泻，超过4周或长期反复发作者为慢性腹泻。

2. 类型　①渗透性腹泻。②分泌性腹泻。③渗出性腹泻。④动力异常性腹泻。

十五、下消化道出血

1. 概述　消化道出血是指从食管到肛门之间消化道的出血，回盲部以下的消化道出血称下消化道出血。

2. 临床表现　便血多为下消化道出血的表现，大量出血可有失血性周围循环衰竭、贫血、发热与氮质血症等表现。

3. 结肠镜检查　是诊断下消化道出血病因、部位和出血情况的首选方法。

十六、慢性胰腺炎

1. 概述　慢性胰腺炎是由于各种病因引起的胰腺组织和功能持续性损害，病理特征为腺泡萎缩，胰腺纤维化；临床以反复发作的腹痛，胰腺内、外分泌功能不全为主要症状。

2. 治疗

（1）药物：口服足量的胰酶制剂。

（2）内镜：解除胰管梗阻，缓解胰管内高压引发的临床症状。

（3）外科：胰管减压引流、切除病变的胰腺组织和阻断支配胰腺的感觉神经等。

十七、胃肠道息肉病

在肠道广泛出现数目多于100颗的息肉，并具有特殊临床表现，称为息肉病；常见有色素沉着息肉综合征、家族性肠息肉病、肠息肉病合并多发性骨瘤和多发性软组织瘤。

十八、胆石症

胆石症包括发生在胆管和胆囊的结石，是常见病和多发病；依据胆石中包含的化学成分差异，分为胆固醇类结石，胆色素类结石，其他如碳酸钙、磷酸钙等为主要成分的结石。

十九、胆囊炎

1. 概述　胆囊结石主要见于成年人，可分为三类：①无症状；②有症状；③出现并发症。有症状胆囊结石出现与否和结石的大小、部位、是否合并感染、梗阻及胆囊的功能有关。小胆石更容易出现症状，表现为消化不良等胃肠道症状、胆绞痛。胆囊结石的并发症有急性胆囊炎、胆囊积液、继发性胆总管结石及胆源性胰腺炎、胆囊癌等。

2. 诊断

（1）无并发症的胆囊结石：腹部超声等影像学确定有胆囊结石。

（2）急性胆囊炎

1）右上腹痛，发热，白细胞及 C 反应蛋白升高。

2）Murphy 征阳性，右上腹压痛、包块等。

3）腹部超声等影像学检查示胆囊增大、胆囊壁厚、胆囊颈部结石嵌顿、胆囊周围积液等表现。

第四节　血液系统

一、缺铁性贫血

1. 概述　机体对铁的需求与供给失衡，导致体内贮存铁耗尽，继之红细胞内铁缺乏，最终引起缺铁性贫血（IDA）；表现为缺铁引起的小细胞低色素性贫血及其他异常。铁的存在形式一般包括功能状态铁（如血红蛋白铁）、贮存铁（如铁蛋白）。

2. 病因　①需铁量增加而铁摄入不足，如婴幼儿、孕妇。②铁吸收障碍，如胃大部切除术后。③铁丢失过多，如月经过多。

3. 临床表现

（1）缺铁原发病表现：如消化性溃疡、肿瘤或痔疮导致的黑便、血便或腹部不适，血管内溶血的血红蛋白尿等。

（2）贫血表现：皮肤黏膜苍白、乏力、易倦、头晕、头痛、目眩、耳鸣、心悸、气短、食欲缺乏等。

（3）组织缺铁表现：①精神异常，如烦躁、易怒、异食癖。②体力、耐力下降。③易感染。④儿童生长发育迟缓、智力低下。⑤口腔炎、舌炎、舌乳头萎缩、口角皲裂、吞咽困难。⑥毛发干枯、脱落。⑦皮肤干燥、皱缩。⑧指（趾）甲缺乏光泽、脆薄易裂、变平，匙状甲。

4. 实验室检查

（1）血象：呈小细胞低色素性贫血，平均红细胞体积（MCV）低于 80fl，平均红细胞血红蛋白量（MCH）小于 27pg，平均红细胞血红蛋白浓度（MCHC）小于 32%。可见红细胞体积小，中心淡染区扩大。

（2）骨髓象：增生活跃或明显活跃；以红系增生为主，粒系、巨核系无明显异常。

（3）骨髓铁染色：骨髓小粒中无深蓝色的含铁血黄素颗粒；幼红细胞内铁小粒减少或消失，铁粒幼细胞 < 15%。

（4）铁代谢：血清铁低于 8.95μmol/L，总铁结合力升高，大于 64.44μmol/L，转铁蛋白饱和度下降，小于 15%。

（5）血清转铁蛋白受体（sTfR）测定：STfR 是反映缺铁性红细胞生成的最佳指标，一

般 >26.5nmol/L 可诊断缺铁。

（6）红细胞内卟啉代谢：FEP >0.9μmol/L（全血），ZPP >0.96μmol/L（全血），FEP/Hb >4.5μg/gHb。

5. 诊断　①血清铁蛋白 <12μg/L。②骨髓铁染色显示骨髓小粒可染铁消失，铁粒幼细胞少于15%。③转铁蛋白饱和度 <15%。④小细胞低色素性贫血。

6. 治疗

（1）去除导致缺铁的病因。

（2）补铁：治疗性铁剂包括无机铁和有机铁，无机铁以硫酸亚铁为代表，有机铁包括右旋糖酐铁、葡萄糖酸亚铁等。口服铁剂后先是外周血网织红细胞增多，于服药后5～10天达到高峰，2周后Hb开始上升，一般2个月左右恢复正常。Hb恢复后至少维持治疗4～6个月（补充贮存铁）。

二、再生障碍性贫血

1. 概述　再生障碍性贫血（AA）简称再障，是一种可能由不同病因和机制引起的骨髓造血功能衰竭症；主要表现为骨髓造血功能低下、全血细胞减少和贫血、出血、感染综合征。可能与化学因素、物理因素、病毒感染等有关。

2. 临床表现

（1）重型再生障碍性贫血（SAA）：起病急，进展快，病情重。

1）贫血：多呈进行性加重，苍白、乏力、头晕、心悸和气短等症状明显。

2）感染：呼吸道感染最常见，以革兰阴性杆菌、金黄色葡萄球菌和真菌为主，常合并败血症。

3）出血：均有不同程度的皮肤、黏膜及内脏出血。

（2）非重型再生障碍性贫血（NSAA）：起病和进展较缓慢，病情较重型轻。

1）贫血：慢性过程，常见苍白、乏力、头晕、心悸、活动后气短等。

2）感染：高热比重型少见，感染相对易控制，很少持续1周以上，上呼吸道感染常见。

3）出血：出血倾向较轻，以皮肤、黏膜出血为主，内脏出血少见。久治无效者可发生颅内出血。

3. 诊断标准

（1）AA：①全血细胞减少，网织红细胞百分数 <0.01，淋巴细胞比例增高。②一般无肝、脾大。③骨髓多部位增生减低（<正常50%）或重度减低（<正常25%），造血细胞减少，非造血细胞比例增高，骨髓小粒空虚。④除外引起全血细胞减少的其他疾病，如PNH、Fanconi贫血、Evans综合征、免疫相关性全血细胞减少等。

（2）SAA：发病急，贫血进行性加重，常伴严重感染和/或出血；血象具备下述三项中两项：①网织红细胞绝对值 $<15\times10^9/L$。②中性粒细胞 $<0.5\times10^9/L$。③血小板 $<20\times10^9/L$。

（3）NSAA：达不到SAA诊断标准的再生障碍性贫血。

4. 鉴别诊断　阵发性睡眠性血红蛋白尿症、骨髓增生异常综合征、自身抗体介导的全血细胞减少、急性白血病、急性造血功能停滞等。

5. 治疗（图6-4-1）

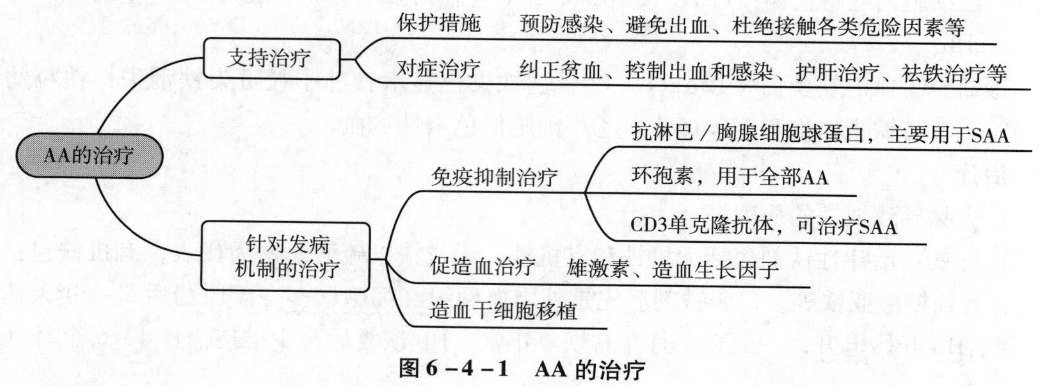

图6-4-1　AA的治疗

三、巨幼细胞贫血

1. 概述　巨幼细胞贫血多为叶酸和/或维生素 B_{12} 缺乏，造血细胞 DNA 合成障碍而导致的骨髓和外周血细胞“巨幼样变”的一种大细胞性贫血。

2. 临床表现

（1）血液系统：起病缓慢，常有面色苍白、乏力、耐力下降、头晕、心悸等贫血症状，少数可见轻度黄疸。

（2）消化系统：口腔黏膜、舌乳头萎缩，舌面呈“牛肉样舌”，可伴舌痛；食欲缺乏、恶心、腹胀、腹泻或便秘。

（3）神经系统表现和精神症状：①对称性远端肢体麻木、深感觉障碍；共济失调或步态不稳；味觉、嗅觉降低等。②叶酸缺乏者有易怒、妄想等。③维生素 B_{12} 缺乏者有抑郁、失眠、记忆力下降、谵妄、幻觉、妄想甚至精神错乱、人格变态等。

3. 实验室检查

（1）血象：呈大细胞性贫血，MCV、MCH 均增高，MCHC 正常。血片中可见红细胞大小不等、中央淡染区消失，大椭圆形红细胞、点彩红细胞等，中性粒细胞核分叶过多等。

（2）骨髓象：增生活跃或明显活跃；红系增生显著、巨幼变（胞体大，胞质较胞核成熟，“核幼浆老”），粒系巨幼变，巨核细胞体积增大等。

（3）血清维生素 B_{12} 低于 74pmol/L，血清叶酸低于 6.8nmol/L，红细胞叶酸低于 227nmol/L。胃酸降低、内因子抗体阳性等。

4. 诊断　①有叶酸、维生素 B_{12} 缺乏的病因及临床表现。②外周血呈大细胞性贫血，中性粒细胞核分叶过多。③骨髓呈典型的巨幼样改变，无其他病态造血表现。④血清叶酸和/或维生素 B_{12} 水平降低。⑤试验性治疗有效。

5. 鉴别诊断　造血系统肿瘤性疾病，有红细胞自身抗体的疾病，合并高黏滞血症的贫血，非造血系统疾病。

6. 治疗

（1）治疗原发病。

（2）补充缺乏的营养物质：①叶酸缺乏，口服叶酸。如同时有维生素 B_{12} 缺乏，要同时注

射维生素 B_{12}，否则可加重神经系统损伤。②维生素 B_{12} 缺乏，肌内注射维生素 B_{12}，无吸收障碍者可口服维生素 B_{12} 片剂。

四、自身免疫性溶血性贫血

1. 概述 自身免疫性溶血性贫血（AIHA）系因免疫调节功能发生异常，产生抗自身红细胞抗体致使红细胞破坏的一种贫血。根据致病抗体最佳活性温度分为温抗体型和冷抗体型，冷抗体型可分为冷凝集素综合征（CAS）和阵发性冷性血红蛋白尿（PCH）。

2. 诊断和治疗（表 6－4－1）

表 6－4－1 温抗体型 AIHA 和冷抗体型 AIHA 的诊断与治疗

鉴别要点	温抗体型 AIHA	冷抗体型 AIHA
所占比例	占 AIHA 的 80%～90%	占 AIHA 的 10%～20%
致病抗体及特点	主要为IgG，其次为 C3，37℃最活跃，为不完全抗体	①CAS 多为 IgM，0～5℃最活跃，为完全抗体。②PCH 为 IgG 型双相溶血素（D－L 抗体），20℃以下最活跃
溶血机制	血管外溶血	血管内溶血
临床表现	起病缓慢，成年女性多见，以贫血、黄疸和脾大为特征	①CAS 表现为末梢部位发绀，受暖后消失，伴贫血、血红蛋白尿等。②PCH 表现为遇冷后出现血红蛋白尿，伴发热、腰背痛、恶心、呕吐等
常用检查	Coombs 试验阳性	CAS——冷凝集素试验阳性，PCH——冷热溶血试验阳性
治疗	病因治疗、糖皮质激素（首选）、脾切除、免疫抑制剂、输洗涤红细胞	病因治疗、保暖（最重要），有症状者应接受利妥昔单抗治疗或其他细胞毒性免疫抑制剂，激素疗效不佳

五、白血病

（一）急性白血病

1. 概述 急性白血病（AL）是造血干/祖细胞的恶性克隆性疾病，发病时骨髓中异常的原始细胞及幼稚细胞（白血病细胞）大量增殖并抑制正常造血，可广泛浸润肝、脾、淋巴结等各种脏器。

2. FAB（法美英协作组）分型

（1）急性淋巴细胞白血病（ALL）：分为 3 个亚型。

L_1：原始和幼淋巴细胞以小细胞（直径≤12μm）为主。

L_2：原始和幼淋巴细胞以大细胞（直径＞12μm）为主。

L_3（Burkitt 型）：原始和幼淋巴细胞以大细胞为主，大小较一致，细胞内有明显空泡，胞质嗜碱性，染色深。

（2）急性髓系白血病（AML）：分为 8 个亚型。

M_0（急性髓细胞白血病微分化型）：骨髓原始细胞＞30%，无嗜天青颗粒及 Auer 小体，核仁明显，光镜下髓过氧化物酶（MPO）及苏丹黑 B 阳性细胞＜3%；电镜下，MPO 阳性；CD33 或 CD13 等髓系抗原可呈阳性，淋系抗原常为阴性。血小板抗原阴性。

M_1（急性粒细胞白血病未分化型）：原粒细胞（Ⅰ型+Ⅱ型，原粒细胞质中无颗粒为Ⅰ型，出现少数颗粒为Ⅱ型）占骨髓非红系有核细胞（NEC，指不包括浆细胞、淋巴细胞、组织嗜碱性粒细胞、巨噬细胞及所有红系有核细胞的骨髓有核细胞计数）的90%以上，其中至少3%以上细胞为MPO阳性。

M_2（急性粒细胞白血病部分分化型）：原粒细胞占骨髓NEC的30%～89%，其他粒细胞≥10%，单核细胞<20%。

M_3（急性早幼粒细胞白血病）：骨髓中以颗粒增多的早幼粒细胞为主，此类细胞在NEC中≥30%。

M_4（急性粒-单核细胞白血病）：骨髓中原始细胞占NEC的30%以上，各阶段粒细胞≥20%，各阶段单核细胞≥20%。

M_4Eo 除M_4型各特点外，嗜酸性粒细胞在NEC中≥5%。

M_5（急性单核细胞白血病）：骨髓NEC中原单核、幼单核≥30%，且原单核、幼单核及单核细胞≥80%。原单核细胞≥80%为M_{5a}，<80%为M_{5b}。

M_6（红白血病）：骨髓中幼红细胞≥50%，NEC中原始细胞（Ⅰ型+Ⅱ型）≥30%。

M_7（急性巨核细胞白血病）：骨髓中原始巨核细胞≥30%。血小板抗原阳性，血小板过氧化酶阳性。

3. WHO分型 骨髓原始细胞占有核细胞比例≥20%即可诊断为AML。ALL归入淋巴系统恶性肿瘤，取消L_1、L_2、L_3的名称。

4. 临床表现 起病急缓不一，急者常以高热、感染、出血为主要表现，缓慢者以贫血、皮肤紫癜起病。

（1）贫血：常为首发表现，进行性加重。部分病程短者可无贫血。

（2）发热：白血病本身虽然可有发热，但是较高发热往往提示有继发感染。

（3）出血：可发生于全身各部位，可见皮肤淤点、鼻出血、牙龈出血、眼底出血（视力障碍）、月经过多、颅内出血（是常见死亡原因）；M_3型易并发DIC而出现全身广泛性出血。

（4）组织和器官浸润表现：①淋巴结和肝脾大，以ALL多见。②关节、骨骼疼痛，常见胸骨中下段压痛。③部分AML可伴粒细胞肉瘤（绿色瘤），可引起眼球突出、复视或失明。④牙龈增生、肿胀，以M_4、M_5多见。⑤皮肤可出现蓝灰色斑丘疹，局部皮肤隆起、变硬，呈紫蓝色结节。⑥中枢神经系统白血病（CNSL）多见于ALL，常为髓外复发的主要根源，可表现为头痛、头晕、呕吐、颈项强直，甚至抽搐、昏迷。⑦一侧睾丸无痛性肿大，睾丸白血病多见于ALL化疗缓解后的幼儿和青年。⑧肺、心、消化道、泌尿生殖系统等受累后可有相应表现。

5. 实验室检查

（1）血象：①白细胞可升高正常或降低。大多白细胞增多，$>10\times10^9/L$者称为白细胞增多性白血病；白细胞正常或减少，$<1.0\times10^9/L$者称为白细胞不增多性白血病。血涂片可见数量不等的原始细胞和幼稚细胞。②常伴有不同程度的正常细胞性贫血和血小板减少。约50%的患者血小板$<60\times10^9/L$，晚期极度降低。

（2）骨髓象：骨髓增生活跃至极度活跃，多数有核细胞显著增生，以原始细胞为主；少数骨髓象增生低下，称为低增生性急性白血病。白血病性原始细胞常有形态异常，Auer小体常见于AML。

（3）细胞化学（表6－4－2）：主要用于协助形态鉴别各类白血病。

表6－4－2 常见急性白血病的细胞化学鉴别

化学反应	急淋白血病	急粒白血病	急性单核细胞白血病
髓过氧化物酶（MPO）	（－）	原始细胞分化差（－）～（＋） 原始细胞分化好（＋）～（＋＋＋）	（－）～（＋）
糖原染色（PAS）	（＋）成块或粗颗粒状	（－）或（＋），弥漫性淡红色或细颗粒状	（－）或（＋），弥漫性淡红色或细颗粒状
非特异性酯酶（NSE）	（－）	（－）～（＋），NaF抑制＜50%	（＋），NaF抑制≥50%

（4）免疫学：造血干/祖细胞表达CD34，急性早幼粒白血病（APL）细胞通常表达CD13、CD33、CD117和CD9。

6. 鉴别诊断 骨髓增生异常综合征（骨髓中原始细胞占有核细胞比例＜20%）、某些感染引起的白细胞异常、巨幼细胞贫血（叶酸、维生素B_{12}治疗有效）等。

7. 治疗

（1）一般治疗：①紧急处理高白细胞血症。当循环血液中白细胞数＞100×10^9/L，可产生白细胞淤滞症，应紧急使用血细胞分离机，单采清除过高的白细胞（APL一般不推荐），同时给予水化和化疗。②防治感染。③成分输血支持。④防治高尿酸血症肾病。鼓励多饮水并碱化尿液，静脉补液，使每小时尿量＞$150m/m^2$并保持碱性尿。给予别嘌醇抑制尿酸生成。当出现少尿、无尿、肾功能不全时，应按急性肾衰竭处理。⑤维持营养，维持水、电解质平衡，给患者高蛋白、高热量、易消化食物。

（2）抗白血病治疗

1）第一阶段：诱导缓解治疗。主要方法是联合化疗，目标是使患者迅速获得完全缓解（CR）。①ALL的诱导缓解治疗方案，如VP方案（即长春新碱＋泼尼松，为基本方案）、DVP方案（即柔红霉素＋VP）、DVLP方案（DVP＋门冬酰胺酶或培门冬酶，为常用诱导方案）。②AML，AML（非APL）采用蒽环类药物联合标准剂量Ara－C（阿糖胞苷）化疗，如IA方案（去甲氧柔红霉素＋阿糖胞苷）、DA方案（柔红霉素＋阿糖胞苷），APL多采用全反式维A酸＋蒽环类药物。

2）第二阶段：缓解后治疗。主要方法为化疗和异基因造血干细胞移植（HSCT）。造血干细胞移植在ALL中的主要适应证：①复发难治ALL。②CR2期ALL。③CR1期高危ALL：如细胞遗传学分析为Ph＋、亚二倍体者；MLL基因重排阳性者；WBC≥30×10^9/L的前B－ALL和WBC≥100×10^9/L的T－ALL；4周＜获CR时间≤6周；CR后在巩固维持治疗期间微小残留病灶持续存在或仍不断升高者。

3）中枢神经系统白血病防治：多采用早期强化全身治疗和鞘内注射化疗（MTX、阿糖胞苷、糖皮质激素）预防，颅脊椎照射作为CNSL发生时的挽救治疗。

8. 复发 指CR后在外周血重新出现白血病细胞或骨髓原始细胞＞5%（除外其他原因如巩固化疗后骨髓重建等）或髓外出现白血病细胞浸润，多在CR后2年内发生，以骨髓复发最常见。可选择原诱导化疗方案或含高剂量Ara－C的联合方案或新药进行再诱导治疗。

9. 难治性AML的诊断标准 ①标准方案诱导化疗2个疗程未获CR；②第1次CR后6个月内复发者；③第1次CR后6个月后复发、经原方案再诱导化疗失败者；④2次或2次以上复发者；⑤髓外白血病持续存在。复发、难治性AML预后极差，原发和继发耐药是主要原因。

10. 急性髓系白血病的预后不良因素

（1）有前驱血液病史，或放、化疗史等治疗相关白血病。

（2）患者年龄大于60岁。

（3）外周血白细胞大于$50 \times 10^6/L$。

（4）有髓外侵犯，如中枢神经系统、睾丸、皮肤。

（5）经两个标准诱导治疗后未缓解。

（6）存在预后不良的细胞遗传学或分子学异常。

（二）慢性髓系白血病

1. 概述 慢性髓系白血病（CML）俗称慢粒，是一种发生在多能造血干细胞的恶性骨髓增殖性肿瘤（为获得性造血干细胞恶性克隆性疾病），主要涉及髓系；外周血粒细胞显著增多，在受累的细胞系中，可找到Ph染色体和/或*BCR-ABL*融合基因。

2. 临床表现及实验室检查

（1）慢性期（CP）：脾大（最显著体征），可有乏力、低热、多汗或盗汗、体重减轻等代谢亢进的症状。

1）血象：白细胞数明显增高，常超过$20 \times 10^9/L$，可达$100 \times 10^9/L$以上，血片中粒细胞显著增多，可见各阶段粒细胞，以中性中幼、晚幼和杆状核粒细胞居多；原始细胞<10%，嗜酸性、嗜碱性粒细胞增多。血小板可正常，半数患者增多；晚期减少，有贫血。

2）中性粒细胞碱性磷酸酶（NAP）：活性减低或呈阴性反应。治疗有效时恢复，复发时又下降。

3）骨髓象：骨髓增生明显至极度活跃，以粒细胞为主，粒红比例明显增高，其中中性中幼、晚幼及杆状核粒细胞明显增多，原始细胞<10%；嗜酸性、嗜碱性粒细胞增多；红细胞相对减少，粒红比例明显增高；巨核细胞正常或增多，晚期减少。

4）细胞遗传学及分子生物学检查：95%以上的CML细胞中出现Ph染色体，显带分析为t（9；22）（q34；q11），形成融合基因*BCR-ABL*。

5）血液生化检查：血清和尿中尿酸浓度增加，血清LDH增加。

（2）加速期（AP）

1）可维持几个月到数年；常有发热、虚弱、进行性体重下降、骨骼疼痛，逐渐出现贫血和出血；脾持续或进行性肿大。对原来治疗有效的药物包括酪氨酸激酶抑制剂（TKI）无效。

2）外周血或骨髓原始细胞≥10%；外周血嗜碱性粒细胞>20%；不明原因的血小板进行性减少或增加；Ph染色体阳性细胞中又出现其他染色体异常，如+8、双Ph染色体。

（3）急变期（BC）

1）为CML的终末期。多数急粒变，少数为急淋变或急单变，偶有巨核细胞及红细胞等类型的急性变。预后极差。

2）外周血或骨髓中原始细胞>20%，或出现髓外原始细胞浸润。

3. 鉴别诊断 ①其他原因引起的脾大，如血吸虫病、慢性疟疾、黑热病、肝硬化等。②类白血病反应。③骨髓纤维化。

4. 治疗　①紧急处理高白细胞血症。需合用羟基脲和别嘌醇。对于白细胞计数极高或有白细胞淤滞症表现者，可行治疗性白细胞单采。明确诊断后，首选伊马替尼。②分子靶向治疗。甲磺酸伊马替尼为第一代酪氨酸激酶抑制剂（TKI）；第二代 TKI 如尼洛替尼、达沙替尼，逐渐为 CML 一线治疗的可选药物。③干扰素。④其他药物治疗，羟基脲、高三尖杉酯碱、白消安等。⑤异基因造血干细胞移植，为根治性治疗方法，在慢性期不作为一线选择。

（三）慢性淋巴细胞白血病

1. 概述　慢性淋巴细胞白血病（CLL）是一种进展缓慢的成熟 B 淋巴细胞增殖性肿瘤，以外周血、骨髓、脾和淋巴结等淋巴组织中出现大量克隆性 B 淋巴细胞为特征。

2. 临床表现　老年男性多见；起病缓慢，多无自觉症状，多数在体检或因其他疾病就诊时被发现。

（1）早期可表现为乏力、疲倦、消瘦、低热、盗汗等；60% ~80% 的患者有淋巴结肿大，多见于头颈部、锁骨上、腋窝、腹股沟等部位，随病程进展可逐渐增大或融合。可有肝脾大。

（2）晚期可出现贫血、血小板减少和粒细胞减少，常并发感染。

（3）可并发自身免疫性疾病，如自身免疫性溶血性贫血、免疫性血小板减少症等，部分可转化为幼淋巴细胞白血病、Richter 综合征等。

3. 实验室检查

（1）血象：以淋巴细胞持续性增多为主要特征，外周血 B 淋巴细胞绝对值≥5×10^9/L。大多数患者的白血病细胞形态与成熟小淋巴细胞类同，胞质少，胞核染色质呈凝块状。多数外周血涂片可见破碎细胞（涂抹细胞）。中性粒细胞比值降低。随病情进展，可见血小板减少和贫血。

（2）骨髓象：有核细胞增生明显活跃或极度活跃，淋巴细胞≥40%，以成熟淋巴细胞为主。红系、粒系及巨核系细胞增生受抑。伴溶血时，幼红细胞可代偿性增生。

（3）免疫学检查：CLL 细胞具有单克隆性，呈现 B 细胞免疫表型特征。

（4）细胞遗传学检查和分子生物学检查。

4. 鉴别诊断　病毒感染引起的反应性淋巴细胞增多症、其他 B 细胞慢性淋巴增殖性疾病、幼淋巴细胞白血病、毛细胞白血病。

5. 治疗（图 6-4-2）　早期无须治疗，需定期随访；若处于活动状态，建议开始治疗。

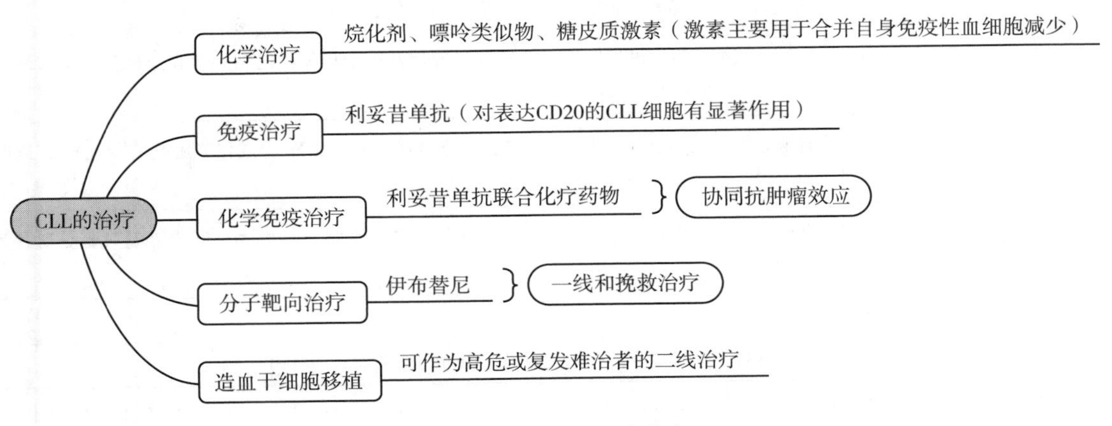

图 6-4-2　CLL 的治疗

六、淋巴瘤

淋巴瘤起源于淋巴结和淋巴组织，其发生大多与免疫应答过程中淋巴细胞增殖分化产生的某种免疫细胞恶变有关，是免疫系统的恶性肿瘤。一般认为感染及免疫因素起重要作用，理化因素及遗传因素等也有不可忽视的作用。病毒学说颇受重视。

（一）霍奇金淋巴瘤（HL）

1. 概述　HL 主要原发于淋巴结，特点是淋巴结进行性肿大，典型的病理特征是R－S 细胞存在于不同类型反应性炎症细胞的特征背景中，并伴有不同程度纤维化。

2. 病理和分型

（1）结节性淋巴细胞为主型 HL：95% 以上为结节性，镜下以单一小淋巴细胞增生为主，其内散在大瘤细胞（呈爆米花样）。免疫学表型为大量 CD20$^+$ 的小 B 细胞，形成结节或结节样结构；结节中有 CD20$^+$ 的肿瘤性大 B 细胞称作淋巴和组织细胞（L/H 型 R－S 细胞）。

（2）经典 HL：结节硬化型（病变组织呈结节状和“腔隙型” R－S 细胞）、富于淋巴细胞型（大量成熟淋巴细胞，R－S 细胞少见）、混合细胞型、淋巴细胞消减型。

3. 临床表现　多见于青年。

（1）无痛性进行性淋巴结肿大，以颈部淋巴结肿大常见。

（2）肿大的淋巴结尤其深部淋巴结，可引起相邻器官的压迫症状。

（3）病变侵犯结外组织，包括肝、脾、骨、骨髓等可引起相应症状，如肝大、黄疸、脾大、骨痛等。

（4）可伴有发热、盗汗、消瘦、皮肤瘙痒等全身症状。

（5）部分患者可见带状疱疹。特殊症状为饮酒痛，即饮酒后引起的淋巴结疼痛，发生饮酒痛者多有纵隔侵犯。

4. HL 分期、分组标准（表 6－4－3）

表 6－4－3　HL 分期、分组标准

		标准
分期	Ⅰ期	单个淋巴结区受累（Ⅰ）或单个淋巴外器官或部位局部受累（ⅠE）
	Ⅱ期	累及横膈同侧两个或两个以上淋巴结区（Ⅱ）或局部累及单个相关淋巴结外器官或部位及其区域淋巴结，伴或不伴横膈同侧其他淋巴结区受累（ⅡE）
	Ⅲ期	横膈两侧均有淋巴结受累（Ⅲ），同时可伴淋巴结外器官受累（ⅢE），或伴脾脏受累（ⅢS），或两者均受累（ⅢS＋E）
	Ⅳ期	一处或多处淋巴结外器官受到广泛性或播散性侵犯，伴或不伴淋巴结肿大。肝或骨髓只要受到累及均属Ⅳ期
分组	A 组	未出现全身症状
	B 组	不明原因发热＞38℃，夜间盗汗，或体重减轻＞10%（诊断前 6 个月内）

注：受累淋巴结区数目可通过下标来表示，如$Ⅱ_3$。累及的部位可采用下列记录符号：E，结外；X，直径 10cm 以上的巨块；M，骨髓；S，脾；H，肝；O，骨骼；D，皮肤；P，胸膜；L，肺。

5. 辅助检查

（1）血液和骨髓检查：常有轻或中度贫血；骨髓涂片找到R－S细胞是HL骨髓浸润的依据，活检可提高阳性率。

（2）其他检查：同非霍奇金淋巴瘤。

6. 治疗

（1）主要化疗方案：①ABVD（首选），即多柔比星＋博来霉素＋长春地辛＋达卡巴嗪。②MOPP，即氮芥＋长春新碱＋丙卡巴肼＋泼尼松。

（2）不同类型、分期HL的治疗

1）结节性淋巴细胞为主型：多为ⅠA期，预后多良好，可单纯淋巴结切除等待观察或累及野照射20～30Gy。

2）早期（Ⅰ、Ⅱ期）HL：给予适量全身化疗，而放疗趋向于降低放疗的总剂量，缩小照射野的范围。

3）晚期（Ⅲ、Ⅳ期）HL：6～8个周期化疗，化疗前有大肿块或化疗后肿瘤残存做放疗。ABVD仍是首选方案。

4）复发难治性HL：首程放疗后复发可采取常规化疗；化疗抵抗或不能耐受化疗，再分期为临床Ⅰ、Ⅱ期行放射治疗；常规化疗缓解后复发可行二线化疗或高剂量化疗及自体造血干细胞移植。

（二）非霍奇金淋巴瘤（NHL）

1. 概述　NHL是一组具有不同组织学特点和起病部位的淋巴瘤，易发生早期远处扩散；WHO分型包括前驱淋巴性肿瘤、成熟B细胞来源淋巴瘤、成熟T和NK细胞淋巴瘤。

2. 常见的淋巴瘤亚型　弥漫性大B细胞淋巴瘤（NHL中最常见）、边缘区淋巴瘤、滤泡性淋巴瘤（可反复复发或转成侵袭性）、套细胞淋巴瘤（属侵袭性）、Burkitt淋巴瘤/白血病（属侵袭性）、血管免疫母细胞性T细胞淋巴瘤、间变性大细胞淋巴瘤、外周T细胞淋巴瘤（非特指型）、蕈样肉芽肿/Sézary综合征。

3. 临床表现

（1）常伴全身症状，淋巴结、扁桃体、脾及骨髓最易受到累及。受压迫或浸润的范围和程度不同，引起的症状也不同。

（2）男性多见，除惰性淋巴瘤外，一般发展迅速。

（3）对器官的压迫和浸润较HL多见，常以高热或各器官、系统症状为主要临床表现。累及胃肠道的部位以回肠为多。

4. 辅助检查

（1）血液和骨髓检查：NHL白细胞数多正常，伴有淋巴细胞绝对或相对增多；部分患者的骨髓涂片中可找到淋巴瘤细胞。

（2）实验室检查：活动期红细胞沉降率增快，血清LDH升高提示预后不良。

（3）影像学检查：包括B超、CT、MRI及PET－CT。

（4）病理学检查。

5. 鉴别诊断　①与其他淋巴结肿大疾病相区别，如局部淋巴结肿大需排除淋巴结炎和恶性肿瘤转移。②以发热为主要表现的淋巴瘤，与结核病、败血症、结缔组织病、坏死性淋巴结炎和嗜血细胞性淋巴组织增多症等相鉴别。③结外淋巴瘤，与相应器官的其他恶性肿瘤相鉴别。

6. 治疗

（1）化疗

1）惰性淋巴瘤：方案包括 COP（环磷酰胺、长春新碱、泼尼松）和 CHOP（环磷酰胺、多柔比星、长春新碱、泼尼松）。

2）侵袭性淋巴瘤：方案包括CHOP（标准）和 R－CHOP，即化疗前加用利妥昔单抗。

（2）生物治疗：①单克隆抗体。②干扰素。③抗 Hp 的药物。④CAR－T 细胞免疫治疗。

（3）造血干细胞移植。

（4）合并脾功能亢进者如有切脾指征，可行脾切除术。

七、多发性骨髓瘤

1. 概述 多发性骨髓瘤是浆细胞的恶性增殖性疾病，其特征为骨髓中克隆性浆细胞异常增生，分泌单克隆免疫球蛋白或其片段（M 蛋白），并导致相关器官或组织损伤。目前，多发性骨髓瘤是一种不可治愈的疾病。

2. 临床表现 ①骨痛为主要症状，以腰骶部最多见。②贫血常见，多为轻、中度贫血。多为正细胞正色素性贫血。③肾功能损害，蛋白尿、血尿、管型尿和急、慢性肾衰竭。④高钙血症，严重时心律失常、意识模糊甚至高钙昏迷。⑤感染。⑥高黏滞综合征。⑦出血倾向，鼻出血、牙龈出血和皮肤紫癜多见。⑧淀粉样变性。⑨肌肉无力、肢体麻木和痛觉迟钝等神经系统损害。⑩髓外浸润，以肝、脾、淋巴结和肾脏多见。其他组织，如甲状腺、肾上腺等也可受累。

3. 辅助检查

（1）血象：多为正常细胞正色素性贫血，血片中红细胞呈缗钱状排列，晚期可见大量浆细胞。可有白细胞计数、血小板计数减少。

（2）骨髓：骨髓中浆细胞异常增生，并伴有质的改变；骨髓瘤细胞大小形态不一，成堆出现，核内可见核仁 1～4 个，并可见双核或多核浆细胞。

（3）血 M 蛋白鉴定：血清中出现 M 蛋白是突出特点。

（4）尿液检查：尿常规可出现蛋白尿、血尿和管型尿，半数可见本周蛋白。

（5）血液学检查：①血钙、磷、碱性磷酸酶测定。②血清 β_2－微球蛋白。③血清总蛋白、白蛋白。④C 反应蛋白和血清乳酸脱氢酶。⑤肌酐和尿素氮。

（6）细胞遗传学。

（7）X 线检查：骨病变表现为：①典型为圆形、边缘清楚如凿孔样的多个大小不等的溶骨性损害，常见于颅骨、盆骨、脊柱等。②病理性骨折。③骨质疏松。

4. 分型 按异常增殖的免疫球蛋白类型分为 IgG（最多见）、IgA、IgD、IgM、IgE 型、轻链型、双克隆型及不分泌型；每一种又根据轻链类型分为 κ 型和 λ 型。

5. 分期体系（表 6－4－4）

表 6－4－4　多发性骨髓瘤的 Durie－Salmon 分期体系

分期	特点
Ⅰ期	满足以下所有条件：①Hb > 100g/L。②血清钙≤2.65mmol/L。③骨骼 X 线片：骨骼结构正常或骨型孤立性浆细胞瘤。④血清或尿骨髓瘤蛋白产生率低：IgG < 50g/L，IgA < 30g/L，本周蛋白 < 4g/24h
Ⅱ期	不符合Ⅰ期和Ⅲ期的所有患者
Ⅲ期	满足以下 1 个或多个条件：①Hb < 85g/L。②血清钙 > 2.65mmol/L。③骨骼检查中溶骨病变 > 3 处。④血清或尿骨髓瘤蛋白产生率高：IgG > 70g/L，IgA > 50g/L，本周蛋白 > 12g/24h
亚型	
A 亚型	肾功能正常，肌酐清除率 > 40ml/min 或血清肌酐水平 < 177μmol/L
B 亚型	肾功能不全，肌酐清除率≤40ml/min 或血清肌酐水平≥177μmol/L

6. 鉴别诊断　反应性浆细胞增多症、意义未明的单克隆免疫球蛋白病、华氏巨球蛋白血症、AL 型淀粉样变性、引起骨痛和骨质破坏的疾病。

7. 治疗　原则：有症状者采用系统治疗，包括诱导、巩固治疗（含干细胞移植）及维持治疗，无症状者暂不治疗。

（1）诱导治疗：移植候选者可选用硼替佐米/地塞米松（VD）等方案；不适合移植者除上述方案外还可选用美法仑/泼尼松/硼替佐米（VMP）等方案。

（2）自体造血干细胞移植。

（3）巩固治疗：可采用原诱导方案短期巩固治疗。

（4）维持治疗：可选用硼替佐米、来那度胺、沙利度胺单药或联合糖皮质激素。

（5）异基因造血干细胞移植。

（6）支持治疗：包括骨病（用二膦酸盐）、高钙血症、肾功能不全等的治疗。

八、白细胞减少和粒细胞缺乏症

1. 概述　白细胞减少指外周血白细胞总数持续低于 $4.0 \times 10^9/L$。中性粒细胞减少是指中性粒细胞绝对计数在成人低于 $2.0 \times 10^9/L$，儿童≥10 岁低于 $1.8 \times 10^9/L$ 或 < 10 岁低于 $1.5 \times 10^9/L$。中性粒细胞绝对计数低于 $0.5 \times 10^9/L$ 时，称为粒细胞缺乏症。

2. 中性粒细胞减少的病因和发病机制（图 6－4－3）

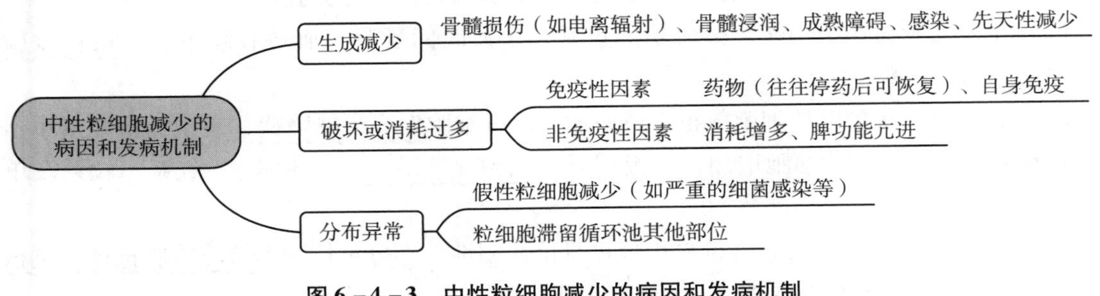

图 6－4－3　中性粒细胞减少的病因和发病机制

3. 中性粒细胞减少程度及临床表现（表 6－4－5）

表 6－4－5 中性粒细胞减少程度及临床表现

程度	计数	表现
轻度	$\geq 1.0\times10^9/L$	多表现为原发病症状
中度	$(0.5\sim1.0)\times10^9/L$	易出现疲乏、无力、头晕、食欲缺乏等非特异性症状；中度减少者，感染风险轻度增加；重度者，感染风险极大
重度	$<0.5\times10^9/L$	

4. 辅助检查

（1）血常规：白细胞减少，中性粒细胞减少，淋巴细胞百分比增加。

（2）其他检查：骨髓象检查、中性粒细胞特异性抗体测定、肾上腺素试验。

5. 治疗

（1）病因治疗：如停止接触可疑的药物等，积极治疗原发病。

（2）防治感染：减少出入公共场所，保持卫生，去除慢性感染灶；无菌隔离；经验性抗生素治疗等。

（3）促进粒细胞生成：重组人集落刺激因子、B 族维生素、鲨肝醇等。

（4）免疫抑制剂：自身免疫性粒细胞减少和免疫机制所致粒细胞缺乏者，可用糖皮质激素等。

九、特发性血小板减少性紫癜

1. 概述 特发性血小板减少性紫癜也称原发免疫性血小板减少症（ITP），是一种复杂的多种机制共同参与的获得性自身免疫性疾病。本节主要讲述成人 ITP。

2. 发病机制 ①体液免疫和细胞免疫介导的血小板过度破坏。②体液免疫和细胞免疫介导的巨核细胞数量和质量异常，血小板生成不足。

3. 临床表现

（1）症状：一般起病隐袭，常表现为反复的皮肤黏膜出血如瘀点、紫癜、瘀斑及外伤后止血不易等，鼻出血、牙龈出血、月经过多常见，严重内脏出血少见。部分可有明显的乏力症状。

（2）体征：皮肤紫癜或瘀斑，以四肢远端多见，黏膜出血以鼻出血、牙龈出血或口腔黏膜血疱多见。一般无肝、脾、淋巴结肿大。

4. 辅助检查

（1）血常规：血小板计数减少，血小板平均体积偏大，可有贫血。

（2）出凝血及血小板功能：凝血功能正常，出血时间延长，血块收缩不良，束臂试验阳性。血小板功能一般正常。

（3）骨髓象：骨髓巨核细胞数正常或增加，巨核细胞发育成熟障碍，表现为体积变小，胞质内颗粒减少，幼稚巨核细胞增加，产板型巨核细胞显著减少（＜30%）。红系、粒系及单核系正常。

（4）血清学：约 70% 的患者抗血小板自身抗体阳性，部分可检测到抗心磷脂抗体、抗核抗体。伴自身免疫性溶血性贫血者（Evans 综合征）Coombs 试验可呈阳性。

5. 诊断要点　①至少2次检查血小板计数减少，血细胞形态无异常。②查体脾脏一般不增大。③骨髓检查巨核细胞数正常或增多，有成熟障碍。④排除其他继发性血小板减少症。

6. 分型与分期

（1）新诊断的ITP：确诊后3个月以内的ITP患者。

（2）持续性ITP：确诊后3～12个月血小板持续减少的ITP患者。

（3）慢性ITP：血小板减少持续超过12个月的ITP患者。

（4）重症ITP：血小板$<10\times10^9/L$，且就诊时存在需要治疗的出血症状或常规治疗中发生了新的出血症状，且需要用其他升高血小板药物治疗或增加现有治疗的药物剂量。

（5）难治性ITP：满足以下三个条件的患者：①脾切除后无效或者复发。②仍需要治疗以降低出血的危险。③除外其他原因引起的血小板减少症，确诊为ITP。

7. 治疗

（1）一般治疗：①出血严重者注意休息，血小板$<20\times10^9/L$者，严格卧床，避免外伤。②应用止血药及局部止血。

（2）观察：无明显出血倾向，血小板计数$>30\times10^9/L$，无手术、创伤，且不从事增加出血危险的工作或活动，发生出血的风险较小。

（3）新诊断患者的一线治疗：①糖皮质激素，一般为首选治疗。②静脉输注丙种球蛋白。

（4）二线治疗：①包括促血小板生成药物、抗CD20单克隆抗体、免疫抑制剂等。②脾切除。

（5）急症处理：①血小板输注。②静脉输注丙种球蛋白。③大剂量甲泼尼龙。④促血小板生成药物。⑤重组人活化因子Ⅶ。

十、弥散性血管内凝血

1. 概述　弥散性血管内凝血（DIC）是在许多疾病基础上，致病因素损伤微血管体系，导致凝血活化，全身微血管血栓形成，凝血因子大量消耗并继发纤溶亢进，引起以出血及微循环衰竭为特征的临床综合征。

2. 病因（图6-4-4）

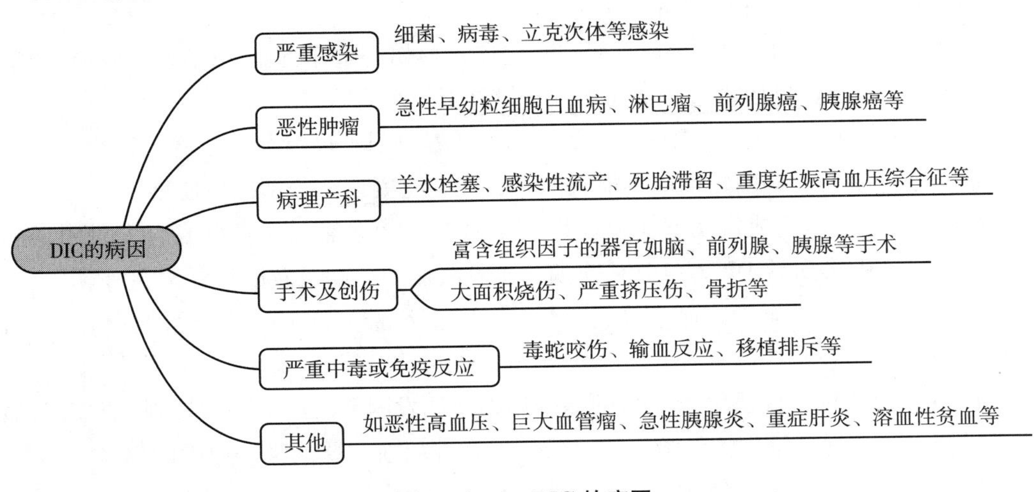

图6-4-4　DIC的病因

3. 发病机制 ①组织损伤。②血管内皮损伤。③血小板活化。④纤溶系统激活。

4. 病理及病理生理 ①微血栓形成。②凝血功能异常。③微循环障碍。

5. 临床表现

（1）出血倾向：特点为自发性、多发性出血，部位可遍及全身，多见于皮肤、黏膜、伤口及穿刺部位；其次为某些内脏出血，严重者可发生颅内出血。

（2）休克或微循环衰竭：一过性或持续性血压下降，早期即出现肾、肺、大脑等器官功能不全，表现为肢体湿冷、少尿、呼吸困难、发绀及神志改变等。休克程度与出血量不成比例。

（3）微血管栓塞：深部器官微血管栓塞导致的器官衰竭更常见，可表现为顽固性休克、呼吸衰竭、意识障碍、颅内高压和肾衰竭等。

（4）微血管病性溶血：表现为进行性贫血，偶见皮肤、巩膜黄染。

（5）原发病表现。

6. 中国 DIC 的诊断标准（表 6-4-6）

表 6-4-6 中国 DIC 的诊断标准

依据	标准
临床表现	存在易引起 DIC 的基础疾病
	有下列 1 项以上表现：①多发性出血倾向。②不易用原发病解释的微循环衰竭或休克。③多发性微血管栓塞的症状、体征，如皮肤、皮下、黏膜栓塞性坏死及早期出现的肺、肾、脑等脏器衰竭
实验室检查指标	同时有下列 3 项以上异常：①血小板 $<100\times10^9$/L 或进行性下降，肝病、白血病患者 $<50\times10^9$/L。②血浆纤维蛋白原含量 <1.5g/L 或进行性下降，或 >4g/L，白血病及其他恶性肿瘤 <1.8g/L，肝病 <1.0g/L。③3P 试验阳性或血浆 FDP >20mg/L，肝病、白血病 FDP >60mg/L，或 D-二聚体水平升高或阳性。④PT 缩短或延长 3 秒以上，肝病、白血病延长 5 秒以上，或 APTT 缩短或延长 10 秒以上

7. 鉴别诊断 重症肝炎、血栓性血小板减少性紫癜、原发性纤维蛋白溶解亢进症。

8. 治疗

（1）治疗基础疾病及消除诱因：控制感染，治疗肿瘤，纠正缺氧、缺血及酸中毒等，是终止 DIC 病理过程的最为关键和根本的治疗措施。

（2）抗凝治疗：是终止 DIC 病理过程、减轻器官损伤、重建凝血-抗凝平衡的重要措施。

1）抗凝药物：主要包括普通肝素和低分子量肝素。

2）适应证：①DIC 早期（高凝期）。②血小板及凝血因子呈进行性下降，微血管栓塞表现明显。③消耗性低凝期但病因短期内不能去除者，在补充凝血因子情况下使用。

3）禁忌证：①手术后或损伤创面未经良好止血者。②近期有大咯血或有大量出血的活动性消化性溃疡。③蛇毒所致 DIC。④DIC 晚期，多种凝血因子缺乏及明显纤溶亢进。

（3）替代治疗：①新鲜冷冻血浆等血液制品。②血小板悬液。③纤维蛋白原。④FⅦ及凝血酶原复合物。

（4）纤溶抑制药物：仅适用于 DIC 的基础病因及诱发因素已经去除或控制，并有明显纤溶亢进的临床及实验证据，继发性纤溶亢进已成为迟发性出血主要或唯一原因的患者。

（5）溶栓疗法：原则上不使用溶栓剂。

（6）糖皮质激素的应用：①基础疾病需糖皮质激素治疗者。②感染性休克并且 DIC 已经有效抗感染治疗者。③并发肾上腺皮质功能不全者。

十一、凝血功能障碍性疾病

1. 血友病　是一组因遗传性凝血活酶生成障碍引起的出血性疾病，包括血友病 A 和血友病 B，以血友病 A 较为常见；以阳性家族史、幼年发病、自发或轻度外伤后出血不止、血肿形成及关节出血为特征。

2. 血管性血友病　是临床上常见的一种常染色体遗传性出血性疾病，多为显性遗传；以自幼发生的出血倾向、出血时间延长、血小板黏附性降低、瑞斯托霉素诱导的血小板聚集缺陷及血浆 vWF 抗原缺乏或结构异常为特点。

十二、过敏性紫癜

1. 概述　过敏性紫癜是一种常见的血管变态反应性疾病，因机体对某些致敏物质产生变态反应，导致毛细血管脆性及通透性增加，血液外渗，产生紫癜、黏膜及某些器官出血；可同时伴发血管神经性水肿、荨麻疹等其他过敏表现。常见原因包括感染、食物、药物（抗生素类、解热镇痛药等）及其他（如花粉）。

2. 诊断要点　①发病前 1～3 周常有低热、咽痛、全身乏力或上呼吸道感染史。②典型四肢皮肤紫癜，可伴腹痛、关节肿痛、血尿。③血小板计数、功能及凝血相关检查正常。④排除其他原因所致的血管炎及紫癜。

3. 治疗　①消除致病因素。②一般治疗，如卧床休息，消化道出血时禁食，注意水、电解质平衡及营养，抗组胺药［如盐酸异丙嗪、氯苯那敏（扑尔敏）］、改善血管通透性的药物（如维生素 C、曲克芦丁）等。③对症治疗。④糖皮质激素。⑤其他，免疫抑制剂、抗凝疗法和中医中药。

十三、骨髓增生异常综合征

1. 概述　骨髓增生异常综合征（MDS）是一组起源于造血干细胞，以血细胞病态造血，高风险向急性髓系白血病（AML）转化为特征的异质性髓系肿瘤性疾病。

2. 鉴别诊断　慢性再生障碍性贫血（CAA）、阵发性睡眠性血红蛋白尿症（PNH）、巨幼细胞贫血、慢性髓系白血病（CML）。

3. 治疗　支持治疗、促造血治疗、去甲基化药物、生物反应调节剂、联合化疗、异基因造血干细胞移植。

十四、骨髓增殖性肿瘤

1. 真性红细胞增多症　简称真红，是一种以获得性克隆性红细胞异常增多为主的慢性骨髓增殖性肿瘤；其外周血血细胞比容增加，血液黏稠度增高，常伴有白细胞和血小板增高、脾大，病程中可出现血栓和出血等并发症。

2. 原发性血小板增多症　为造血干细胞克隆性疾病，外周血血小板计数明显增高而功能异常，骨髓中巨核细胞增殖旺盛，50%～70%的患者有 *JAK2 V617F* 基因突变。

3. 原发性骨髓纤维化 是一种造血干细胞克隆性增殖所致的骨髓增殖性肿瘤，表现为不同程度的血细胞减少和/或增多，外周血出现幼红、幼粒细胞、泪滴形红细胞，骨髓纤维化和髓外造血，常导致肝脾大。

十五、脾功能亢进

1. 概述 脾功能亢进简称脾亢，是一种临床综合征，其共同表现为脾大，一系或多系血细胞减少而骨髓造血细胞相应增生；脾切除后血象可基本恢复，症状缓解。

2. 脾切除指征 ①脾大造成明显压迫症状。②严重溶血性贫血。③显著血小板减少引起出血。④粒细胞极度减少并有反复感染史。脾切除后常见并发症是血栓形成和栓塞、感染，因此需严格掌握手术适应证。

第五节 泌尿系统

一、肾小球肾炎

（一）急性肾小球肾炎

考点直击

【病历摘要】

男，17岁。水肿1周，尿量减少1天。

患者1周前无明显诱因晨起发现双眼睑水肿，进行性加重，1天后出现双下肢水肿，伴尿中泡沫增多，尿色基本正常。1天来自觉尿量较前减少500～600ml。无夜尿增多，无发热、皮疹、关节痛。2周前曾患"急性扁桃体炎"，经当地医院抗感染治疗后好转。否认肝炎、结核病病史，无高血压、糖尿病、肾脏病史及家族史。

查体：T 36.8℃，P 72次/分，R 18次/分，BP 145/95mmHg。皮肤未见出血点和皮疹，浅表淋巴结未触及肿大，双眼睑水肿，双肺未闻及干、湿啰音，心界不大，心率72次/分，律齐，各瓣膜听诊区未闻及杂音，腹平软，无压痛，肝脾肋下未触及，移动性浊音（－），双下肢中度凹陷性水肿。

实验室检查：血常规示血红蛋白141g/L，白细胞6.5×10^9/L，中性粒细胞0.65，血小板263×10^9/L。尿常规：蛋白（++），红细胞25～30个/HP，血肌酐96μmol/L，尿素氮7.3mmol/L，球蛋白38g/L。

【病例分析】

1. 诊断 急性肾小球肾炎。

2. 诊断依据

（1）青少年男性，急性病程，起病3周内有前驱感染。

（2）水肿，尿量较前减少。
（3）查体见血压升高，眼睑及双下肢水肿。
（4）尿常规提示血尿、蛋白尿。
3. 鉴别诊断　①慢性肾小球肾炎。②急进性肾小球肾炎。③继发性肾小球疾病。
4. 进一步检查
（1）尿相差显微镜检查，24 小时尿蛋白定量。
（2）监测肾功能。
（3）肾脏 B 超，必要时行肾穿刺活检。
（4）血补体、抗链球菌溶血素“O”、乙肝病毒免疫标志物、抗核抗体谱检查。
5. 治疗原则
（1）休息，限制水、盐摄入。
（2）对症治疗：利尿消肿、降血压。
（3）如肾功能进行性恶化发生急性肾损伤，必要时可采用透析治疗。

1. 概述　急性肾小球肾炎简称急性肾炎，是以急性肾炎综合征为主要临床表现的一组疾病；急性起病，主要表现为血尿、蛋白尿、水肿和高血压，可伴有一过性肾功能不全；多见于链球菌感染后。

2. 临床表现

（1）多见于儿童，常于感染后 2 周起病。

（2）均有肾小球源性血尿，约 30% 为肉眼血尿；可伴轻、中度蛋白尿，少数可呈肾病综合征范围的蛋白尿。少数重症患者可发生充血性心力衰竭。

（3）80% 的患者可有晨起眼睑及下肢水肿，可有一过性高血压。

3. 实验室检查　①血清 C3 及总补体，起病初期下降，8 周内逐渐恢复正常。②血清抗链球菌溶血素“O”效价升高。

4. 诊断　链球菌感染后 1 ~3 周发生急性肾炎综合征，伴血清 C3 一过性下降，可临床诊断急性肾炎。肾活检指征：①少尿 1 周以上或进行性尿量减少伴肾功能恶化者。②病程超过 2 个月而无好转趋势者。③急性肾炎综合征伴肾病综合征者。

5. 治疗　以支持及对症治疗为主。本病为自限性疾病，多数预后良好。

（1）急性期卧床休息，静待肉眼血尿消失、水肿消退及血压恢复正常。

（2）限盐、利尿消肿以降血压和预防心脑血管并发症。

（3）如无现症感染证据，不需要使用抗生素；反复发作慢性扁桃体炎，病情稳定后可考虑扁桃体切除。

（二）急进性肾小球肾炎

1. 概述　急进性肾小球肾炎即急进性肾炎，是在急性肾炎综合征基础上，肾功能快速进展，病理类型为新月体肾炎的一组疾病。

2. 病理分型（图6－5－1）

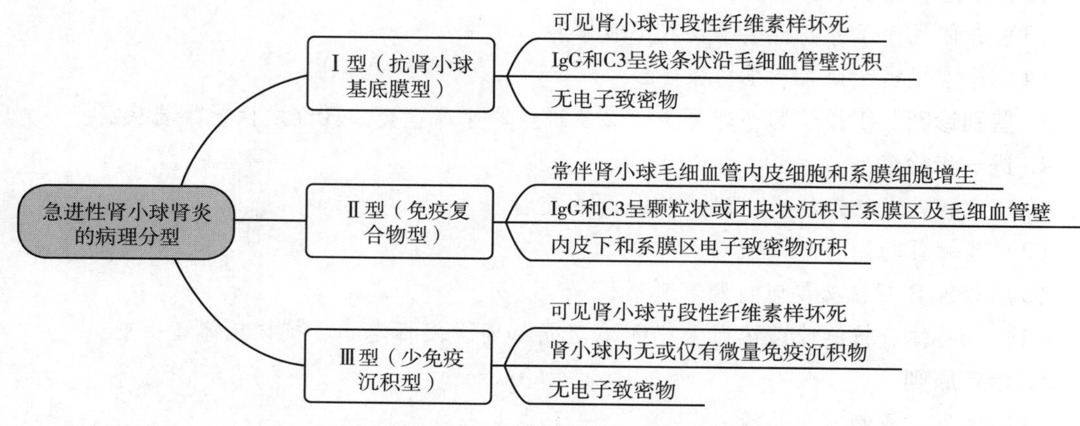

图6－5－1　急进性肾小球肾炎的病理分型

3. 临床表现

（1）我国以Ⅱ型略多见，Ⅰ型好发于青少年，Ⅲ型常见于中老年患者，男性略多。

（2）起病急，进展快；在急性肾炎综合征基础上，早期出现少尿或无尿，肾功能快速进展乃至尿毒症。

（3）可伴不同程度贫血，Ⅱ型约半数伴肾病综合征，Ⅲ型常有发热、乏力、体重下降等系统性血管炎的表现。

4. 免疫学检查　①抗GBM抗体阳性（Ⅰ型）和ANCA阳性（Ⅲ型）。②Ⅱ型患者血液循环免疫复合物及冷球蛋白可呈阳性，并可伴血清C3降低。

5. 治疗

（1）强化疗法：①血浆置换疗法，适用于Ⅰ型和Ⅲ型，肺出血患者首选。②甲泼尼龙冲击。

（2）支持对症治疗：凡达到透析指征者，应及时透析。

（3）肾移植。

（三）慢性肾小球肾炎

1. 概述　慢性肾小球肾炎简称慢性肾炎，是以血尿、蛋白尿、水肿、高血压及缓慢进展的肾功能减退为特点的一组原发性肾小球疾病；特点为病程长、病情迁延、病变持续缓慢进展。

2. 病理类型　主要为系膜增生性肾小球肾炎（包括IgA和非IgA系膜增生性肾小球肾炎）、系膜毛细血管性肾小球肾炎、膜性肾病及局灶节段性肾小球硬化等。晚期肾脏体积缩小、肾皮质变薄等。

3. 临床表现　临床表现呈多样性，个体间差异较大。①可发生于任何年龄，以中青年为主，男性多见。②起病缓慢、隐匿。③早期可无特殊症状，可有乏力、疲倦、腰部疼痛和食欲缺乏。④水肿可有可无，一般不严重。⑤有的患者可出现血压（特别是舒张压）持续性中等以上程度升高，甚至恶性高血压，严重者可有眼底出血、渗出，视盘水肿。部分可因感染、劳累呈急性发作，或用肾毒性药物后病情急骤恶化。

4. 诊断　尿检异常（蛋白尿、血尿）、伴或不伴水肿及高血压病史达3个月以上，无论有无肾功能损害均应考虑此病，在除外继发性肾小球肾炎及遗传性肾小球肾炎后，临床上可诊断为慢性肾炎。

5. 鉴别诊断　继发性肾小球疾病、Alport 综合征、其他原发性肾小球疾病（无症状性血尿和/或蛋白尿等）、原发性高血压肾损害、慢性肾盂肾炎和梗阻性肾病。

6. 治疗

（1）积极控制高血压和减少尿蛋白：高血压和蛋白尿是加速肾小球硬化、促进肾功能恶化的重要因素。

（2）限制食物中蛋白及磷的摄入量。

（3）糖皮质激素和细胞毒性药物：一般不主张积极应用。

（4）避免加重肾脏损害的因素：感染、劳累、妊娠及肾毒性药物。

二、IgA 肾病

1. 概述　IgA 肾病是指肾小球系膜区以IgA 或 IgA 沉积为主的肾小球疾病，是目前世界范围内最常见的原发性肾小球疾病，也是终末期肾病的重要病因；可发生于任何年龄，以 20～30 岁男性为多见。

2. 病理　主要病理特点是肾小球系膜细胞增生和基质增多；免疫荧光可见系膜区 IgA 为主的颗粒样或团块样沉积，伴或不伴毛细血管袢分布，常伴 C3 的沉积；电镜下可见系膜区电子致密物呈团块状沉积。

3. 临床表现

（1）起病隐匿，常表现为无症状性血尿，伴或不伴蛋白尿。

（2）起病前数小时或数日内有上呼吸道或消化道感染等前驱症状，多见于儿童和年轻人。

（3）全身症状轻重不一，可表现为全身不适、乏力和肌肉疼痛等。

（4）20%～50%患者有高血压，少数可发生恶性高血压；部分表现为肾病综合征及不同程度的肾功能损害。

4. 实验室检查　①尿液检查可表现为镜下血尿或肉眼血尿，以畸形红细胞为主；约 60%的患者伴有不同程度蛋白尿，有些可表现为肾病综合征（>3.5g/d）。②30%～50%患者伴血 IgA 增高。

5. 鉴别诊断　急性链球菌感染后肾炎、非 IgA 系膜增生性肾炎、其他继发性系膜 IgA 沉积、薄基底膜肾病、尿路感染。

6. 治疗

（1）单纯镜下血尿：一般无须特殊治疗，定期监测尿蛋白和肾功能。

（2）反复发作性肉眼血尿：积极控制感染，选用无肾毒性的抗生素。

（3）伴蛋白尿：①建议选用ACEI 或ARB 治疗并逐渐增加至可耐受的剂量，尽量将尿蛋白控制在<0.5g/d。②3～6 个月优化支持治疗（包括服 ACEI/ARB 和控制血压）后，如尿蛋白仍持续>1g/d 且 GFR>50ml/（min·1.73m^2）的患者，可给予糖皮质激素治疗。

（4）肾病综合征：病理改变较轻者，可选用激素或联合应用细胞毒性药物；病理改变较重者，疗效常较差。

（5）急性肾衰竭：若肾活检提示为细胞性新月体肾炎，及时给予大剂量激素和细胞毒性药物强化治疗；必要时透析。

（6）高血压：常用 ACEI 或 ARB。

（7）慢性肾衰竭的治疗和其他治疗。

三、肾病综合征

1. 概述 肾病综合征（NS）是以大量蛋白尿（>3.5g/d）、低白蛋白血症（血清白蛋白<30g/L）、水肿、高脂血症为基本特征的一组临床综合症候群。其中前两项为诊断的必备条件。

2. 分类和常见病因（表 6－5－1）

表 6－5－1　肾病综合征的分类和常见病因

人群	病因	
	原发性肾病综合征	继发性肾病综合征
儿童	微小病变型肾病	过敏性紫癜肾炎、乙型肝炎病毒相关性肾炎、狼疮肾炎
青少年	系膜增生性肾小球肾炎、微小病变型肾病、局灶节段性肾小球硬化、系膜毛细血管性肾小球肾炎	狼疮肾炎、过敏性紫癜肾炎、乙型肝炎病毒相关性肾炎
中老年	膜性肾病	糖尿病肾病、肾淀粉样变性、骨髓瘤性肾病、淋巴瘤或实体肿瘤性肾病

3. 并发症

（1）感染（常见）：常见部位为呼吸道、泌尿道及皮肤等；是导致肾病综合征复发和疗效不佳的主要原因。

（2）血栓和栓塞：以肾静脉血栓最为常见。

（3）急性肾损伤：以微小病变型肾病者居多，发生多无明显诱因，表现为少尿或无尿，扩容利尿无效。

（4）蛋白质及脂肪代谢紊乱。

4. 诊断 包括 3 方面：①明确是否为肾病综合征。②确认病因：必须首先除外继发性病因和遗传性疾病，才能诊断为原发性肾病综合征；最好能进行肾活检，作出病理诊断。③判定有无并发症。

5. 治疗

（1）一般治疗：注意休息，预防感染；病情稳定者适当活动，防止静脉血栓形成；优质蛋白、低盐、低脂饮食。

（2）对症治疗

1）利尿消肿：①噻嗪类利尿药、袢利尿药、潴钾利尿药。②渗透性利尿药。③提高血浆胶体渗透压。

2）减少尿蛋白：常用ACEI 或ARB。

（3）免疫抑制治疗：①糖皮质激素，用药原则为起始足量、缓慢减量和长期维持。②细胞毒性药物，用于激素依赖型、激素抵抗型患者。一般不作为首选药物和单独用药。③钙调神经蛋白抑制剂。④吗替麦考酚酯。

（4）防治并发症

1）感染：通常在激素治疗时无须应用抗生素预防。一旦发现感染，及时选用对致病菌敏感、强效且无肾毒性的抗生素积极治疗。

2）血栓及栓塞：血浆白蛋白低于20g/L时，提示存在高凝状态，即应预防性抗凝治疗。

3）急性肾损伤：①袢利尿药。②血液透析。③治疗原发病。④碱化尿液。

4）蛋白质及脂肪代谢紊乱：调整饮食中蛋白和脂肪的量与结构，还可应用降脂药物等。

四、继发性肾脏疾病

（一）狼疮肾炎

1. 概述　狼疮肾炎是系统性红斑狼疮（SLE）的肾脏损害，约50%以上SLE患者有肾损害的临床表现，肾活检则显示肾脏受累几乎为100%。狼疮肾炎是我国终末期肾衰竭的重要原因之一。

2. 发病机制　免疫复合物形成与沉积是引起狼疮肾炎的主要机制，沉积的免疫复合物激活补体，引起炎症细胞浸润、凝血因子活化及炎症介质释放，导致肾脏损伤。

3. 临床表现　肾脏表现可为无症状性蛋白尿和/或血尿或表现为高血压、肾病综合征、急性肾炎综合征等。病情可进展为慢性肾脏病，晚期发生尿毒症。

4. 诊断　在SLE基础上，有肾脏损害表现，如持续性蛋白尿（>0.5g/d，或>+++）、血尿或管型尿（可为红细胞或颗粒管型等），则可诊断为狼疮肾炎。

5. 治疗　以控制病情活动、阻止肾脏病变进展为主要目的。应根据临床表现、病理特征及疾病活动程度制定个体化治疗方案。

（二）糖尿病肾病

1. 概述　糖尿病肾病是糖尿病最常见的微血管并发症之一，无论是1型还是2型糖尿病，30%～40%的患者可出现肾脏损害，而2型糖尿病中约5%的患者在确诊糖尿病时就已存在糖尿病肾病。

2. 发病机制　①糖代谢异常。②肾脏血流动力学改变。③氧化应激。④免疫炎症因素。⑤遗传因素。

3. 临床表现与分期　主要表现为不同程度蛋白尿及肾功能的进行性减退。

（1）Ⅰ期：临床无肾病表现，仅有血流动力学改变，肾小球滤过率（GFR）升高，肾脏体积增大，小球和小管肥大；运动、应急、血糖控制不良时可有一过性微量蛋白尿。

（2）Ⅱ期：持续性微量白蛋白尿，GFR正常或升高，临床无症状；肾脏病理肾小球/肾小管基底膜增厚、系膜区增宽等。

（3）Ⅲ期：蛋白尿/白蛋白尿明显增加（尿白蛋白排泄率>200mg/24h，蛋白尿>0.5g/24h），可有轻度高血压，GFR下降，但血肌酐正常；肾脏病理出现局灶/弥漫性硬化，K－W结节，入/出球小动脉透明样变等。

（4）Ⅳ期：大量蛋白尿，可达肾病综合征程度。

（5）Ⅴ期：肾功能持续减退直至终末期肾病。

4. 治疗

（1）饮食治疗：早期限制蛋白质摄入。以优质蛋白为主，保证足够热量。

（2）控制血糖：糖化血红蛋白控制在7%左右。中晚期患者建议停用口服降糖药，使用胰岛素。

（3）控制血压：ACEI/ARB 作为首选药物。

（4）调脂治疗。

（5）治疗并发症：处理高血压、动脉粥样硬化、心脑血管病、其他微血管病等并发症，尽量避免使用肾毒性药物。

（6）透析和移植。

（三）抗中性粒细胞胞质抗体相关小血管炎肾损害

1. 概述 抗中性粒细胞胞质抗体（ANCA）相关小血管炎是原发性系统性小血管炎的一种；ANCA 相关小血管炎主要包括肉芽肿性多血管炎、嗜酸性肉芽肿性多血管炎和显微镜下多血管炎（MPA）。ANCA 的主要靶抗原为蛋白酶 3（PR3）和髓过氧化物酶（MPO）。我国以 MPO - ANCA 阳性的 MPA 为主。

2. 临床表现

（1）常有发热、疲乏、关节肌肉疼痛和体重下降等非特异性全身症状；实验室检查 ANCA 阳性，CRP 升高，ESR 快。

（2）肾脏受累时，活动期有血尿，多为镜下血尿，可见红细胞管型，多伴蛋白尿；肾功能受累常见，约半数表现为急进性肾小球肾炎。

（3）本病多系统收了，肾外表现包括肺、头颈部和内脏损伤。肺受累严重者可发生呼吸衰竭。

3. 治疗

（1）诱导治疗：糖皮质激素联合环磷酰胺（最常用）。

（2）维持治疗：在应用小剂量糖皮质激素的基础上，常用免疫抑制剂包括硫唑嘌呤（AZA）和吗替麦考酚酯（MMF）进行治疗。

（四）高尿酸肾损害

随着生活方式的变化，高尿酸血症的发生率逐渐增加，尤其是慢性肾脏病中合并无症状高尿酸血症的发生率更高。高尿酸肾损害的临床分类及特点，见表 6 - 5 - 2。

表 6 - 5 - 2 高尿酸肾损害的临床分类及特点

鉴别要点	急性高尿酸血症性肾病	慢性高尿酸血症性肾病	尿酸性肾结石
主要改变	多为少尿型急性肾损伤	多为间质性肾损害	主要为肾梗阻
临床表现	通常发生在恶性肿瘤放、化疗后 1 ~ 2 天，常伴溶瘤综合征的特点和低钙血症；尿酸盐结晶导致的肾内梗阻，可引起腰痛、腹痛、少尿甚至无尿	通常存在长期的高尿酸血症，常反复发作痛风	肾绞痛和血尿，部分体检时发现结石

续表

鉴别要点	急性高尿酸血症性肾病	慢性高尿酸血症性肾病	尿酸性肾结石
治疗	①以预防为主，肿瘤放、化疗之前3～5天即可应用别嘌醇。②发生高尿酸血症时，可用别嘌醇或尿酸氧化酶，必要时透析。③水化和碱化尿液	①控制饮食嘌呤摄入。②抑制尿酸生成的药物主要是黄嘌呤氧化酶抑制剂（别嘌醇和非布索坦）。③促尿酸排泄药物可选用苯溴马隆。④促进尿酸分解的药物，如尿酸氧化酶	降低血尿酸水平和提高尿酸在尿中的溶解度

（五）过敏性紫癜性肾炎

1. 概述　过敏性紫癜是一种以坏死性血管炎为基本病变的免疫性疾病，临床上以非血小板减少性皮肤紫癜、非损伤性关节炎、消化道症状及肾脏损害为特征；肾脏受累称为过敏性紫癜性肾炎或紫癜性肾炎。多数儿童患者预后较好。成人出现肾衰竭的危险性较大，尤其在老年患者，以急性肾炎综合征起病或为持续性肾病综合征者预后较差。

2. 诊断　在过敏性紫癜病程6个月内，出现血尿和/或蛋白尿可确诊。诊断要点：①出现典型的皮肤损害。②存在尿检异常，血尿和/或蛋白尿。③肾脏病理表现为以IgA系膜区沉积为主的系膜增生性肾小球肾炎。

（1）血尿的诊断标准：肉眼血尿或镜下血尿。

（2）蛋白尿的诊断标准：满足以下任一项：①1周内3次尿常规定性示尿蛋白阳性。②24小时尿蛋白定量>150mg或尿蛋白/肌酐（mg/g）>200。③1周内3次尿微量白蛋白高于正常值。

3. 紫癜性肾炎的肾小球病理分级

（1）Ⅰ级：肾小球轻微异常。

（2）Ⅱ级：单纯系膜增生，分为①局灶节段；②弥漫性。

（3）Ⅲ级：系膜增生，伴有<50%肾小球新月体形成和/或节段性病变（硬化、粘连、血栓、坏死）。分为①局灶节段；②弥漫性。

（4）Ⅳ级：病变同Ⅲ级，50%～75%肾小球伴上述病变。分为①局灶节段；②弥漫性。

（5）Ⅴ级：病变同Ⅲ级，>75%肾小球伴上述病变。分为①局灶节段；②弥漫性。

（6）Ⅵ级：膜增生性肾小球肾炎（系膜毛细血管性肾小球肾炎）。

4. 过敏性紫癜性肾炎肾活检的指征　①显著蛋白尿（24小时尿蛋白定量>1g）或肾病综合征。②肾功能不全，肌酐清除率<80ml/（min·1.73m^2）。③反复发作的紫癜伴有持续性尿检异常。④尿检异常伴持续性高血压。⑤过敏性紫癜急性病程6个月后，出现紫癜复发，同时首次出现血尿和/或蛋白尿者。

5. 治疗

（1）分级治疗

1）孤立性血尿或病理Ⅰ级：仅对过敏性紫癜进行相应治疗。

2）孤立性微量蛋白尿或合并镜下血尿或病理Ⅱa级：建议常规使用ACEI和/或ARB。

3）非肾病水平蛋白尿或病理Ⅱb、Ⅲa级：可参照前一级的用药，也可用雷公藤多苷。

4）肾病水平蛋白尿、肾病综合征或病理Ⅲb、Ⅳ级：多倾向采用激素联合免疫抑制剂。

5）急进性肾小球肾炎或病理Ⅳ、Ⅴ级：治疗方案同新月体性IgA肾病。

（2）常用免疫抑制治疗：环磷酰胺（CTX）、MMF、环孢素A、AZA、雷公藤多苷、血浆置换。

（3）其他辅助治疗：①对于有蛋白尿的患者，加用ACEI和/或ARB。②对于存在大量蛋白尿、高凝倾向的患者可加用抗凝剂和/或抗血小板聚集药。

（4）透析及肾移植。

（六）乙型肝炎病毒相关性肾炎

1. 概述 乙型肝炎病毒相关性肾炎是指由乙型肝炎病毒直接或间接诱发的肾小球肾炎，经血清免疫学及肾活检免疫荧光所证实，并排除其他继发性肾小球肾炎（如狼疮性肾炎）的一种肾炎综合征。

2. 肾脏表现 ①主要表现为肾病综合征或肾炎综合征。②多隐匿起病，发展缓慢，有不同程度水肿和疲乏无力。③镜下血尿或蛋白尿。

3. 我国诊断标准 ①血清HBV抗原阳性。②确诊肾小球肾炎，并可除外狼疮性肾炎等继发性肾小球疾病。③肾组织中找到HBV抗原（基本条件）。

4. 治疗

（1）一般治疗：注意休息，低盐、优质蛋白饮食等。

（2）抗乙肝病毒治疗：α－干扰素、核苷（酸）类似物。

（3）应用糖皮质激素和免疫抑制剂。

（七）肾淀粉样变性

1. 概述 淀粉样物质沉积于肾脏引起的肾脏病变称为肾淀粉样变性，是系统性淀粉样变性的一种常见表现；主要表现为蛋白尿，55%～60%的患者24小时尿蛋白≥1g，患者多出现中到大量非选择性蛋白尿，尿沉渣几乎无明显异常。

2. 常见体征 轻度贫血、皮肤（特别是眼睑颜面、颈部）特征性的紫癜和瘀斑、巨舌征、血压偏低（部分患者）等。

3. 诊断 确诊淀粉样变性必须依靠组织活检。

4. 治疗

（1）外周血自体造血干细胞移植。

（2）基于硼替佐米、美法仑和免疫调控剂的化疗。

（3）对症和支持治疗。

（4）肾脏替代治疗：血液透析和腹膜透析是肾淀粉样变性病终末期肾病患者维持生命和提高生活质量的有效措施。

（八）多发性骨髓瘤肾损害

1. 概述 多发性骨髓瘤是浆细胞的恶性肿瘤。肾脏损害常见，临床表现主要以蛋白尿和肾功能不全为主，血尿、高血压少见。

2. 多发性骨髓瘤肾损害穿刺指征

（1）急性肾衰竭临床上难以确定病因及可能的病理改变和程度。

（2）肾小球损害为主伴24小时尿蛋白＞1g。

3. 治疗

（1）原发病的治疗：①常规化疗。②大剂量化疗联合干细胞移植。③干扰素。④靶位治疗。

（2）肾损害的治疗：①去除加重肾功能损害的因素。②水化疗法。③碱化尿液。④防治高血钙及高尿酸血症。⑤抑制 Tamm – Horsfall 蛋白分泌。⑥肾脏替代治疗，必要时可行血浆置换。

五、间质性肾炎

（一）急性间质性肾炎

1. 概述　急性间质性肾炎又称急性肾小管间质性肾炎，是由多种原因引起的急性间质损伤，以肾间质水肿和炎症细胞浸润为主要病理表现。

2. 病因及发病机制

（1）药物：①抗生素。②非甾体抗炎药（包括水杨酸类）及解热镇痛药。③治疗消化性溃疡病药物。④利尿药。⑤其他，如别嘌醇、硫唑嘌呤、青霉胺、丙硫氧嘧啶等。

（2）全身性感染：布鲁氏菌病、白喉、军团菌感染、链球菌感染、支原体肺炎等。

（3）原发肾脏感染：肾盂肾炎、肾结核和肾真菌感染等。

（4）免疫性：继发结缔组织病和移植肾急性排异病等。

（5）特发性。

3. 临床表现　轻重不一，无特异性。常有发热、皮疹、关节酸痛和腰背痛，血压多正常，无水肿；可出现少尿或无尿，伴氮质血症；部分患者出现严重尿毒症症状，发展为急性肾衰竭。

4. 辅助检查　①药物相关者80%有外周血嗜酸性粒细胞增高。②少数 NSAIDs 或干扰素相关者可伴大量蛋白尿。

5. 治疗

（1）去除病因：①停用可疑药物。②合理应用抗生素治疗感染性急性间质性肾炎。

（2）对症支持治疗。

（3）肾上腺皮质激素。

（二）慢性间质性肾炎

1. 概述　慢性间质性肾炎（CIN）是一组由多种病因引起的，临床表现为肾小管功能异常及缓慢进展的慢性肾功能不全，病理以不同程度肾小管萎缩、肾间质炎细胞浸润及纤维化病变为基本特征的临床病理综合征。

2. 常见病因　①药物：解热镇痛药、含马兜铃酸类中草药等。②代谢紊乱：高钙血症、高尿酸血症、低钾血症等。③自身免疫性疾病：干燥综合征、系统性红斑狼疮等。④感染。⑤尿路梗阻与反流。⑥肿瘤及血液系统疾病等。

3. 诊断要点　本病起病隐匿，症状无特异性，存在以下情况应考虑慢性间质性肾炎：①存在 CIN 的诱因。②临床表现包括肾小管功能损害，如烦渴、多尿、夜尿增多，酸中毒及贫血程度与肾功能不平行。③尿液检查低比重尿，尿比重多低于1.015；24小时尿蛋白定量≤2g，低分子蛋白尿，尿 NAG 升高，α 微球蛋白升高，β_2 微球蛋白升高，可有糖尿、氨基酸尿、磷酸盐尿。

需综合病史、体格检查、尿液及肾小管功能检查才能明确肾小管间质损害，确诊需要肾活检取得肾脏病理，慢性间质性肾炎随着肾脏疾病的慢性化，肾活检风险较高，实施肾活检时应权衡风险收益比。

4. 治疗

（1）去除致病因素：如停用相关药物，清除感染因素等。

（2）对症治疗：①纠正电解质紊乱和酸碱平衡失调。②补充 EPO，纠正肾性贫血，控制高血压。

六、尿路感染

考点直击

【病历摘要】

女，33 岁。尿频、尿急 5 天，发热 1 天。

患者 5 天前劳累后出现尿频、尿急，不伴尿痛，未诊治。1 天前出现畏寒、发热，体温高达 38.2℃，同时感左侧腰部酸胀不适，伴乏力，无恶心、呕吐、腹痛、腹泻。既往 1 年前曾有尿频、尿急、尿痛症状发作，自服“左氧氟沙星”2 天后好转。半个月前因意外妊娠行人工流产术。

查体：体温 38.0℃，脉搏 96 次/分，呼吸 20 次/分，血压 125/80mmHg。皮肤未见出血点和皮疹。浅表淋巴结未触及肿大。睑结膜无苍白，巩膜无黄染。双肺未闻及干、湿啰音。心界不大，心率 96 次/分，心律整齐，各瓣膜区未闻及杂音。腹平软，无压痛，肝、脾肋下未触及，Murphy 征（-），麦氏点无压痛。左肾区叩痛（+）。双下肢无水肿。

实验室检查：血常规示血红蛋白 120g/L，白细胞 12.5×10^9/L，中性粒细胞 0.95，血小板 258×10^9/L。尿常规：蛋白（+），沉渣检查示红细胞 8~10 个/HP，白细胞 50~60 个/HP，葡萄糖（-），亚硝酸盐（+）。便常规（-）。

【病例分析】

1. 诊断 急性肾盂肾炎。

2. 诊断依据

（1）青年女性，急性病程。

（2）尿频、尿急伴发热。

（3）发病前有人工流产术及劳累诱因。

（4）体温高、左肾区叩痛（+）。

（5）血白细胞总数及中性粒细胞比例升高，尿白细胞增多，亚硝酸盐（+），尿蛋白（+）。

3. 鉴别诊断 ①急性膀胱炎。②慢性肾盂肾炎急性发作。③泌尿系结核。④尿道综合征。

4. 进一步检查

（1）清洁中段尿沉渣涂片革兰染色、细菌培养+药敏试验。

（2）肾功能、尿渗透压及尿 β_2 微球蛋白检测。

（3）泌尿系统B超。

（4）尿沉渣抗酸染色，PPD试验。

（5）血培养+药敏试验。

5. 治疗原则

（1）休息，多饮水，避免憋尿。

（2）抗生素治疗，首选针对 G^- 杆菌有效的抗生素，根据药敏试验结果调整。

1. 概述　尿路感染是指各种病原微生物在尿路中生长、繁殖而引起的感染性疾病，多见于育龄期妇女、老年人、免疫力低下及尿路畸形者；革兰阴性杆菌为最常见的致病菌，以大肠埃希菌最常见，其次为克雷伯菌、变形杆菌等。

2. 发生机制

（1）感染途径：上行感染、血行感染、直接感染、淋巴道感染。

（2）机体防御功能：①排尿的冲刷作用。②尿道和膀胱黏膜的抗菌能力。③尿液中高浓度尿素、高渗透压和低pH等。④前列腺分泌物中含有的抗菌成分。⑤白细胞清除细菌的作用。⑥输尿管膀胱连接处的活瓣防止尿液、细菌进入输尿管。⑦女性阴道的乳酸杆菌菌群限制致病病原体的繁殖。

（3）易感因素：尿路梗阻、膀胱输尿管反流、机体免疫力低下、神经源性膀胱、妊娠、性别和性活动、医源性因素、泌尿系统结构异常、遗传因素。

（4）细菌的致病力：是决定能否引起尿路感染、导致症状性尿路感染还是无症状性尿路感染、膀胱炎还是肾盂肾炎的重要因素。并不是所有大肠埃希菌菌株都可引起症状性尿路感染。

3. 临床表现

（1）膀胱炎：主要表现为尿频、尿急、尿痛（尿路刺激征）；可有耻骨上方疼痛或压痛，部分患者出现排尿困难；尿液常浑浊，可有血尿。

（2）肾盂肾炎

1）急性肾盂肾炎：①发热、寒战、头痛、全身酸痛、恶心、呕吐等全身症状。②尿频、尿急、尿痛、排尿困难等泌尿系统症状。③腰痛多为钝痛或酸痛。④可发现肋脊角或输尿管点压痛和/或肾区叩击痛。

2）慢性肾盂肾炎：全身及泌尿系统局部表现可不典型，有时仅表现为无症状性菌尿；急性发作时症状明显，类似急性肾盂肾炎。

（3）无症状细菌尿：患者有真性菌尿，可长期无症状，尿常规可无明显异常或白细胞增加，但尿培养有真性菌尿。

（4）复杂性尿路感染：临床表现多样，从轻度的泌尿系统症状，到膀胱炎、肾盂肾炎，严重者可导致菌血症、败血症。

4. 辅助检查

（1）尿液检查

1）常规检查：尿液有白细胞尿、血尿、蛋白尿。

2）白细胞排泄率：白细胞计数 $>3\times10^5/h$ 为阳性。

3）细菌学检查：①涂片细菌检查。②细菌培养（对诊断有重要价值）。

4）硝酸盐还原试验：特异性高、敏感性差。可作为尿路感染的过筛试验。

（2）血液检查

1）血常规：急性肾盂肾炎时血白细胞计数常升高，中性粒细胞增多，核左移。红细胞沉降率可增快。

2）肾功能：慢性肾盂肾炎肾功能受损时可出现肾小球滤过率下降、血肌酐升高等。

（3）影像学检查：B 超、X 线腹部平片、CT、静脉肾盂造影、排尿期膀胱输尿管反流造影、逆行性肾盂造影等；尿路感染急性期不宜做静脉肾盂造影，可做 B 超检查。

5. 治疗

（1）一般治疗：急性期注意休息，多饮水，勤排尿；反复发作者积极寻找病因，去除诱发因素。

（2）抗感染治疗

1）急性膀胱炎：对女性非复杂性膀胱炎，呋喃妥因、磷霉素被推荐为一线药物。

2）肾盂肾炎：首选对革兰阴性杆菌有效的药物。病情较轻者，常用药物有喹诺酮类、半合成青霉素类、头孢菌素类等；严重者需静脉给药，常用药物有氨苄西林、头孢噻肟钠等。

3）反复发作尿路感染：①再感染，对半年内发生 2 次以上者，可用长程低剂量抑菌治疗。②复发且为肾盂肾炎者，特别是复杂性肾盂肾炎，在去除诱发因素的基础上，应按药敏试验结果选择强有力的杀菌性抗生素。

4）复杂性尿路感染：尽量根据尿培养结果选择用药。

5）无症状性菌尿：一般无须治疗；需要治疗者根据药敏结果选择有效抗生素，主张短疗程用药。

6）妊娠期尿路感染：宜选用毒性小的抗菌药物，如阿莫西林、呋喃妥因或头孢菌素类等。

七、急性肾损伤

1. 概述 急性肾损伤（AKI）是指由多种病因引起的短时间内（几小时至几日）肾功能突然下降而出现的临床综合征；表现为肾小球滤过率（GFR）下降，伴有氮质产物如肌酐、尿素氮等潴留，水、电解质和酸碱平衡紊乱，重者出现多系统并发症。

2. 病因及分类（图 6－5－2）

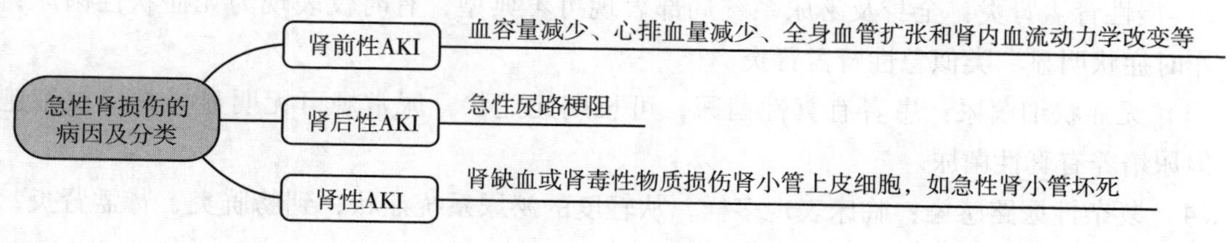

图 6－5－2 急性肾损伤的病因及分类

3. 临床表现 常见症状包括乏力、食欲缺乏、恶心、呕吐、尿量减少和尿色加深，容量过多时可出现急性左心衰竭。

4. 诊断　①48 小时内血清肌酐（Scr）升高≥26.5μmol/L。②血肌酐增高≥基础值的 1.5 倍，且是已知或经推断发生在 7 天之内的基础值。③尿量减少［<0.5ml/（kg·h），持续≥6 小时］。

5. 分期标准　根据血肌酐和尿量的不同，分为 1 期、2 期和 3 期。

6. 肾活检指征　①急进性肾小球肾炎。②临床怀疑肾微小血管、肾小球或肾间质病变。③少尿>4 周肾功能未见恢复。④AKI 与慢性肾脏病（CKD）难以鉴别。⑤肾移植术后发生 AKI。⑥临床无法明确 AKI 病因。

7. 治疗

（1）尽早纠正可逆病因、维持体液平衡、营养支持（补充充足能量，限制蛋白质摄入，减少钠、钾、氯的摄入量）。

（2）治疗并发症：如纠正高钾血症及代谢性酸中毒、缓解心衰症状、抗感染治疗（感染是 AKI 主要死因）等。

（3）监测肾功能、电解质。

（4）必要时肾脏替代治疗。

八、慢性肾脏病及终末期肾衰竭

考点直击

【病历摘要】

女，58 岁。夜尿增多 5 年，伴恶心、呕吐半个月。

患者 5 年前无明显诱因出现夜尿增多，3~4 次/夜，每次尿量较多（具体不详），夜间尿量多于白天尿量。无水肿、尿色变化，无尿频、尿急、尿痛及排尿困难。3 年前发现血压升高，最高 160/90mmHg，规律服用"硝苯地平控释片"，血压控制于（130~140）/（70~80）mmHg。近半个月来自觉食欲缺乏，恶心、间断呕吐胃内容物，无呕血及黑便，伴全身乏力，上楼梯时感气短，不伴夜间阵发性呼吸困难。发病以来，无发热、脱发、皮疹及关节痛，大便如常。近 1 个月体重下降约 1kg。曾间断服用"龙胆泻肝丸"3 年。无烟酒嗜好。无高血压及肾疾病家族史。

查体：体温 36.8℃，脉搏 90 次/分，呼吸 19 次/分，血压 155/100mmHg。贫血貌，皮肤未见出血点及皮疹，浅表淋巴结未触及肿大，颜面无水肿，睑结膜苍白，巩膜无黄染，咽无充血，扁桃体无肿大。甲状腺不大，双肺未闻及干、湿啰音。心界不大，心率 90 次/分，律齐，二尖瓣听诊区闻及 2/6 级收缩期吹风样杂音，腹平软，无压痛，肝、脾肋下未触及，移动性浊音（-），双下肢无水肿。

实验室检查：血常规示血红蛋白 77g/L，红细胞 2.5×10^{12}/L，红细胞平均体积（MCV）84fl，红细胞平均血红蛋白量（MCH）28pg，白细胞 7.1×10^{9}/L，中性粒细胞 0.65，血小板 162×10^{9}/L。血肌酐 848μmol/L，尿素氮 37.5mmol/L，总蛋白 64g/L，白蛋白 37g/L，钾 5.8 mmol/L，钙 1.72mmol/L，磷 2.43mmol/L，CO_2CP 16 mmol/L。估算肾小球滤过率（eGFR）

5ml/（min·1.73m²）。尿常规：红细胞0~1个/HP，蛋白（+），尿蛋白定量0.3g/24h。

【病例分析】

1. 诊断 ①慢性肾脏病（CKD）5期。②肾性贫血。③高钾血症。④代谢性酸中毒。

2. 诊断依据

（1）慢性肾衰竭尿毒症期（CKD 5期），肾性贫血

1）中老年女性，慢性病程，有长期应用肾毒性药物史。

2）夜尿增多，伴恶心、呕吐。

3）血压升高，贫血貌，二尖瓣听诊区闻及2/6级收缩期吹风样杂音。

4）正细胞正色素贫血，血肌酐显著升高，电解质紊乱（高磷血症、高钾血症及低钙血症），eGFR<15ml/（min·1.73m²），蛋白尿。

（2）高钾血症：血钾>5.5 mmol/L。

（3）代谢性酸中毒：CO_2CP降低。

3. 鉴别诊断 ①急性肾衰竭。②消化系统疾病。③心功能不全。

4. 进一步检查

（1）血清铁、铁蛋白、总铁结合力。

（2）血全段甲状旁腺激素。

（3）胸部X线检查、超声心动图。

（4）双肾B超。

（5）尿渗透压、粪隐血。

5. 治疗原则

（1）充分热量摄入、优质低蛋白低磷饮食，监测血压、血生化。

（2）降压治疗。

（3）纠正贫血，补充造血原料及促红细胞生成素。

（4）纠正电解质紊乱、酸碱失衡，合理使用磷结合剂、维生素D以纠正钙磷代谢紊乱。

（5）肾脏替代治疗。

1. 概述

（1）慢性肾脏病是指各种原因引起的肾脏结构或功能异常≥3个月，包括GFR正常和不正常的病理损伤、血液或尿液成分异常，以及影像学检查异常；或不明原因的GFR下降（<60ml/min）超过3个月。肾脏损伤标志：白蛋白尿（尿白蛋白排泄率>30mg/24h，尿白蛋白/肌酐>30mg/g或>3mg/mmol）、尿沉渣异常、小管功能障碍导致的电解质或其他异常；组织学检测异常；影像学检查异常；有肾移植史；GFR<60ml/（min·1.73m²），有或无肾脏损害。

（2）慢性肾衰竭（CRF）是指CKD引起的GFR下降及与此相关的代谢紊乱和临床症状组成的综合征。CKD涵盖了疾病的整个发展过程，而CRF则代表了CKD的失代偿阶段，主要为CKD 4~5期，是CKD持续进展的结果。终末期肾病则为晚期CRF，为CKD 5期，即GFR<15ml/（min·1.73m²）或透析。

2. CKD 的病因　主要包括糖尿病肾病、高血压肾小动脉硬化、原发性与继发性肾小球肾炎、肾小管间质疾病等。

3. CKD 的分期（表 6-5-3）

表 6-5-3　CKD 的分期

分期	特征	GFR/ml·(min·1.73m²)⁻¹
1 期	GFR 正常或升高	≥90
2 期	GFR 轻度降低	60～89
3a 期	GFR 轻到中度降低	45～59
3b 期	GFR 中到重度降低	30～44
4 期	GFR 重度降低	15～29
5 期	终末期肾病	<15 或透析

4. CRF 进展的危险因素

（1）CRF 渐进性发作：包括高血糖、高血压、蛋白尿、低蛋白血症、吸烟等。

（2）CRF 急性加重、恶化：①累及肾脏的疾病复发或加重。②有效血容量不足。③肾脏局部血供急剧减少。④严重高血压未能控制。⑤肾毒性药物。⑥泌尿道梗阻。⑦其他，如严重感染、高钙血症、肝衰竭、心力衰竭等。

5. CRF 的发病机制　①肾单位高灌注、高滤过。②肾单位高代谢。③肾组织上皮细胞表型转化的作用。④细胞因子和生长因子促纤维化的作用。⑤其他，如肾脏固有细胞凋亡增多与肾小球硬化、小管萎缩、间质纤维化等。

6. 尿毒症症状的发生机制　①肾脏排泄和代谢功能下降，导致水、电解质和酸碱平衡失调。②尿毒症毒素的毒性作用。③肾脏的内分泌功能障碍，如促红细胞生成素（EPO）分泌减少。

7. 临床表现

（1）水、电解质代谢紊乱：以代谢性酸中毒和水、钠平衡紊乱最常见。

（2）蛋白质、糖类、脂类和维生素代谢紊乱。

（3）循环系统：高血压和左心室肥厚、心力衰竭、尿毒症性心肌病等表现。

（4）呼吸系统：体液过多或酸中毒时均可出现气短、气促，严重酸中毒可致呼吸深长。可出现胸膜炎、肺炎、支气管炎。

（5）胃肠道：症状最常见。主要表现有食欲缺乏、恶心、呕吐、口腔有尿味。

（6）血液系统：主要为肾性贫血、出血倾向和血栓形成倾向。

（7）神经肌肉系统：早期可有疲乏、失眠、注意力不集中，其后会出现性格改变、抑郁、记忆力减退、判断力降低；尿毒症严重时常有反应淡漠、谵妄、惊厥、幻觉、昏迷、精神异常等表现，即尿毒症脑病。

（8）内分泌功能紊乱：患者可出现胰岛素受体障碍，继发性甲状旁腺功能亢进症、性腺功能障碍等，部分患者闭经不育。

（9）骨骼病变：肾衰竭时出现低钙血症、高磷血症、继发性甲状旁腺功能亢进症，1，25-二

羟维生素 D_3 缺乏等可导致骨骼系统异常，包括纤维囊性骨炎、骨软化病、混合性骨病，统称为肾性骨病。

（10）其他：如皮肤可出现色素沉着、皮肤瘙痒、皮肤钙化。

8. 治疗

（1）一般治疗：主要为休息，给予优质蛋白、低盐、低磷饮食。

（2）降压及降蛋白尿：首选 ACEI 或ARB，若血压控制不佳，则加用钙通道阻滞药等。

（3）处理并发症：纠正贫血、酸碱平衡失调及电解质紊乱，调脂、抗感染治疗等。

（4）必要时肾脏替代治疗。

九、原发性/继发性肾脏病的病理诊断及分型

1. 原发性肾脏病（表 6－5－4）

表 6－5－4　原发性肾脏病的病理诊断及分型

分型	光镜	电镜	免疫荧光
毛细血管内增生性肾小球肾炎	弥漫性系膜细胞和内皮细胞增生	驼峰状电子致密物沉积	肾小球内有颗粒状 IgG、IgM 和 C3 沉积
急进性肾小球肾炎	新月体形成	Ⅱ型有沉积物	Ⅰ型：线性 IgG 和 C3。Ⅱ型：颗粒状。Ⅲ型：阴性或极弱
膜性肾小球病	弥漫性GBM 增厚，钉突形成	上皮下沉积物，GBM 增厚	基底膜颗粒状 IgG 和 C3
膜增生性肾小球肾炎	系膜细胞增生、插入，基膜增厚、双轨状	Ⅰ型内皮下沉积物；Ⅱ型基膜致密沉积物	Ⅰ型 IgG＋C3；C1q＋C4；Ⅱ型 C3，无 IgG、C1q 或 C4
系膜增生性肾小球肾炎	系膜细胞增生，系膜基质增多	系膜区有沉积物	系膜区 IgG、IgM 和 C3 沉积
局灶性节段性肾小球硬化	局灶性节段性玻璃样变和硬化	上皮细胞足突消失、上皮细胞剥脱	局灶性，IgM 和 C3
微小病变性肾小球病	肾小球正常，肾小管脂质沉积	上皮细胞足突消失，无沉积物	阴性
IgA 肾病	局灶性节段性增生或弥漫性系膜增宽	系膜区沉积物	系膜区 IgA 沉积，可有 C3、IgG 和 IgM
慢性肾小球肾炎	肾小球玻璃样变、硬化	因原疾病类型而异	因原疾病类型而异

2. 继发性肾脏病

（1）狼疮肾炎（表 6－5－5）

表 6－5－5　狼疮肾炎的病理分型

分型	病理表现
Ⅰ型	系膜轻微病变，免疫荧光可见系膜区免疫复合物沉积
Ⅱ型	系膜细胞增生伴系膜区免疫复合物沉积
Ⅲ型	局灶性病变（累及＜50% 肾小球）。（A）：活动性病变。（A/C）：活动性伴慢性病变。（C）：慢性病变

续表

分型	病理表现
Ⅳ型	弥漫性病变（累及≥50%肾小球）。S：节段性病变（累及<50%肾小球毛细血管袢）。G：球性病变（累及≥50%肾小球毛细血管袢）
Ⅴ型	膜性病变，可合并Ⅲ型或Ⅳ型，可伴终末期硬化性病变
Ⅵ型	终末期硬化性病变，≥90%肾小球呈球性硬化

（2）抗中性粒细胞胞质抗体相关小血管炎肾损害：病理特点为寡免疫沉积性纤维素样坏死性小血管炎，严重者可表现为坏死性新月体肾炎。

（3）其他类型：同第六章第五节泌尿系统“四、继发性肾脏疾病”的相关内容。

十、遗传性肾病

1. 常染色体显性遗传性多囊肾病　是最常见的遗传性肾脏病，主要病理特征为双肾广泛形成囊肿并进行性生长，最终破坏肾脏的结构和功能，导致终末期肾病。

2. Alport 综合征　又称遗传性肾炎、眼－耳－肾综合征，由编码基底膜Ⅳ型胶原 α_{3-6} 链基因突变所致，临床主要表现血尿、进行性肾衰竭，伴或不伴感音神经性聋、眼病变。

十一、肾小管疾病

1. 肾小管酸中毒　是由于各种病因导致肾脏酸化功能障碍引起的以阴离子间隙（AG）正常的高氯性代谢性酸中毒为特点的临床综合征；临床特征为高氯性代谢性酸中毒，水、电解质紊乱，可有低钾血症或高钾血症、低钠血症、低钙血症及多尿、多饮、肾性佝偻病或骨软化症、肾结石等。

2. Fanconi 综合征　是遗传性或获得性近端肾小管多功能缺陷的疾病，存在近端肾小管多项转运功能缺陷，包括氨基酸、葡萄糖、钠、钾、钙、磷、碳酸氢钠、尿酸和蛋白质等。

十二、血液透析/腹膜透析常见并发症的处理

1. 血液透析

（1）透析失衡综合征：指透析过程中或透析结束后不久，出现以神经系统表现为主的症状，如烦躁、头痛、呕吐、血压升高，严重时嗜睡、癫痫样大发作、昏迷，甚至死亡，无神经系统定位体征。对首次透析患者宜采用低效透析（如减慢血液流速、缩短透析时间、采用面积较小的透析器等）以预防。

（2）低血压：是指透析中收缩压下降>20mmHg或平均动脉压降低10mmHg以上，并有低血压症状。积极寻找病因，控制透析间期体重增长、调整降压药、补充容量等。

（3）血栓：对于人工血管或深静脉导管透析，需长期抗凝，可选择低分子量肝素或吲哚布芬。

（4）导管感染：①预防导管感染的发生与患者的个人卫生习惯、工作人员的操作及通路的特性有关。②导管相关感染的处理：透析患者有不明原因的发热时应作出导管相关性菌血症的推测性诊断。

血液透析的常见并发症还有空气栓塞、痛性肌痉挛、透析器首次使用综合征、发热、心律失常、低血糖、出血和急性溶血等。

2. 腹膜透析

（1）腹膜透析管功能不良：可采用尿激酶、增加活动、使用轻泻剂以保持大便通畅等，如无效需手术复位或重新置管。

（2）感染

1）腹膜透析相关腹膜炎：一旦诊断明确，立即抗感染治疗（包括经验性治疗和后续治疗）；如真菌感染，立即拔管。

2）腹膜透析导管相关感染：根据药敏试验结果使用抗生素，疗程2~3周。

（3）疝：减少腹膜透析液留腹量，或改为夜间透析，同时手术修补。

（4）腹膜透析液渗漏：常需改换为血液透析，如胸腔积液不消退需手术修补。

第六节　内分泌系统

一、糖尿病

考点直击

【病历摘要】

男，55岁。烦渴、多饮、多尿8个月。

患者8个月前无明显诱因出现烦渴、多饮、多尿，每天饮水量约4000ml，喜流食，每天尿量约3500ml，夜尿3次左右，感疲乏，无明显易饥、多食，无烦躁易怒、怕热多汗，未予重视。发病以来精神、睡眠无明显变化，大便正常，体重下降3kg。既往体健，无高血压、冠状动脉粥样硬化性心脏病病史。无烟酒嗜好。子女体健，母亲患糖尿病，无其他遗传病家族史。

查体：体温36.4℃，脉搏72次/分，呼吸20次/分，血压130/85mmHg。身高165cm，体重76kg。双肺未闻及干、湿啰音。心界不大，心率72次/分，心律整齐，各瓣膜区未闻及杂音。腹平软，无压痛，肝、脾肋下未触及，移动性浊音（-），脊柱、四肢无异常，生理反射存在，病理反射未引出。

实验室检查：血常规示血红蛋白130g/L，白细胞5.5×10^9/L，血小板120×10^9/L。尿常规示尿糖（++），尿酮体（-），尿蛋白（-）。随机血糖15mmol/L。肝肾功能、血清电解质和二氧化碳结合力正常。

【病例分析】

1. 诊断　2型糖尿病。

2. 诊断依据

（1）中年男性，有糖尿病家族史。

（2）烦渴、多饮、多尿、夜尿增多，发病以来体重下降3kg。

（3）肥胖体型。

（4）实验室检查示尿糖（++），随机血糖>11.1mmol/L。

3. 鉴别诊断　①1型糖尿病。②肾性糖尿病。③尿崩症。④精神性烦渴。

4. 进一步检查

（1）空腹血糖和餐后2小时血糖，胰岛细胞自身免疫抗体测定。

（2）糖化血红蛋白测定。

（3）胰岛素释放试验或C肽释放试验。

（4）血脂，心电图、眼底、外周神经系统检查，尿微量白蛋白测定。

5. 治疗原则

（1）糖尿病健康教育、医学营养治疗。

（2）运动治疗。

（3）应用降血糖药物。

（4）血糖监测。

1. 概述　糖尿病（DM）是一组由多病因引起的以慢性高血糖为特征的代谢性疾病，是由于胰岛素分泌和/或利用缺陷所引起；主要分为1型糖尿病（T1DM）和2型糖尿病（T2DM），前者胰岛β细胞破坏，常导致胰岛素绝对缺乏，后者从以胰岛素抵抗为主伴胰岛素进行性分泌不足，到以胰岛素进行性分泌不足为主伴胰岛素抵抗。

2. 临床表现　①常见“三多一少”，即多尿、多饮、多食和体重减轻。②可伴皮肤、外阴瘙痒。③可无任何症状，仅于健康检查或因各种疾病就诊化验时发现高血糖。④并发症和/或伴发病，如急性严重代谢紊乱、感染性疾病、糖尿病肾病、动脉粥样硬化性心血管疾病等。

3. T1DM和T2DM的鉴别（表6-6-1）

表6-6-1　T1DM和T2DM的鉴别

鉴别要点	T1DM	T2DM
机制	胰岛β细胞破坏，导致胰岛素绝对缺乏	胰岛素抵抗，胰岛β细胞功能缺陷
发病特点	多急性起病	隐匿缓慢起病
“三多一少”表现	典型	不典型或无症状
常见并发症	酮症酸中毒易发生、心脑血管病较少	酮症酸中毒不易发生、心脑血管病较多
胰岛素治疗	依赖外源性胰岛素，对胰岛素敏感	不依赖胰岛素

4. 实验室检查

（1）糖代谢异常严重程度或控制程度的检查：尿糖测定、血糖测定和口服葡萄糖耐量试验（OGTT）、糖化血红蛋白（GHbA1）和糖化血浆蛋白测定。

（2）胰岛β细胞功能检查：胰岛素释放试验、C肽释放试验、其他如静脉注射葡萄糖－胰岛素释放试验和高糖钳夹试验。

（3）并发症的相关检查：酮体、电解质、酸碱平衡检查，心、肝等各项辅助检查等。

（4）病因和发病机制的检查：胰岛素敏感性检查、基因分析等。

5. 诊断标准（表6－6－2）

表6－6－2　糖尿病诊断标准

诊断标准	静脉血浆葡萄糖/mmol·L^{-1}
典型糖尿病症状（“三多一少”）＋随机血糖监测	≥11.1
或：空腹血糖（FPG）	≥7.0
或：糖负荷后2小时血糖（2hPG）	≥11.1

注：若无典型“三多一少”的症状，需再测一次予证实，诊断才能成立。

6. 糖代谢分类诊断（表6－6－3）

表6－6－3　糖代谢分类诊断

静脉血浆葡萄糖/mmol·L^{-1}		糖代谢分类
FPG	2hPG	
<6.1	<7.8	正常血糖（NGR）
6.1～<7.0	<7.8	空腹血糖受损（IFG）
<7.0	7.8～<11.1	糖耐量减低（IGT）
≥7.0	≥11.1	糖尿病（DM）

7. 并发症　①急性严重代谢紊乱，包括糖尿病酮症酸中毒（DKA）、高渗高血糖综合征。②感染性疾病。③慢性并发症，以糖尿病肾病（多见于病史＞10年的患者）和视网膜病变尤为重要，其他还有动脉粥样硬化性心血管疾病（ASCVD）、糖尿病神经病变（周围神经病变以远端对称性多发性神经病变最常见）和糖尿病足。

8. 治疗

（1）健康教育：是重要的基础管理措施，是决定糖尿病管理成败的关键。

（2）医学营养治疗：①合理控制总热量。②营养物质分配，膳食中碳水化合物供给量占总热量的50%～60%，蛋白质占15%～20%，脂肪占25%～30%。③合理餐次分配，每日三餐按1/5、2/5、2/5或1/3、1/3、1/3等模式分配。④随访。

（3）运动治疗：尤其对肥胖的T2DM患者，运动可增加胰岛素敏感性，有助于控制血糖和体重。T1DM患者宜在餐后进行体育锻炼。运动前、后要监测血糖。

（4）病情监测：包括血糖监测，其他心脑血管危险因素和并发症的监测。

（5）口服降糖药物

1）促胰岛素分泌剂：①磺脲类，应用于新诊断的T2DM非肥胖患者用饮食和运动治疗血糖控制不理想时，常用的有格列本脲、格列吡嗪等。作用前提是机体尚保存一定数量有功能的

β 细胞。②格列奈类，主要用于控制餐后高血糖，常用的有瑞格列奈、那格列奈等。

2）双胍类：可抑制肝葡萄糖输出，改善外周组织对胰岛素的敏感性、增强组织对葡萄糖的摄取和利用，可能有助于延缓或改善糖尿病血管并发症。目前常用二甲双胍作为 T2DM 治疗的一线用药，可单用或联合其他药物。

3）噻唑烷二酮类：可单独或与其他降糖药物合用治疗 T2DM，尤其是肥胖、胰岛素抵抗明显者，常用的有罗格列酮、吡格列酮等。

4）α－葡萄糖苷酶抑制剂：适用于以碳水化合物为主要食物成分，或空腹血糖正常（或不太高）而餐后血糖明显升高者；可单独用药或与其他降糖药物合用；常用的有阿卡波糖、米格列醇等。

5）DPP－Ⅳ抑制剂：单药使用，或与其他口服降糖药物或胰岛素联合应用治疗 T2DM，常用的有沙格列汀、西格列汀等。

6）钠－葡萄糖共转运蛋白 2 抑制剂：单独使用，或与其他口服降糖药物及胰岛素联合使用治疗 T2DM，常用的有达格列净等。

（6）注射制剂

1）胰岛素：是控制高血糖的重要和有效手段。适用情况：①T1DM。②各种严重的糖尿病急性或慢性并发症。③手术、妊娠和分娩。④新发病且与 T1DM 鉴别困难的消瘦糖尿病患者。⑤新诊断的 T2DM 伴有明显高血糖，或在糖尿病病程中无明显诱因出现体重显著下降者。⑥T2DM β 细胞功能明显减退者。⑦某些特殊类型糖尿病。

2）GLP－1 受体激动药：可单独或与其他降糖药物合用治疗 T2DM，尤其肥胖、胰岛素抵抗明显者，常用的有艾塞那肽、利拉鲁肽等。

二、糖尿病急性并发症

（一）糖尿病酮症酸中毒

1. 概述　糖尿病酮症酸中毒（DKA）为最常见的糖尿病急症，以高血糖、酮症和酸中毒为主要表现，是胰岛素不足和拮抗胰岛素激素过多共同作用所致的严重代谢紊乱综合征；感染是其最常见的诱因。

2. 病理生理　酸中毒、严重失水、电解质平衡紊乱、携带氧系统失常、周围循环衰竭和肾功能障碍、中枢神经功能障碍。

3. 临床表现（图 6－6－1）

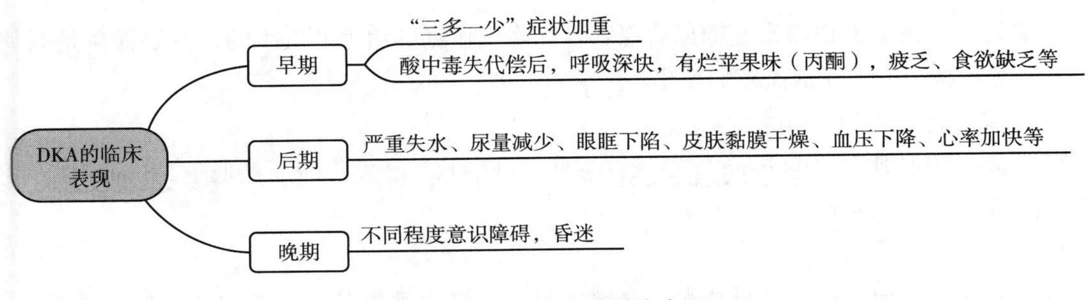

图 6－6－1　DKA 的临床表现

4. 实验室检查

（1）尿液：尿糖强阳性、尿酮阳性，可有蛋白尿和管型尿。

（2）血液：血糖增高，一般为16.7～33.3mmol/L，有时可达55.5mmol/L以上；血酮体升高，>3.0mmol/L提示可有酸中毒。

（3）其他：血气分析、血电解质、血尿素氮和肌酐等。

5. 诊断与严重程度 如血糖 >11mmol/L 伴酮尿和酮血症，血 pH <7.3 及/或血碳酸氢根 <15mmol/L可诊断 DKA。根据 pH 或血碳酸氢根的数值不同，严重程度可分为轻度、中度和严重酸中毒。

6. 治疗

（1）补液：是治疗的关键环节，基本原则为“先快后慢，先盐后糖”。

（2）胰岛素治疗：一般采用小剂量（短效）胰岛素治疗方案。血糖每小时降低 3.9～6.1mmol/L 为宜，每 1～2 小时复查血糖。血糖到达 13.9mmol/L 后改用 5% 葡萄糖溶液或葡萄糖生理盐水 + 胰岛素静脉滴注。

（3）纠正电解质及酸碱平衡失调：注意补钾。一般经输液和胰岛素治疗后，酸中毒可自行纠正。补碱指征为血 pH <7.1，HCO_3^- <5mmol/L。

（4）处理诱发病和防止并发症：包括休克、严重感染、心力衰竭（心律失常）等。

（5）做好护理：按时清洁口腔、皮肤，预防压疮和继发性感染。

（二）高渗高血糖综合征

1. 概述 高渗高血糖综合征是糖尿病急性代谢紊乱的另一临床类型，以严重高血糖、高血浆渗透压、脱水为特点，无明显酮症，可有不同程度的意识障碍或昏迷，主要见于老年 T2DM 患者。

2. 诱因 ①急性感染、外伤、手术、脑血管意外等应激状态。②使用糖皮质激素、利尿药、甘露醇等药物。③水摄入不足或失水，透析治疗，静脉高营养疗法等。

3. 临床表现 起病缓慢，早期为多尿、多饮，食欲缺乏，逐渐出现严重脱水和神经精神症状，晚期尿少甚至尿闭。检查常见血糖达到或超过33.3mmol/L（一般为 33.3～66.8mmol/L），有效血浆渗透压达到或超过320mOsm/L（一般为 320～430mOsm/L）。

4. 诊断 凡遇原因不明的脱水、休克、意识障碍及昏迷均应考虑到本病的可能性，尤其是血压低而尿量多者，无论有无糖尿病病史，均应进行有关检查以肯定或排除本病。

5. 治疗 原则同 DKA。

（三）糖尿病低血糖

1. 概述 糖尿病低血糖常是糖尿病患者伴随降低血糖的治疗而发生的，首要任务是调整治疗方案以尽量减少或消除低血糖的发生。

2. 临床表现 见图 6－6－2。

3. 诊断 依据典型的Whipple 三联征：①低血糖症状。②发作时血糖低于2.8mmol/L。③补糖后低血糖症状迅速缓解。

4. 治疗

（1）发作时处理：轻者口服糖水、含糖饮料，或进食糖果等。重者和疑似低血糖昏迷者，及时测定血糖，给予50% 葡萄糖液静脉注射。必要时可加用氢化可的松和/或胰高血糖素。

（2）停止降糖药物治疗或调整用药方案。

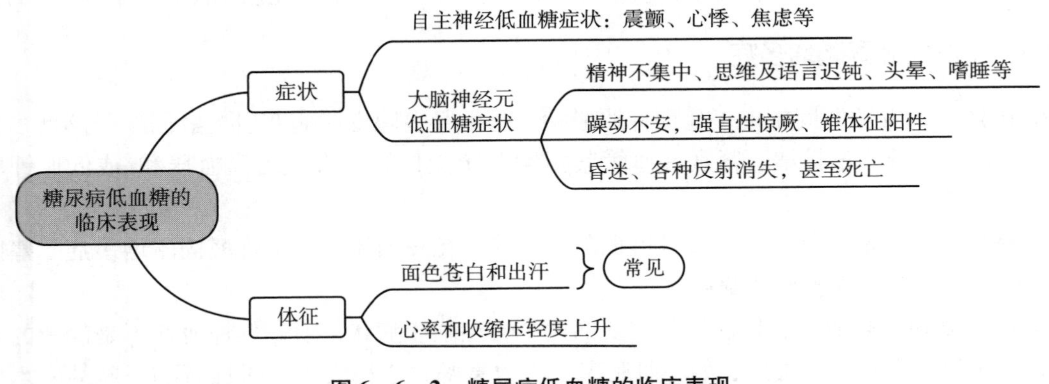

图6-6-2 糖尿病低血糖的临床表现

三、皮质醇增多症

1. 概述 皮质醇增多症又称库欣综合征，是由多种病因引起的以高皮质醇血症为特征的临床综合征，主要表现为满月脸、水牛背、多血质外貌、向心性肥胖、痤疮、紫纹、高血压、继发性糖尿病和骨质疏松等，多见于中青年女性。

2. 病因分类

（1）依赖促肾上腺皮质激素（ACTH）的皮质醇增多症：①库欣病。②异位ACTH综合征。③异位促肾上腺皮质激素释放激素综合征。

（2）不依赖ACTH的皮质醇增多症：①肾上腺皮质腺瘤。②肾上腺皮质癌。③不依赖ACTH的双侧肾上腺小结节性增生，可伴或不伴Carney综合征。④不依赖ACTH的双侧肾上腺大结节性增生。

（3）其他特殊类型皮质醇增多症：医源性皮质醇增多症、周期性皮质醇增多症等。

3. 典型表现 ①向心性肥胖、满月脸、多血质外貌。②皮肤表现，轻微损伤即可引起瘀斑，下腹部、大腿内外侧等处出现紫红色条纹，皮肤色素沉着、颜色加深。③肌肉系统，肌无力、下蹲后起立困难。④神经系统，情绪不稳定、烦躁、失眠等。⑤心血管表现，高血压常见，常伴动脉硬化和肾小球动脉硬化，可并发左心室肥大、心力衰竭和脑血管意外；易发生动静脉血栓。⑥免疫系统，肺部感染多见、化脓性感染不易局限等。⑦性功能障碍，男性性欲减退、阴茎缩小、睾丸变软；女性月经减少、不规则或停经，痤疮常见，女性男性化表现。⑧代谢障碍，糖耐量降低，低钾性碱中毒，钠潴留可致水肿，骨质疏松等。

4. 诊断

（1）典型症状、体征者，从外观即可作出诊断。皮质醇分泌增多，失去昼夜分泌节律，且不能被小剂量地塞米松抑制。

（2）有助于病因诊断的检查：①大剂量地塞米松抑制试验。②血ACTH水平，在肾上腺肿瘤时降低，库欣病时升高，异位ACTH综合征时更高。③CRH兴奋试验及静脉导管分段取血测定ACTH。④MRI、CT、B超及核素标记的奥曲肽显像等影像学检查。

5. 治疗 皮质醇增多症的治疗策略取决于病因，ACTH依赖的皮质醇增多症（库欣病）首选经蝶窦垂体腺瘤切除术，不能手术或手术失败者进行垂体放疗、双侧肾上腺切除术或药物治疗；原发性肾上腺增生、腺瘤或癌肿患者首选肾上腺病变切除术，无法切除者进行药物治疗。

四、原发性醛固酮增多症

1. 概述 原发性醛固酮增多症简称原醛症，是由肾上腺皮质病变引起醛固酮分泌增多，导致潴钠排钾、体液容量扩增、肾素－血管紧张素系统受抑制，表现为高血压和/或低血钾的继发性高血压综合征。

2. 病因分类 醛固酮瘤、特发性醛固酮增多症、糖皮质激素可治性醛固酮增多症、醛固酮癌、异位醛固酮分泌性腺瘤或腺癌。

3. 临床表现 高血压和低血钾是主要的两个典型临床症状，但是低钾血症不是诊断的必备条件。可伴随或合并其他疾病，如心肌肥厚、心力衰竭、心律失常、慢性肾病、肢端麻木、手足搐搦、糖代谢异常。

4. 实验室检查

（1）血、尿生化检查：①血钾，一般在2～3mmol/L，严重者更低。②血钠，一般在正常高限或略高于正常。③血 pH 和 CO_2 结合力，为正常高限或略高于正常。④血钾＜3.5mmol/L，尿钾仍在25mmol/24h 以上。

（2）尿液检查：①尿 pH 为中性或偏碱性。②尿比重通常在 1.010～1.018，少数呈低渗尿。③部分有蛋白尿，少数发生肾功能减退。

（3）醛固酮测定：血浆、尿醛固酮均增高。立位及低钠时血浆醛固酮增高。

（4）血浆肾素、血管紧张素Ⅱ：基础值降低。

（5）确诊试验：生理盐水抑制试验、卡托普利激发试验、口服高钠饮食、氟氢可的松抑制试验。注意各试验的适应证。

5. 治疗

（1）对于单侧醛固酮分泌瘤或单侧肾上腺增生，应采用腹腔镜行单侧肾上腺切除术，如无法手术或者患者无手术意愿，则推荐用盐皮质激素受体阻断药，又称醛固酮受体阻断药（MRA）治疗。

（2）对于特发性醛固酮增多症（IHA）及糖皮质激素可治性醛固酮增多症（GRA），首选药物治疗。

1）若为双侧肾上腺增生或 IHA，则推荐用 MRA 治疗，并建议螺内酯（安体舒通）作为一线用药。

2）对于 GRA 患者，推荐使用能维持其血压、血钾水平正常的最小剂量糖皮质激素。

五、甲状腺功能亢进症

考点直击

【病历摘要】

女，25 岁。多食、消瘦 3 个月，发热、咽痛 2 天，神志不清 30 分钟。

患者3个月前无明显诱因出现易饥、多食及明显消瘦，伴怕热、多汗及心悸。1个月前在外院经检查诊为“甲状腺功能亢进症”，给予药物治疗（具体方案不详），但患者服药不规律，病情无明显好转。2天前患者受凉后出现发热、咽痛，伴轻咳、流清涕，自服药（具体不详）后症状无改善，逐渐出现烦躁、焦虑不安。30分钟前神志不清。既往体健。月经规律。无相关疾病家族史（病史由患者家属提供）。

查体：体温39.5℃，脉搏145次/分，呼吸26次/分，血压130/60mmHg。昏迷，急性病容，呼吸急促，皮肤湿润，大汗淋漓。突眼（－），双侧瞳孔等大等圆，直径约3mm，对光反射存在，口唇、甲床无发绀。咽红，双侧扁桃体无肿大。颈软，气管居中，颈动脉无异常搏动，甲状腺弥漫性Ⅲ度肿大，质软，无结节，双侧上极均可闻及血管杂音。双肺呼吸音清晰，未闻及干、湿啰音。心界不大，心率145次/分，心律整齐，各瓣膜听诊区未闻及杂音。腹部未见明显异常。生理反射存在，病理反射未引出。

辅助检查：甲状腺功能（1个月前）检查示FT_3、FT_4及TRAb明显升高，TSH明显下降。心电图：窦性心动过速。

【病例分析】

1. 诊断　①Graves病（弥漫性毒性甲状腺肿），甲状腺危象。②上呼吸道感染。

2. 诊断依据

（1）Graves病，甲状腺危象

1）青年女性，易饥、多食，心悸、怕热、多汗，消瘦；上呼吸道感染后出现昏迷。

2）查体见高热，急性病容，昏迷；皮肤湿润，大汗淋漓；甲状腺弥漫性肿大；无结节，可闻及血管杂音。呼吸急促，心率增快（>140次/分）。

3）甲状腺功能检查示FT_3、FT_4升高，TSH下降，TRAb升高；心电图示窦性心动过速。

（2）上呼吸道感染：发热、咽痛、咳嗽、流清涕。查体见咽红。

3. 鉴别诊断　①甲状腺炎。②甲状腺肿瘤。

4. 进一步检查

（1）血常规，血培养。

（2）血生化检查，包括肝肾功能、电解质。

（3）动脉血气分析。

（4）胸部X线检查，必要时行胸部CT检查。

（5）头颅CT或MRI。

5. 治疗原则

（1）抗感染治疗。

（2）根据病情应用丙硫氧嘧啶、碘剂、β受体阻断药、糖皮质激素治疗。

（3）若常规治疗不满意，可考虑行血液透析治疗。

（4）对症支持治疗。

1. 概述　甲状腺功能亢进症（简称甲亢）是指甲状腺腺体本身产生甲状腺激素过多而引

起的甲状腺毒症，其病因包括弥漫性毒性甲状腺肿（Graves 病）、结节性毒性甲状腺肿和甲状腺自主高功能腺瘤等。血中甲状腺激素过多伴高代谢综合征称为甲状腺毒症，因此甲亢是甲状腺毒症中的一类（伴合成增加）。临床上 70% 以上的甲亢是 Graves 病引起的，Graves 病患者常合并突眼、甲状腺弥漫性肿大，偶可合并胫前黏液水肿等症状。本节主要介绍 Graves 病（简称 GD）。

2. 常见表现

（1）症状：①易激动、烦躁失眠、心悸、乏力、怕热、多汗、消瘦、食欲亢进、大便次数增多或腹泻、女性月经稀少。②可伴发周期性瘫痪（亚洲、青壮年男性多见）和近端肌肉进行性无力、萎缩，后者称为甲亢性疾病。

（2）体征：①甲状腺肿为弥漫性、无压痛、质地中等。②甲状腺上、下极可以触及震颤，闻及血管杂音。少数病例甲状腺不肿大，特别是老年患者；结节性甲状腺肿伴甲亢可触及结节性肿大的甲状腺；甲状腺自主性高功能腺瘤可扪及孤立结节。③心率增快、心脏扩大、心力衰竭、心律失常等。④单纯性突眼，眼球轻度突出。

3. 特殊表现（表 6－6－4）

表 6－6－4　甲亢的特殊表现

类型	内容
Graves 眼病	即浸润性突眼（眼球明显突出），眼内异物感、胀痛、畏光、流泪、复视、斜视、视力下降；查体见眼睑肿胀，结膜充血水肿，眼球活动受限，严重者眼球固定
胫前黏液性水肿	多发生在胫骨前下 1/3 部位，皮损多为对称性
甲状腺危象	高热或过高热、大汗、心动过速（>140 次/分）、烦躁、焦虑不安、谵妄、恶心、呕吐、腹泻，严重者可有心衰、休克及昏迷等
甲状腺毒症心脏病	心动过速、心排血量增加、心房颤动和心力衰竭。一般甲状腺毒症纠正后，心房颤动可以消失
淡漠型甲亢	多见于老年人；主要表现为明显消瘦、心悸、乏力、头晕、晕厥、神经质或神志淡漠、腹泻、厌食。可伴有心房颤动、肌肉震颤和肌病等体征，70% 患者无甲状腺肿大。老年人不明原因的突然消瘦、新发生心房颤动时应考虑本病
T_3 型甲状腺毒症	TT_4、FT_4 正常，TT_3、FT_3 升高，TSH 减低，^{131}I 摄取率增加
妊娠期一过性甲状腺毒症	无甲状腺肿，无眼征，血清 HCG 浓度升高，病程自限

4. 辅助检查

（1）促甲状腺激素（TSH）：是反映甲状腺功能最敏感的指标。甲亢时的 TSH 通常 <0.1mU/L。

（2）血清总甲状腺素（TT_4）：稳定、重复性好，是诊断甲亢的主要指标之一。

（3）血清总三碘甲腺原氨酸（TT_3）：大多数甲亢时血清 TT_3 与 TT_4 同时升高；TT_3 增高可先于 TT_4 出现。

（4）血清游离甲状腺激素：包括游离甲状腺素（FT_4）、游离三碘甲腺原氨酸（FT_3），是诊断临床甲亢的主要指标。

（5）TSH 受体抗体（TRAb）：诊断GD 的一线指标。

（6）其他：甲状腺刺激抗体（TSAb）、超声、^{131}I 摄取率、CT、MRI 等。

5. 诊断

（1）甲亢：①高代谢症状和体征。②甲状腺肿大。③血清甲状腺激素水平增高、TSH 减低。

（2）GD：①甲亢诊断确立。②甲状腺弥漫性肿大（触诊和 B 超证实），少数病例可无甲状腺肿大。③眼球突出和其他浸润性眼征。④胫前黏液性水肿。⑤TRAb、甲状腺过氧化物酶抗体（TPOAb）阳性。①②为必备条件，③④⑤为辅助条件。

6. 治疗

（1）抗甲状腺药物（ATD）：包括硫脲类和咪唑类，前者包括丙硫氧嘧啶和甲硫氧嘧啶（PTU）等，后者包括甲巯咪唑（他巴唑）和卡比马唑等。

1）适应证：①轻、中度病情。②甲状腺轻、中度肿大。③孕妇、高龄或由于其他严重疾病不适宜手术者。④手术前和^{131}I 治疗前的准备。⑤手术后复发且不适宜^{131}I 治疗者。⑥中至重度活动的 Graves 眼病患者。

2）治疗效果：缓解是指停药 1 年，血清 TSH 和甲状腺激素正常。最佳停药指标为甲状腺功能正常和TRAb 阴性。复发时可选择^{131}I 或手术治疗。

3）副作用：①粒细胞缺乏症。②皮疹。③中毒性肝病。④血管炎。⑤胎儿皮肤发育不良等畸形。

（2）放射碘：破坏甲状腺组织，减少甲状腺激素产生。

1）适应证：①甲状腺肿大Ⅱ度以上。②对 ATD 过敏。③ATD 治疗或手术治疗后复发。④甲亢合并心脏病。⑤甲亢伴白细胞减少、血小板减少或全血细胞减少。⑥甲亢合并肝、肾等脏器功能损害。⑦拒绝手术治疗或有手术禁忌证。⑧浸润性突眼。

2）并发症：①放射性甲状腺炎。②诱发甲状腺危象。③加重活动性 Graves 眼病。

（3）手术

1）适应证：①甲状腺肿大显著（>80g），有压迫症状。②中、重度甲亢，长期服药无效，或停药复发，或不能坚持服药者。③胸骨后甲状腺肿。④细针穿刺细胞学证实甲状腺癌或怀疑恶变。⑤ATD 治疗无效或过敏的妊娠患者，手术需在妊娠期T2 期（4~6 个月）施行。

2）禁忌证：①合并较重心脏、肝、肾疾病，不能耐受手术。②妊娠 T1 期（1~3 个月）和 T3 期（7~9 个月）。

3）术式：通常采取甲状腺次全切除术，两侧各留下 2~3g 甲状腺组织。主要并发症是手术损伤导致永久性甲状旁腺功能减退症和喉返神经损伤。

（4）其他：①碘剂，复方碘化钠溶液仅在手术前和甲状腺危象时使用。②β 受体阻断药。

（5）甲状腺危象的治疗：可用 β 受体阻断药、抗甲状腺药物、无机碘、激素，使用对乙酰氨基酚和冷却毯积极降温，容量复苏、呼吸支持和重症监护治疗病房的监护。具体治疗：①去除诱因。②抗甲状腺药物 PTU 口服或经胃管注入。③碘剂，服用 PTU 1 小时后开始服用。④β 受体阻断药。⑤糖皮质激素。⑥上述常规治疗效果不佳时，可选用腹膜透析、血液透析或血浆置换等。⑦降温，采用物理降温，避免用乙酰水杨酸类药物。⑧其他支持治疗。

（6）Graves 眼病（GO）的治疗：高枕卧位，限制钠盐及使用利尿药，保护眼睛（使用具有保护性的人工泪液，必要时使用凝胶或眼膏等）。活动性 GO 给予泼尼松。球后外照射。治疗

GO 时处理甲亢，需预防 GO 加重。眶减压手术。戒烟。

六、甲状腺功能减退症

考点直击

【病历摘要】

女，70 岁。畏寒、乏力、嗜睡 1 年。

患者 1 年前无明显诱因出现畏寒、乏力、嗜睡，无发热，一直未予以治疗。发病以来，精神差，食欲缺乏，大便 1 ~3 日 1 次。既往体健，否认高血压、高血脂、心脏病病史，无烟酒嗜好。无遗传病家族史。

查体：体温 36.5℃，脉搏 56 次/分，呼吸 18 次/分，血压 120/80mmHg。毛发稀疏，皮肤干燥，未见出血点和皮疹，浅表淋巴结未触及肿大。眼睑无水肿，眼球无突出及活动受限，巩膜无黄染。甲状腺无肿大。双肺呼吸音清，未闻及干、湿啰音。心界不大，心率 56 次/分，律齐，各瓣膜听诊区未闻及杂音。腹软，无压痛，肝脾肋下未触及，移动性浊音阴性。双下肢非凹陷水肿，双手平举无震颤。

实验室检查：甲状腺功能 TT_3 1.0nmol/L，TT_4 45nmol/L，FT_3 4.0pmol/L，FT_4 9.2pmol/L，TSH 13mU/L。

【病例分析】

1. 诊断 甲状腺功能减退症。

2. 诊断依据

（1）老年女性，畏寒、乏力、嗜睡 1 年。

（2）毛发稀疏，皮肤干燥，心率减慢，非凹陷水肿。

（3）甲状腺功能检查示血清 T_3、T_4 降低，TSH 增高。

3. 鉴别诊断 ①桥本甲状腺炎。②原发性肾上腺皮质功能减退症。③腺垂体功能减退症。④特发性水肿。

4. 进一步检查

（1）甲状腺 B 超。

（2）甲状腺球蛋白抗体、甲状腺过氧化物酶抗体测定。

（3）促甲状腺激素受体抗体检测。

（4）基础代谢率测定。

5. 治疗原则

（1）甲状腺激素替代治疗（左旋甲状腺素片）。

（2）黏液性水肿昏迷的预防与治疗：补充甲状腺激素。

1. 概述 甲状腺功能减退症（简称甲减），是由各种原因导致的低甲状腺激素血症或甲状腺激素抵抗而引起的全身性低代谢综合征，病理特征为黏多糖在组织和皮肤堆积，表现为黏液性水肿。本节主要介绍成人甲减的内容。

2. 病因及分类（图 6－6－3）

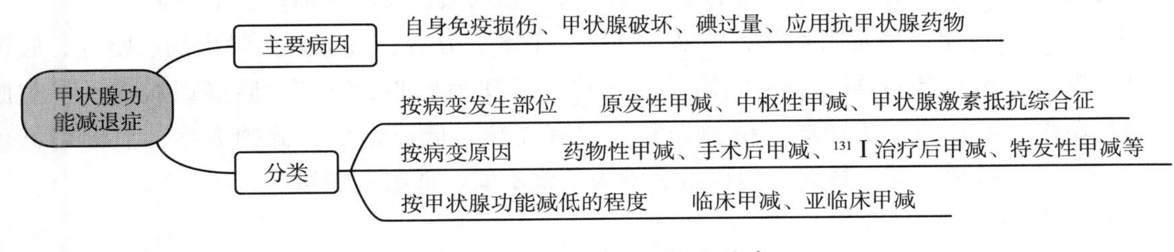

图 6－6－3 甲减的病因及分类

3. 临床表现

（1）一般情况：注意有无如甲状腺手术、甲亢 ^{131}I 治疗等病史；发病隐匿，病程较长。

（2）症状：以代谢率减低和交感神经兴奋性下降为主。典型患者畏寒、乏力、手足肿胀感、嗜睡、记忆力减退、少汗、关节疼痛、体重增加、便秘、女性月经紊乱或月经过多、不孕。

（3）体征：典型者可有表情呆滞、反应迟钝、声音嘶哑、听力障碍、面色苍白、颜面和/或眼睑水肿、唇厚舌大、常有齿痕，皮肤干燥、粗糙、脱皮屑、皮肤温度低、水肿、手（脚）掌皮肤可呈姜黄色，毛发稀疏干燥，跟腱反射时间延长，脉率缓慢。

4. 诊断

（1）甲减的症状和体征。

（2）血清 TSH 增高，FT_4 减低，原发性甲减即可成立；若 TPOAb 阳性，可考虑病因为自身免疫性甲状腺炎。

（3）血清 TSH 减低或正常，TT_4、FT_4 减低，考虑中枢性甲减；TRH 刺激试验证实。

5. 治疗

（1）左甲状腺素（$L-T_4$）治疗：目标是将血清 TSH 和甲状腺激素水平恢复到正常范围内，需终身服药。治疗剂量取决于病情、年龄、体重和个体差异，儿童剂量高、老年人剂量低、妊娠时应加量。均从小剂量开始，逐渐递增到合适剂量。

（2）亚临床甲减：高脂血症、血清 TSH $>$ 10mU/L 时，给予 $L-T_4$ 治疗。

（3）黏液性水肿昏迷：①补充甲状腺激素。若在 24 小时无改善，可给予 T_3。②保温、供氧、保持呼吸道通畅，必要时气管切开、机械通气等。③氢化可的松持续静脉滴注。④适量补液。⑤控制感染，治疗原发病。

七、肾上腺皮质功能减退症

1. 概述 肾上腺皮质功能减退症按病因可分为原发性和继发性。原发性者又称艾迪生（Addison）病，因自身免疫、结核、感染、肿瘤、白血病等破坏双侧绝大部分的肾上腺所致；继发性者指垂体、下丘脑等病变引起促肾上腺皮质激素（ACTH）不足所致。本节主要介绍 Addison 病，Addison 病多见于成年人。

2. 临床表现

（1）特征性表现：全身皮肤色素加深，暴露处、摩擦处、乳晕、瘢痕等处尤为明显，黏膜色素沉着见于牙龈、舌部、颊黏膜等处。

（2）其他表现：①乏力、淡漠、易疲劳等。②食欲缺乏、消化不良、恶心呕吐等。③血压降低、心音低钝、直立性晕厥等。④低血糖症状。⑤低血钠。⑥女性阴毛、腋毛减少或脱落等；男性常有性功能减退。⑦对应激的抵抗力减弱。⑧低热、盗汗等活动性结核表现。

（3）肾上腺危象：诱发因素常有感染、创伤、手术、分娩、过劳、大量出汗、呕吐、腹泻或突然中断激素替代治疗等。提示病情急骤加重，表现为恶心、呕吐、腹痛或腹泻、严重脱水、血压降低、心率快、脉细弱、精神失常，常有高热、低血糖症、低钠血症，血钾可低可高，反应淡漠或嗜睡，甚至昏迷，但也可表现为烦躁不安、谵妄、惊厥。

3. 辅助检查

（1）血液生化：可有低血钠、高血钾。

（2）血常规：常有正细胞正色素性贫血，少数合并恶性贫血。

（3）ACTH 兴奋试验：最具诊断价值。

（4）影像学：结核病患者 X 线摄片、CT 或 MRI 可示肾上腺增大及钙化阴影。自身免疫性肾上腺炎时肾上腺可萎缩。

4. 治疗

（1）基础治疗：①糖皮质激素替代治疗。②食盐及盐皮质激素。

（2）病因治疗。

（3）肾上腺危象治疗：应立即采取抢救措施。①补液。②糖皮质激素。③积极治疗感染及其他诱因。

八、脂代谢紊乱

1. 概述 脂代谢紊乱也称血脂异常，由于脂肪代谢或转运异常使血浆中一种或几种脂质高于正常，可表现为高胆固醇血症、高甘油三酯血症或两者兼有的混合性高脂血症。近年来，脂蛋白 a 水平升高也被视为血脂紊乱。高血脂、高血糖、高血压、肥胖等疾病之间关系密切，互为危险因素，并有相似的病因和危险因素。

2. 分类

（1）按病因分类：①原发性，属遗传性脂代谢紊乱疾病。②继发性，常见于肥胖、糖尿病、肾病综合征、甲状腺功能减退症、系统性红斑狼疮等。此外，某些药物如利尿药、非心脏选择性 β 受体阻断药、糖皮质激素等也可引起。

（2）临床分类（表 6－6－5）

表 6－6－5 血脂异常的临床分类

类型	TC	TG	HDL－C	对应 WHO 分类
高胆固醇（CH）血症	↑↑	→	→	Ⅱa
高 TG 血症	→	↑↑	→	Ⅳ、Ⅰ
混合型高脂血症	↑↑	↑↑	→	Ⅱb、Ⅲ、Ⅳ、Ⅴ
低 HDL－C 血症	→	→	↓	—

注：↑示浓度升高；→示浓度正常；↓示浓度降低。

3. 临床表现 ①黄色瘤、早发性角膜环和脂血症眼底改变。②动脉粥样硬化。

4. 诊断（表 6－6－6）

表 6－6－6　血脂异常的诊断及分层标准

分层	TC	TG	LDL－C	HDL－C	非 HDL－C
理想水平	—	—	<2.6	—	<3.4
合适水平	<5.2	<1.7	<3.4	—	<4.1
边缘升高	5.20～6.19	1.70～2.29	3.40～4.09	—	4.10～4.89
升高	≥6.2	≥2.3	≥4.1	—	≥4.9
降低	—	—	—	<1.0	—

5. 治疗

（1）原则：①依据 ASCVD 危险程度决定干预策略。②以降低 LDL－C 为首要干预靶点。③调脂首选他汀类药物。

（2）治疗性生活方式干预：①饮食控制。②增加运动。③戒烟、限盐、限制饮酒等。

（3）药物治疗：①他汀类。②肠道 CH 吸收抑制剂。③普罗布考。④胆酸螯合剂。⑤贝特类。⑥烟酸类。⑦高纯度鱼油制剂。⑧新型调脂药物，$ApoB_{100}$合成抑制剂等。

（4）其他：①脂蛋白血浆置换。②手术治疗。

九、甲状腺肿大/结节

1. 甲状腺肿大

（1）弥漫性非毒性甲状腺肿：又称单纯性甲状腺肿，是指甲状腺弥漫性肿大，不伴结节及甲状腺功能异常。多无明显症状，一般无须治疗，有压迫症状者可考虑手术治疗。

（2）非毒性多结节性甲状腺肿：是指甲状腺结节性肿大，不伴甲状腺功能异常。女性、老年人、缺碘地区更为常见。结节大小不等，组织形态多样。常因无意发现或体检、影像学检查发现颈部肿大。多数患者仅需定期随访，当引起局部压迫或影响外观时，可行手术治疗或放射性碘治疗。甲状腺肿大引起压迫症状，尤其是胸骨后甲状腺肿或有急性梗阻症状时，首选手术治疗。

2. 甲状腺结节　在临床极为常见，大部分结节为良性腺瘤样结节或囊肿，但 5%～10% 的结节为恶性肿瘤；少数结节可导致甲状腺功能亢进，或引起局部压迫症状及影响外观。临床高度疑似恶性或细针穿刺细胞学确定为可疑恶性或恶性的结节，结节出现压迫症状，应行手术治疗。具有自主功能的“热结节”可采用放射性碘治疗。良性结节应长期随访并定期行甲状腺超声检查。

十、甲状旁腺疾病

1. 甲状旁腺功能亢进症

（1）分类

1）原发性：由甲状旁腺组织原发病变致甲状旁腺激素（PTH）合成、分泌过多，引起以高钙血症、高尿钙症和尿磷排泄增加、低磷血症、肾结石或肾钙质沉着症以及骨量丢失等为特征的一组临床综合征。

2）继发性：由于各种原因所致的低钙血症或高磷血症，刺激甲状旁腺分泌过量的 PTH 以提高血钙或降低血磷的一种慢性代偿性临床综合征，可见于肾功能不全、维生素 D 缺乏、小肠吸收不良综合征等。

3）三发性：在长期继发性甲状旁腺功能亢进症的基础上，腺体转变为功能自主的增生或腺瘤而分泌过多 PTH，血钙水平高于正常，通常需手术治疗。

（2）诊治：患者有相应临床症状，实验室检查示高血钙（ >2.75mmol/L）、低血磷、高尿钙、碱性磷酸酶升高、高 PTH，结合颈部超声、放射性核素检查、^{99mTc} MIBI 扫描等综合诊断。目前主要采用手术治疗，对高钙血症极轻微或年老、体弱不能手术的，可用药物治疗。

2. 甲状旁腺功能减退症

（1）由于多种原因导致 PTH 分泌减少和/或作用障碍所致的临床综合征，表现为神经肌肉兴奋性增高、神经精神症状、锥体外系症状、异位钙化和白内障等。

（2）PTH 分泌减少的甲状旁腺功能减退症可分为术后、遗传性、自身免疫性等；PTH 抵抗性甲状旁腺功能减退症则为假性甲状旁腺功能减退症。

（3）治疗：目的是消除低钙血症所造成的临床症状，并防治软组织钙化和器官功能障碍。治疗要点包括静脉补钙、口服补钙、适当补充维生素 D、纠正低镁血症和补充 PTH 治疗。急性发作期应立即注射 10% 葡萄糖酸钙。

十一、垂体疾病

1. 垂体瘤 是一组起源于腺垂体、神经垂体及胚胎期颅咽管囊残余鳞状上皮的肿瘤。垂体瘤是颅内常见肿瘤，其中来自腺垂体瘤占大多数。

（1）按功能分类：分为功能性和无功能性垂体瘤，前者主要有催乳素瘤、生长激素瘤、促肾上腺皮质激素瘤、促甲状腺激素瘤等。在一般人群中，以催乳素瘤最常见；在老年人群中，以无功能腺瘤最常见。

（2）主要临床表现：①肿瘤占位效应对周围组织的压迫引起的症状。②功能性垂体瘤引起激素分泌增多症状。③垂体其他细胞继发于垂体瘤的直接压迫和/或垂体柄受压引起的激素分泌功能异常。④下丘脑受压相关的下丘脑综合征。⑤垂体卒中。

（3）治疗：方法主要有手术治疗、药物治疗和放射治疗。除了催乳素瘤以外，其他垂体瘤的首选治疗仍为手术摘除。

2. 肢端肥大症和巨人症 一般是指由于生长激素（GH）持久过度分泌所引起的内分泌代谢性疾病。发生在青春期前、骨骼未融合者，表现为巨人症，较少见；发生在青春期后、骨骼融合者，表现为肢端肥大症。青春期前骨骺未融合时发病，病情一直进展至成年后，既有巨人症又有肢端肥大症的表现，称为肢端肥大性巨人症。GH 分泌过多的原因主要为垂体生长激素瘤或垂体生长激素细胞增生，发病年龄以中青年多见，无明显性别差异。治疗方法包括手术、药物和放射治疗。

3. 腺垂体功能减退症 是指各种病因损伤下丘脑、下丘脑垂体通路、垂体而导致一种或多种腺垂体激素分泌不足所致的临床综合征。围生期女性因腺垂体缺血坏死所致的腺垂体功能减退症称为希恩综合征（Sheehan 综合征）。起病隐匿，症状多变，取决于垂体激素缺乏的程度、种类、速度及相应靶腺的萎缩程度。治疗主要包括一般治疗、病因治疗、激素替代治疗（主要是补充靶腺激素）和处理垂体危象（补充葡萄糖、补充氢化可的松，补充血容量、降温、抗感染等对症处理)。

4. 生长激素缺乏性矮小症 指因垂体生长激素(GH)缺乏或GH生物效应不足所致的躯体生长障碍,又称儿童生长激素缺乏症。

5. 尿崩症 指抗利尿激素(ADH)严重缺乏或部分缺乏(称中枢性尿崩症),或肾脏对其不敏感,致肾小管重吸收水的功能障碍,从而引起以多尿、烦渴、多饮与低比重尿和低渗尿为特征的一组综合征。治疗包括病因治疗、激素替代治疗和非激素类抗利尿药物治疗。

十二、低血糖症

低血糖症是一组由多种病因引起的血浆(或血清)葡萄糖水平降低,并足以引起相应症状和体征的临床综合征,而当血浆葡萄糖浓度升高后,症状和体征也随之消退;常以交感神经兴奋和/或神经精神及行为异常为主要特点,血糖浓度更低时可出现癫痫样发作、昏迷和死亡。处理要点如下。

(1)轻中度低血糖:口服糖水、含糖饮料,或进食糖果、饼干、面包、馒头等即可缓解;对药物相关性低血糖,应及时停用相关药物。

(2)重者和疑似低血糖昏迷患者:及时测定血糖,并给予50%葡萄糖液60~100ml静脉注射,继以5%~10%葡萄糖液静脉滴注,密切监测血糖。

(3)必要时可加用氢化可的松和/或胰高血糖素。

(4)神志不清者切忌喂食,以避免呼吸道窒息。

十三、骨质疏松

骨质疏松是一种以骨量降低和骨组织微结构破坏为特征,导致骨脆性增加和易于骨折的代谢性骨病。按病因可分为原发性和继发性两类。临床表现可有骨痛(如髋部疼痛、背痛)和肌无力、骨折、并发症(如上呼吸道和肺部感染等)等相关表现。

十四、抗利尿激素分泌失调综合征

抗利尿激素分泌失调综合征是指内源性抗利尿激素分泌异常增多或作用增强,导致水潴留、尿排钠增多及稀释性低钠血症等临床表现的一组综合征。治疗包括病因治疗、对症治疗和药物治疗(如使用抗利尿激素受体阻断药)。

第七节 风湿免疫病

一、系统性红斑狼疮

考点直击

【病历摘要】

女,30岁。面部红斑4个月,多关节肿痛1周。

患者4个月前无明显诱因出现面部红斑，日光照射后明显，伴频发口腔溃疡，有脱发，未诊治。1周前出现双手指、双腕关节肿胀、疼痛，无发热。发病以来大、小便及睡眠均正常，体重无明显变化。既往体健，否认传染病接触史。无手术、外伤史。未婚，月经正常。无遗传性疾病家族史。

查体：体温36℃，脉搏78次/分，呼吸18次/分，血压115/70mmHg。面部皮肤发红，可见散在皮疹，高出于皮肤，呈蝶形分布，无瘙痒及压痛，浅表淋巴结未触及肿大。舌尖部可见3mm×3mm大小溃疡。甲状腺正常大小，双肺未闻及干、湿啰音。心界不大，心率78次/分，心律整齐，各瓣膜区未闻及杂音。腹平软，无压痛，肝、脾肋下未触及。双手掌指关节、近端指间关节、双腕关节有压痛，右腕关节肿胀，双下肢无水肿。

实验室检查：血常规示血红蛋白120g/L，白细胞7.5×10^9/L，血小板205×10^9/L。便常规（-），尿蛋白（++），尿沉渣镜检红细胞5~6个/HP，ANA 1∶640（均质型），抗dsDNA抗体150IU/ml，抗ENA抗体（-）。

【病例分析】

1. 诊断 系统性红斑狼疮。

2. 诊断依据

（1）青年女性，面部红斑，多关节炎，光过敏，口腔溃疡，脱发。

（2）查体见面部蝶形红斑，口腔溃疡，多关节压痛，右腕关节肿胀。

（3）ANA阳性，抗dsDNA抗体阳性，尿蛋白（++）。尿沉渣镜检红细胞5~6个/HP。

3. 鉴别诊断 ①类风湿关节炎。②肾小球疾病。

4. 进一步检查

（1）复查血常规、尿常规。

（2）24小时尿蛋白定量，抗心磷脂抗体，补体C3、C4。

（3）肾穿刺活检（必要时）。

5. 治疗原则

（1）一般治疗：休息，避免日光照射等。

（2）糖皮质激素治疗。

（3）免疫抑制剂治疗。

1. 概述 系统性红斑狼疮（SLE）是一种典型的自身免疫性结缔组织病，临床上可累及全身多个器官。血清中出现以抗核抗体为代表的多种自身抗体，有多系统受累。我国以女性多见，尤其是20~40岁的育龄女性。

2. 病因 ①遗传因素。②环境因素，如阳光、药物、化学试剂、微生物病原体等。③雌激素。

3. 病理 主要病理改变为炎症反应和血管异常。受损器官的特征性改变为苏木紫小体和"洋葱皮样病变"。

4. 临床表现

（1）全身表现：活动期出现发热，可有疲倦、乏力、食欲缺乏、肌痛、体重下降等。

（2）皮肤黏膜：80%的患者出现无明显瘙痒的皮疹，包括颧部呈蝶形分布的红斑、盘状红斑、光过敏、指端缺血、面部及躯干皮疹等；口腔及鼻黏膜无痛性溃疡和脱发较常见。

（3）浆膜炎：半数以上的患者急性发作期出现多发性浆膜炎，如胸腔积液、心包积液。

（4）肌肉关节：常出现对称性多关节疼痛、肿；Jaccoud 关节病；可出现肌痛、肌无力和肌炎。小部分患者可见股骨头坏死。

（5）肾脏：主要表现为蛋白尿、血尿、管型尿、水肿、高血压，乃至肾衰竭。有平滑肌受累者可出现输尿管扩张和肾积水。

（6）心血管系统：常出现心包炎，可为纤维蛋白性心包炎或渗出性心包炎；可出现疣状心内膜炎；可有心肌损害（出现心律失常、心力衰竭等）、冠状动脉受累等。

（7）肺部：肺间质病变主要是急性、亚急性的磨玻璃样改变和慢性期的纤维化，表现为活动后气促、干咳、低氧血症，肺功能检查常显示弥散功能下降。可合并弥漫性肺泡出血、肺动脉高压。

（8）神经系统：神经精神狼疮又称“狼疮脑病”。①中枢神经系统病变，包括癫痫、狼疮性头痛、脑血管病变、无菌性脑膜炎、运动障碍等。②外周神经系统受累，可表现为吉兰－巴雷综合征、自主神经病、单神经病、重症肌无力等。

（9）消化系统：可表现为食欲缺乏、腹痛、呕吐、腹泻等。少数可并发急腹症，往往与 SLE 活动性相关。

（10）血液系统：活动性 SLE 中血红蛋白下降、白细胞和/或血小板减少常见。部分为 Coombs 试验阳性的溶血性贫血，可见无痛性淋巴结肿大、脾大。

（11）抗磷脂综合征（APS）：可出现在 SLE 的活动期，表现为动脉和/或静脉血栓形成、反复的自发流产、血小板减少等。SLE 患者血清可以出现抗磷脂抗体，不一定是 APS。

（12）其他：可有干燥综合征，视网膜出血、视网膜渗出、视盘水肿等眼部表现。

5. 辅助检查

（1）自身抗体（图 6－7－1）

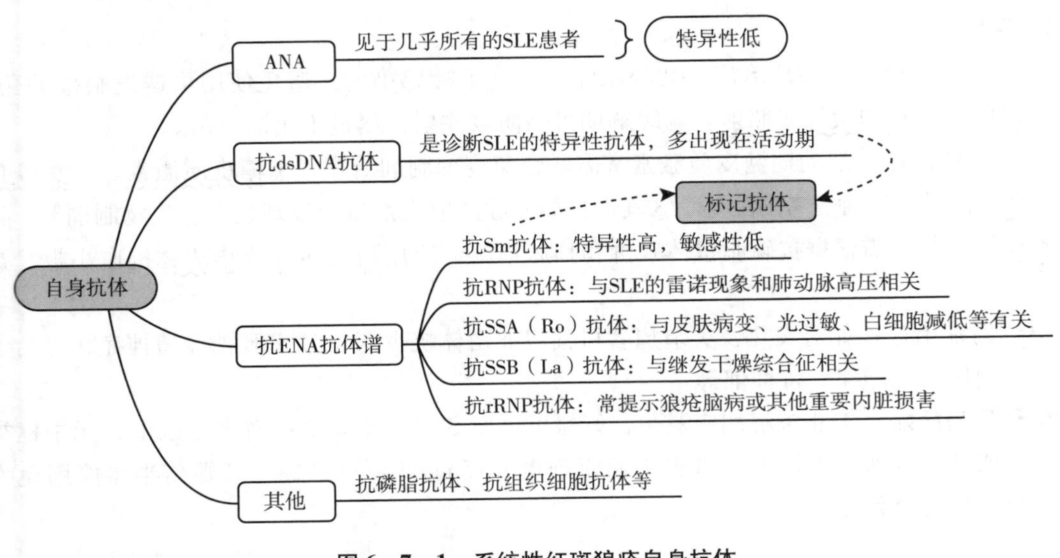

图 6－7－1 系统性红斑狼疮自身抗体

（2）补体：补体低下，尤其是C3低下常提示有SLE活动。

（3）病情活动度指标：抗dsDNA、补体、CSF变化、蛋白尿增多和炎症指标（ESR、CRP）升高等。

（4）肾活检病理：对狼疮肾炎的诊断、治疗和预后估计均有价值。

（5）X线及影像学检查：有助于早期发现器官损害。如神经系统磁共振成像、CT有助于发现和治疗脑部的梗死性或出血性病灶；胸部高分辨CT有助于发现早期的肺间质性病变。超声心动图对心包积液、心肌、心瓣膜病变、肺动脉高压等有较高的敏感性。

6. 诊断（表6－7－1）

表6－7－1　美国风湿病学会（ACR）1997年推荐的SLE分类标准

（1）颊部红斑	固定红斑，扁平或高起，在两颧突出部位
（2）盘状红斑	片状高起于皮肤的红斑，黏附有角质脱屑和毛囊栓；陈旧病变可发生萎缩性瘢痕
（3）光过敏	对日光有明显的反应，引起皮疹，从病史中得知或医师观察到
（4）口腔溃疡	经医师观察到的口腔或鼻咽部溃疡，一般为无痛性
（5）关节炎	非侵蚀性关节炎，累及两个或更多的外周关节，有压痛、肿胀或积液
（6）浆膜炎	胸膜炎或心包炎
（7）肾脏病变	尿蛋白＞0.5g/24h或（＋＋＋），管型（红细胞、血红蛋白、颗粒或混合管型）
（8）神经病变	癫痫发作或精神病，除外药物或已知的代谢紊乱
（9）血液学疾病	溶血性贫血，或白细胞减少，或淋巴细胞减少，或血小板减少
（10）免疫学异常	抗dsDNA抗体阳性，或抗Sm抗体阳性，或抗磷脂抗体阳性（包括抗心磷脂抗体、狼疮抗凝物，或至少持续6个月的梅毒血清试验假阳性，三者中具备一项阳性）
（11）抗核抗体	在任何时候和未用药物诱发“药物性狼疮”的情况下，抗核抗体效价异常

7. 治疗

（1）一般治疗：①心理治疗。②卧床休息。③治疗感染。④避免使用可诱发狼疮的药物。⑤避免强阳光暴晒和紫外线照射。⑥缓解期可做防疫注射，尽量不用活疫苗。

（2）药物治疗：活动期糖皮质激素常需联合免疫抑制剂治疗。①糖皮质激素。②免疫抑制剂，如环磷酰胺、吗替麦考酚酯等。③其他，如静脉注射大剂量免疫球蛋白、生物制剂等。④合并抗磷脂综合征，需根据抗磷脂抗体效价和临床情况，应用阿司匹林或华法林抗血小板、抗凝治疗。

（3）对症治疗：如对发热及关节痛者可辅以非甾体抗炎药，对SLE神经精神症状可给予相应的降颅内压、抗癫痫、抗抑郁等。

8. SLE与妊娠　①非缓解期应避孕，妊娠可诱发SLE活动。②缓解半年以上，无中枢神经系统、肾或其他脏器严重损害，口服泼尼松剂量＜15mg/d者可妊娠。妊娠前半年停用免疫抑制剂，羟氯喹可全程使用。

二、类风湿关节炎

考点直击

【病历摘要】

女，39 岁。双手、双膝关节肿痛 4 个月。

患者 4 个月前开始无明显原因出现双手、双膝关节肿胀、疼痛。以双手指关节为主，伴有明显晨僵，时间 >1 小时。2 个月前曾因乏力、关节痛到医院检查，诊断为“关节炎，贫血”（具体不详），未予治疗。发病以来无发热，无皮疹，偶有口腔溃疡，无光过敏，无口干、眼干症状，大、小便及睡眠均正常。既往体健，无胃病和痔疮史，无银屑病病史，无外伤史。无烟酒嗜好，不偏食。无遗传性疾病家族史。

查体：体温 36℃，脉搏 96 次/分，血压 120/70mmHg。轻度贫血貌，皮肤未见出血点和皮疹，浅表淋巴结未触及肿大，睑结膜略苍白，巩膜无黄染。甲状腺无肿大。双肺未闻及干、湿啰音。心界正常大小，心率 96 次/分，心律整齐，未闻及杂音。腹平软，无压痛，肝、脾肋下未触及，移动性浊音（-），双下肢无水肿。左髋关节肿胀，压痛（+）；双手第 2、第 3 掌指关节肿胀，压痛（+）；双膝关节轻度肿胀，浮髌试验（-），余关节正常。

实验室检查：血常规示血红蛋白 80g/L，红细胞 3.3×10^{12}/L，白细胞 7.5×10^{9}/L，血小板 345×10^{9}/L。尿常规（-），类风湿因子 110U/ml（正常值 0～30U/ml）。抗环瓜氨酸肽抗体 58RU/ml（正常值 0～5RU/ml）。抗核抗体 1∶20（正常值 <1∶40）。

【病例分析】

1. 诊断 ①类风湿关节炎。②慢性病贫血。

2. 诊断依据

（1）类风湿关节炎

1）39 岁女性，慢性起病。

2）多关节、对称性关节肿痛，晨僵 >1 小时。

3）类风湿因子（+），抗环瓜氨酸肽抗体（+）。

（2）慢性病贫血：贫血貌，睑结膜略苍白，心率增快，血红蛋白低于正常，呈小细胞性贫血。

3. 鉴别诊断 ①系统性红斑狼疮。②强直性脊柱炎。③骨关节炎。

4. 进一步检查

（1）双手、双膝、骶髂关节的 X 线检查。

（2）ANA，抗 ENA 抗体，HLA-B27。

（3）网织红细胞计数，血清铁、铁蛋白和总铁结合力测定；粪隐血试验。

5. 治疗原则

（1）非甾体抗炎药缓解症状。

（2）改变病情抗风湿药治疗。

（3）必要时应用糖皮质激素及生物制剂治疗。

1. 概述 类风湿关节炎（RA）是一种以侵蚀性、对称性多关节炎为主要临床表现的慢性、全身性自身免疫性疾病；基本病理改变为关节滑膜的慢性炎症、血管翳形成，并逐渐出现关节软骨和骨破坏，最终导致关节畸形和功能丧失。本病呈全球性分布，是造成人类丧失劳动力和致残的主要原因之一。

2. 病因和发病机制 ①遗传易感性。②环境因素（某些感染、吸烟等）。③免疫紊乱（主要发病机制）。

3. 临床表现

（1）起病情况：多慢性起病。少数急性起病，在数天内出现典型关节症状。流行病学资料显示，RA 可发生于任何年龄，80% 发病于 35～50 岁，女性多于男性。

（2）关节表现：①晨僵（持续时间超过 1 小时意义较大）、关节痛与压痛（多为对称性、持续性，最常见于腕、掌指、近端指间关节）、关节肿胀、关节畸形（如呈"天鹅颈"样及"纽扣花"样表现）。②颈椎关节受累表现为颈痛、活动受限等；肩、髋关节受累常见局部疼痛和活动受限；颞颌关节受累表现为讲话或咀嚼时疼痛加重，严重者有张口受限等。③关节功能障碍。

（3）关节外表现：①皮肤类风湿结节（特异性表现，较常见）。②类风湿血管炎，常见于长病程、血清 RF 阳性且病情活动的 RA 患者。③心脏受累，以心包炎最常见。④肺部受累，可有肺间质病变（最常见）、胸膜炎、结节样改变。⑤眼部，以继发干燥综合征所致的眼干燥症最常见。⑥神经系统，表现为神经受压症状。⑦血液系统，最常见正细胞正色素性贫血，可有小细胞低色素性贫血。活动期常见血小板增多，病情缓解后下降。可见 Felty 综合征。⑧肾，受累少见。

4. 辅助检查

（1）血液学改变：活动期血小板计数可增高，白细胞及分类多正常，免疫球蛋白升高，血清补体大多正常或轻度升高等。

（2）炎症标志物：红细胞沉降率（ESR）和C 反应蛋白（CRP）常升高，是反映病情活动度的主要指标。

（3）自身抗体

1）类风湿因子（RF）：主要检测 IgM 型 RF，RA 患者中阳性率为 75%～80%，但 RF 不是 RA 的特异性抗体。RF 阴性不能排除 RA 的诊断。

2）抗瓜氨酸化蛋白抗体：包括抗核周因子抗体、抗角蛋白抗体、抗聚丝蛋白抗体、抗环状瓜氨酸（CCP）抗体（敏感性和特异性高）和抗突变型瓜氨酸化波形蛋白抗体。

（4）关节滑液：正常人关节腔内的滑液不超过 3.5ml。呈淡黄色透明、黏稠状，滑液中的白细胞明显增多。

（5）影像学

1）X 线检查：双手、腕关节及其他受累关节的 X 线片对 RA 诊断、监测疾病进展及判断治疗效果很重要。①Ⅰ期：关节周围软组织肿胀影、关节附近骨质疏松。②Ⅱ期：关节间隙变窄。③Ⅲ期：关节面出现虫蚀样改变。④Ⅳ期：可见关节半脱位和关节破坏后的纤维性和骨性强直。

2）其他：MRI（对早期诊断极有意义）、超声、关节镜及针刺活检。

5. 诊断（表6－7－2）

表6－7－2　ACR 1987年修订的RA分类标准

（1）晨僵	关节或周围晨僵持续至少1小时
（2）≥3个关节区的关节炎	下列14个关节区域（两侧的近端指间关节、掌指关节、腕、肘、膝、踝及跖趾关节）中至少3个有软组织肿胀或积液（不是单纯骨隆起）
（3）手关节炎	腕、掌指或近端指间关节区中，至少有一个关节区肿胀
（4）对称性关节炎	左、右两侧关节同时受累（双侧近端指间关节、掌指关节及跖趾关节受累时，不一定绝对对称）
（5）类风湿结节	在骨突部位、伸肌表面或关节周围有皮下结节
（6）血清RF阳性	任何检测方法证明血清中RF含量升高（所用方法在健康人群中阳性率<5%）
（7）影像学改变	在手和腕的后前位像上有典型的RA影像学改变，必须包括骨质侵蚀或受累关节及其邻近部位有明确的骨质脱钙

6. 鉴别诊断　骨关节炎、强直性脊柱炎、银屑病关节炎、系统性红斑狼疮（可有RF阳性）、其他病因的关节炎。

7. 治疗

（1）一般治疗：包括患者教育、休息（急性期、发热以及内脏受累，宜卧床休息）、关节制动（急性期）、关节功能锻炼（恢复期）、物理疗法等。

（2）药物治疗

1）非甾体抗炎药：具有镇痛抗炎作用，是缓解关节炎症状的常用药，应与改善病情抗风湿药（DMARDs）同服。

2）传统DMARDs：可延缓和控制病情进展，包括甲氨蝶呤（首选）、来氟米特、抗疟药、柳氮磺吡啶等。

3）生物DMARDs：目前使用最普遍的是TNF－α拮抗剂、IL－6拮抗剂。

4）糖皮质激素：小剂量、短疗程，必须同时应用DMARDs。关节腔注射糖皮质激素有利于减轻关节炎症状。

5）植物药制剂：如雷公藤多苷、白芍总苷、青藤碱等。

三、干燥综合征

1. 概述　干燥综合征是一种以侵犯泪腺、唾液腺等外分泌腺体，B淋巴细胞异常增殖、组织淋巴细胞浸润为特征的弥漫性结缔组织病，临床上主要表现为干燥性角结膜炎和口腔干燥症，还可累及内脏器官。可分为原发性和继发性，本章主要介绍原发性干燥综合征（pSS）。

2. 临床表现

（1）局部表现

1）口腔干燥症：①口干。②猖獗龋（是本病特征之一）。③唾液腺炎，腮腺受累最常见。④舌痛，舌面干、裂、潮红，舌乳头萎缩，呈“镜面舌”样改变。

2）干燥性角结膜炎：眼干涩、异物感、磨砂感、少泪等。

（2）系统表现

1）皮肤黏膜：约1/4的患者出现皮疹，特征性的为高出皮面的紫癜样皮疹，多见于下肢，为米粒大小、边界清楚的丘疹，压之不褪色；可有荨麻疹样皮疹、结节红斑等。

2）肌肉骨骼：约80%的患者有关节痛。

3）肾：30%～50%的患者有肾损害，主要累及远端肾小管，表现为因肾小管酸中毒引起的周期性低钾性麻痹，严重者出现肾钙化、肾结石、肾性尿崩症及肾性骨病。

4）呼吸系统：鼻干、干燥性咽喉炎、干燥性气管/支气管炎，小气道受累者可出现呼吸困难。部分患者影像学可见肺大疱、间质性肺炎，可出现呼吸衰竭、肺动脉高压。

5）消化系统：食管黏膜萎缩、萎缩性胃炎、慢性腹泻等。

6）神经系统：以周围神经损害多见，可出现感觉、运动神经异常，偏瘫，横断性脊髓炎等。

7）血液系统：可出现白细胞减少和/或血小板减少。可发生非霍奇金淋巴瘤，多为大B细胞来源。

8）甲状腺：近45%的患者出现甲状腺功能异常，约20%的患者同时伴有自身免疫性甲状腺炎的表现。

3. 辅助检查

（1）常规检查：可有正细胞正色素型贫血、白细胞减低、血小板减少、红细胞沉降率增快、C反应蛋白增高、亚临床肾小管酸中毒等。

（2）自身抗体：80%以上的患者ANA阳性，抗SSA、抗SSB抗体阳性率分别为70%和40%，前者对诊断的敏感性高，后者特异性较强。

（3）高球蛋白血症：以IgG升高为主，为多克隆性。

（4）其他：Schirmer试验、泪膜破裂时间（BUT试验）、眼部染色、腮腺造影、唇腺活检等。

4. 治疗 没有内脏损害者以替代和对症治疗为主，有内脏损害者需行免疫抑制治疗。

（1）局部治疗：①停止吸烟、饮酒及避免服用引起口干的药物，保持口腔清洁，减少龋齿和口腔继发感染。②替代品如人工泪液、人工唾液和凝胶等可减轻局部症状。③M_3受体激动药毛果芸香碱可用于改善口眼干症状。

（2）系统治疗：依据病情严重程度给予糖皮质激素、免疫抑制剂等。

（3）对症处理：纠正急性低钾血症以静脉补钾为主；非甾体抗炎药对肌肉、关节疼痛有一定疗效。

（4）生物制剂：抗CD20单克隆抗体。

四、强直性脊柱炎

1. 概述 脊柱关节炎（SpA）是一组主要累及中轴和/或外周关节的炎性疾病，可伴肌腱端炎、指（趾）炎、虹膜睫状体炎、升主动脉炎、肺间质病变等其他临床表现和系统损害。其中可分为强直性脊柱炎、反应性关节炎、银屑病关节炎、肠病性关节炎、未分化脊柱关节炎等。强直性脊柱炎（AS）是脊柱关节炎常见的临床类型，以中轴关节受累为主，可伴发关节外表现，严重者可发生脊柱强直和畸形，约 90% 的患者HLA－B27 阳性。

2. 病理　基本病变为附着点病（炎），骶髂关节是最早累及的部位，病理表现为滑膜炎，软骨变形、破坏，软骨下骨板破坏及炎症细胞浸润等。典型晚期表现为椎体方形变、韧带钙化、脊柱呈“竹节样”变等。葡萄膜炎和虹膜炎不少见，骨折常为继发病变。

3. 临床表现

（1）症状：起病缓慢而隐匿，20～30 岁男性多见。①首发症状常为下腰背痛伴晨僵，也可表现为单侧、双侧或交替性臀部、腹股沟向下肢放射的酸痛等。症状在夜间休息或久坐时加重，活动后减轻。②晚期可有腰椎各方向活动受限和胸廓活动度减低，甚至脊柱自下而上强直。③最典型和常见的表现为炎性腰背痛，附着点炎多见于足跟、足掌部。④关节外症状以反复发作的葡萄膜炎或虹膜炎为主。可有升主动脉根部扩张、主动脉瓣病变及心脏传导系统异常，肾功能异常、上肺间质性肺炎等；晚期可发生骨质疏松。

（2）体征：骶髂关节压痛，脊柱前屈、后伸、侧弯和转动受限，胸廓活动度减低，枕墙距 >0 等。

4. 辅助检查

（1）实验室检查：RF 阴性，活动期 ESR、CRP 升高，HLA－B27 多阳性。

（2）常规 X 线检查：可根据骶髂关节普通 X 线的特征性影像学表现情况分为 5 个等级（表 6－7－3）。

表 6－7－3　骶髂关节普通 X 线表现分级

级别	表现
0 级	正常
1 级	疑似改变
2 级	轻微异常，局部小区域出现侵蚀或硬化，关节间隙宽度无改变
3 级	明显异常，中度或晚期骶髂关节炎，伴侵蚀、硬化征象、增宽、狭窄或部分关节强直
4 级	严重异常，完全性关节强直

（3）其他：CT 有利于早期诊断，MRI 可比 CT 更早发现骶髂关节炎。

5. 诊断

（1）临床标准：①腰痛、晨僵 3 个月以上，活动改善，休息无改善。②腰椎额状面和矢状面活动受限。③胸廓活动度低于相应年龄、性别的正常人。

（2）放射学标准：双侧≥Ⅱ级或单侧Ⅲ～Ⅳ级骶髂关节炎。

（3）诊断：①肯定 AS：符合放射学标准和 1 项（及以上）临床标准者。②可能 AS：符合 3 项临床标准，或符合放射学标准而不伴任何临床标准者。

6. 治疗

（1）非药物治疗：基础为患者教育和规律的锻炼及物理治疗。

（2）药物治疗：①非甾体抗炎药和抗 TNF 拮抗剂是治疗的一线用药。②对急性眼葡萄膜炎、肌肉关节的炎症，可考虑局部直接注射糖皮质激素。

（3）外科治疗。

五、痛风

1. 概述 痛风是嘌呤代谢紊乱和/或尿酸排泄障碍所致的一组异质性疾病，其临床特征为血清尿酸升高，反复发作性急性关节炎、痛风石及关节畸形、尿酸性肾结石，肾小球、肾小管、肾间质及血管性肾脏病变等。

2. 临床表现

（1）无症状期：仅有波动性或持续性高尿酸血症。

（2）急性关节炎期及间歇期：①多在午夜或清晨突然起病，关节剧痛；数小时内受累关节出现红、肿、热、痛和功能障碍。单侧第 1 跖趾关节最常见。发作呈自限性，多于 2 周内自行缓解。可伴高尿酸血症，部分急性发作时血尿酸正常。关节液或痛风石中发现尿酸盐结晶。秋水仙碱可迅速缓解症状。可伴发热。②间歇期是指两次痛风发作之间的无症状期。

（3）痛风石及慢性关节炎期：痛风石是特征性表现，典型部位在耳郭。也可见于关节周围、鹰嘴、跟腱、髌骨滑囊，为黄白色赘生物，破溃后排出白色粉状或糊状物。慢性关节炎多见于未规范治疗的患者，受累关节非对称性不规则肿胀、疼痛，关节内大量沉积的痛风石可造成关节骨质破坏。

（4）肾脏：主要表现为痛风性肾病（起病隐匿）、尿酸性肾石病（纯尿酸结石能被 X 线透过而不显影）、急性肾衰竭（突然少尿、无尿等）。

3. 辅助检查

（1）血尿酸测定：成年男性血尿酸值为 208～416μmol/L（3.5～7.0mg/dl）；女性为 149～358μmol/L（2.5～6.0mg/dl），绝经后接近于男性。

（2）尿尿酸测定：限制嘌呤饮食 5 天后，尿酸排出量超过 3.57mmol/d，认为尿酸生成增多。

（3）关节液或痛风石内容物检查：偏振光显微镜下可见双折光的针形尿酸盐结晶。

（4）其他：超声、X 线、CT 和 MRI 等。

4. 治疗（图 6－7－2） 急性痛风关节炎发作期不进行降尿酸治疗，但已服用降尿酸药物者不需停用，以免引起血尿酸波动，导致发作时间延长或再次发作。

六、多肌炎和皮肌炎

特发性炎性肌病（IIM）是一组以骨骼肌受累为突出表现得获得性自身免疫性疾病。多发性肌炎（PM）和皮肌炎（DM）是 IIM 最常见的临床类型。PM/DM 的特征性表现是对称性四肢近端肌无力，约 50% 患者可同时伴肌痛或肌肉压痛；DM 常有典型皮肤表现，包括向阳性皮疹、Gottron 征、甲周病变。

大多数 PM 患者有明显的肌酶升高，但部分 DM 患者肌酶升高不明显。少数患者呼吸肌受累可威胁生命。肌电图和肌活检是诊断的重要手段，肌肉 MRI 可协助诊断 PM/DM。肺部受累是 PM/DM 预后不良的重要因素。糖皮质激素和免疫抑制剂是主要的治疗措施。

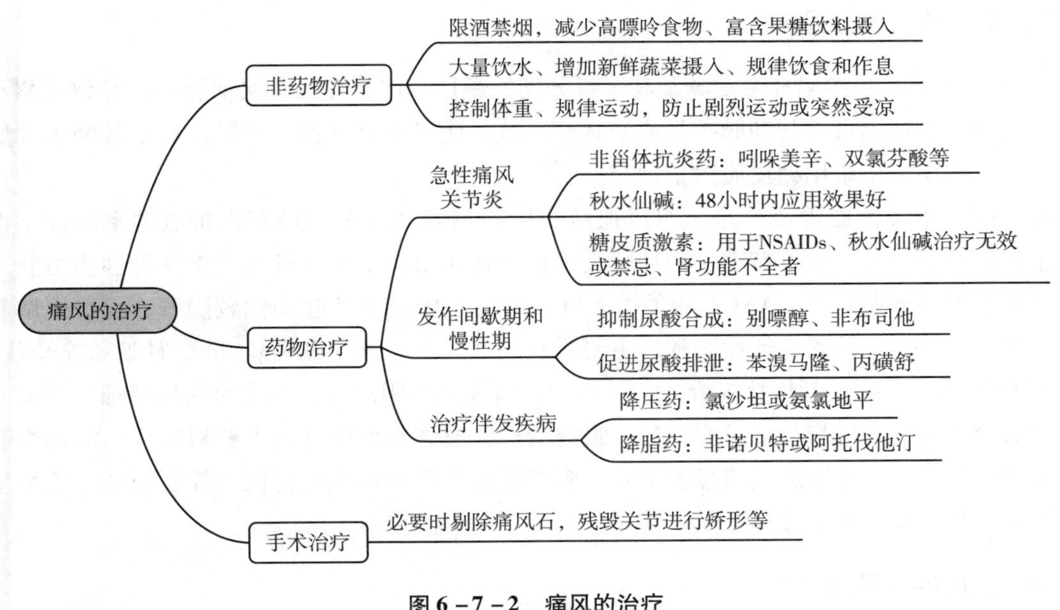

图 6－7－2　痛风的治疗

七、抗磷脂综合征

抗磷脂综合征是一种以反复动、静脉血栓形成，习惯性流产、血小板减少及抗磷脂抗体（aPLs）持续中高效价阳性为主要特征的非炎症性自身免疫性疾病，多见于年轻人，女性多见。本病的治疗目的主要包括预防血栓形成和避免妊娠失败。

抗磷脂抗体是针对可以结合血浆蛋白的磷脂的抗体家族，最常见的是 β_2－糖蛋白Ⅰ。在出现特征性临床表现及持续的 aPLs 阳性（至少间隔 12 周的检测）时，可以诊断。具有病态妊娠病史的 aPLs 阳性患者，预防流产的常见策略是应用低剂量阿司匹林和肝素。

八、系统性硬化症

系统性硬化症（SSc）又称硬皮病，是一种自身免疫性弥漫性结缔组织疾病。

1. 分类　临床上以弥漫性或局限性皮肤增厚和纤维化为典型特征，如果皮肤病变广泛，并侵及内脏，称为弥漫性硬皮病；若病变累及局部皮肤，内脏受累晚且较少，则称为局限性硬皮病。弥漫性硬皮病另一个特点为血管病变，引起雷诺现象、手指末端缺血坏死、肺动脉高压、肺间质纤维化、肾脏病变、心肌病变及心包积液，消化系统表现如吞咽困难、食管反流等。肾危象、肺动脉高压及肺间质病变是死亡的主要原因。

2. 治疗　以改善皮肤硬化、血管病变和防治内脏病变为主要目标。药物选择：①免疫抑制剂，如环磷酰胺、甲氨蝶呤、吗替麦考酚酯、硫唑嘌呤、环孢素 A 等。②糖皮质激素，根据病情使用，一般不用大剂量糖皮质激素，晚期甚至不用激素。③抗纤维化治疗药物、抗凝、扩管及其他对症治疗。④一旦发现高血压，及早给予转化酶抑制剂药物，阻止肾危象发生。

3. 随访　长期定期随访，并根据病情调整治疗方案。

九、常见系统性血管炎

1. 大动脉炎 是指累及主动脉及其一级分支的慢性、肉芽肿性全层动脉炎，导致受累动脉狭窄或闭塞，少数也可引起动脉扩张或动脉瘤，造成所供器官缺血。动脉造影是诊断大动脉炎的金标准。本病主要采用糖皮质激素治疗。

2. ANCA 相关性血管炎 是一组以血清中能检测到 ANCA 为最突出特点的系统性小血管炎，主要累及小血管，也可有中、小动脉受累；包括显微镜下多血管炎、肉芽肿性多血管炎和嗜酸性肉芽肿性多血管炎。ANCA 相关性血管炎好发于中老年，起病比较隐匿，可呈缓解和加重交替发展，初期常缺乏特征性表现。主要累及五官（眼、耳、鼻窦）、肺、肾脏和神经系统。

3. 白塞病 也称贝赫切特综合征，是一种以口腔和外阴溃疡、眼炎为临床特征，并累及多个系统的慢性疾病。治疗包括对症治疗、眼炎治疗、血管炎治疗等，需要根据病情活动性和严重程度进行调整。系统性病变的患者主要是应用糖皮质激素和免疫抑制剂控制病情。病情呈反复发作和缓解交替，大部分患者预后良好。

十、反应性关节炎

反应性关节炎是继发于其他部位感染的关节炎症，常见于膝关节，无传染性，临床不常见，预后较好，一般无后遗症。关节炎症发生 1 个月内有前驱感染史，典型表现为下肢关节为主的非对称性、单关节或寡关节炎。部位患者还可出现骶髂关节炎或肌腱端炎的表现。关节外表现有皮肤黏膜病变，如掌跖脓疱疹、结节红斑等、眼炎，心脏受累少见。HLA－B27 阳性可辅助诊断，阴性亦不能除外诊断。

十一、骨关节炎

骨关节炎是一种以关节软骨损害为主，并累及整个关节组织的最常见的关节疾病，最终发生关节软骨退变、纤维化、断裂、溃疡及整个关节面的损害；表现为关节疼痛、僵硬、肥大及活动受限；好发于中老年人，是老年人致残的主要原因。治疗分为非药物治疗、药物治疗和外科治疗。其中以非药物治疗为主，包括减轻体重、功能锻炼、物理治疗等。药物治疗以缓解症状为主，主要药物包括对乙酰氨基酚、非甾体抗炎药、双醋瑞因、氨基葡萄糖等。

第八节　感染性疾病

一、病毒性肝炎

同第六章第三节消化系统“四、急慢性肝炎”的相关内容。

二、感染性腹泻

感染性腹泻是指各种急、慢性的细菌、病毒、真菌、寄生虫感染引起肠道炎症所致的腹泻，常见的如细菌性痢疾、阿米巴痢疾、霍乱、鼠伤寒沙门菌肠炎等。根据发病机制主要分为分泌性腹泻和炎症性腹泻。

（一）细菌性痢疾

考点直击

【病历摘要】

男，20 岁。腹痛、腹泻、发热 3 天。

3 天前饮用不洁水后出现腹痛，伴腹泻，每天十余次至数十次，初为稀水样，后为黏液脓血便，里急后重明显。发热，体温最高 39.5℃，伴畏寒。食欲缺乏，进食少，无恶心、呕吐。发病以来睡眠稍差，体重略有下降，小便正常。既往体健。未到过血吸虫病疫区。无遗传性疾病家族史。

查体：体温 38.7℃，脉搏 95 次/分，呼吸 18 次/分，血压 115/75mmHg。急性病容，皮肤未见出血点和皮疹，浅表淋巴结未触及肿大，巩膜无黄染。双肺未闻及干、湿啰音。心界正常大小，心率 95 次/分，心律整齐，各瓣膜听诊区未闻及杂音。腹平软，左下腹压痛，无反跳痛，未触及包块，肝、脾肋下未触及，移动性浊音（-），肠鸣音 11 次/分，双下肢无水肿。

实验室检查：血常规示血红蛋白 130g/L，白细胞 15.0×10^9/L，中性粒细胞 0.89，淋巴细胞 0.11，血小板 230×10^9/L。便常规示黏液脓血便，白细胞满视野/HP，红细胞 3～5 个/HP。

【病例分析】

1. 诊断　急性细菌性痢疾。

2. 诊断依据

（1）青年男性，急性起病。

（2）既往体健。夏季发病，有不洁饮水史。

（3）腹痛、腹泻、黏液脓血便，伴有里急后重、发热。

（4）查体见急性病容，腹平软，左下腹压痛，无反跳痛。

（5）血常规示白细胞总数、中性粒细胞比例增高。便常规示黏液脓血便，白细胞及红细胞均为阳性。

3. 鉴别诊断　①急性胃肠炎。②细菌性食物中毒。③急性阿米巴痢疾。④炎症性肠病（如溃疡性结肠炎）。

4. 进一步检查

（1）大便培养 + 药敏试验。

（2）血电解质、肝肾功能。

5. 治疗原则

（1）选择敏感抗菌药物治疗，首选氟喹诺酮类，并根据药敏试验调整。

（2）补液，维持水、电解质平衡。

（3）休息，营养支持，退热、解痉镇痛等对症治疗。
（4）消化道隔离至大便培养连续2次阴性。

1. 概述 细菌性痢疾简称菌痢，是由志贺菌属引起的肠道传染病，为乙类传染病；主要通过消化道传播，急、慢性菌痢患者和带菌者均可成为传染源；主要病理变化为直肠、乙状结肠的炎症和溃疡；临床表现为腹痛、腹泻、排黏液脓血便及里急后重等。

2. 临床表现

（1）急性细菌性痢疾（表6－8－1）

表6－8－1 急性细菌性痢疾的临床表现

分型	临床表现
普通型（典型）	起病急，有畏寒、发热，伴头痛、乏力、食欲缺乏，并出现腹痛、腹泻，多先为稀水样便，后转为黏液脓血便
轻型（非典型）	全身毒血症症状轻微，可无发热或仅低热；表现为急性腹泻，稀便有黏液无脓血
重型	多见于年老、体弱、营养不良者，急起发热，腹泻每天30次以上，为稀水脓血便，腹痛、里急后重明显
中毒性菌痢	2～7岁儿童多见，起病急骤，突起畏寒、高热，病势凶险，全身中毒症状严重，可有嗜睡、昏迷及抽搐，迅速发生循环和呼吸衰竭

（2）慢性细菌性痢疾（表6－8－2）

表6－8－2 慢性细菌性痢疾的临床表现

分型	临床表现
慢性迁延型	最多见。急性菌痢发作后，迁延不愈，时轻时重；长期腹泻可导致营养不良、贫血、乏力等；大便常间歇排菌
急性发作型	有慢性菌痢史，间隔一段时间又出现急性菌痢的表现，但发热等全身毒血症症状不明显
慢性隐匿型	有急性菌痢史，无明显临床症状，大便培养可检出志贺菌，结肠镜检可发现黏膜炎症或溃疡等病变

3. 辅助检查

（1）血常规：急性菌痢白细胞总数可轻至中度增多，以中性粒细胞为主；慢性者可有贫血。

（2）便常规：外观多为黏液脓血便，镜检可见白细胞、脓细胞和少数红细胞，若有巨噬细胞有助于诊断。

（3）病原学检查：细菌培养、特异性核酸检测。

（4）免疫学检查。

4. 鉴别诊断 急性阿米巴痢疾：常起病缓慢，多不发热，少有毒血症症状，腹痛轻，无里急后重，腹泻每天数次，多有右下腹压痛。大便量多，呈暗红色果酱样，腥臭味浓，镜检白细胞少，红细胞多，可找到溶组织内阿米巴滋养体。

5. 治疗

（1）一般治疗：消化道隔离，进流食，忌食生冷、油腻及刺激性食物。

（2）抗感染治疗：①喹诺酮类药物。②其他，如匹美西林和头孢曲松等。③小檗碱。

（3）对症治疗：补液、降温等。

（二）细菌性食物中毒

1. 概述　细菌性食物中毒是指由于进食被细菌或细菌毒素所污染的食物而引起的急性感染中毒性疾病。

2. 按临床表现分类

（1）胃肠型食物中毒：传染源为被致病菌感染的人和动物，如家畜、鱼类及野生动物等。

（2）神经型食物中毒：肉毒杆菌存在于变质肉食品、豆制品及动物肠道中。

3. 临床表现　典型临床特征为潜伏期短，突然发病，胃肠型以急性胃肠炎为主要表现，神经型以眼肌、咽肌瘫痪为主，病程较短，多在2～3天内自愈。

4. 治疗

（1）胃肠型

1）一般治疗：卧床休息，早起予流质或半流质饮食。

2）对症治疗：镇吐、镇痛、止泻、补液等。

3）病原治疗：肠毒素引起中毒时，一般可不用抗菌药物；伴高热者，按不同病原菌选用抗菌药物。

（2）神经型

1）一般治疗：①早期可予碳酸氢钠或高锰酸钾溶液洗胃及灌肠。②无肠麻痹者，可服导泻剂或灌肠。③吞咽困难者，予鼻饲或静脉补充营养。

2）抗毒素治疗：早期用多价抗毒素血清有特效。

3）其他：大剂量青霉素治疗可减少肠道内肉毒杆菌数量。

三、艾滋病

考点直击

【病历摘要】

男，43岁。左侧腰骶部及臀部皮疹5天。

患者5天前受凉后出现轻度乏力、食欲缺乏，伴低热，38.1℃左右，左侧腰骶部、臀部和左大腿上半部出现大量红色疱疹，呈带状排列，局部皮肤充血，伴有患处疼痛，持续无好转。发病以来，精神、食欲、睡眠欠佳，大小便基本正常，体力、体重无明显下降。曾有静脉应用毒品史，3年前确诊HIV感染，一直给予抗HIV治疗，2个月前因血细胞减少而调整抗HIV治疗方案。无烟酒嗜好。无遗传病家族史。

查体：T 37.6℃，P 70次/分，R 21次/分，BP 115/75mmHg。步入病房，神志清楚，

精神稍差，左侧腰骶部、臀部和左大腿上半部可见大量红色疱疹，伴局部皮肤充血，巩膜皮肤无黄染，未见肝掌及蜘蛛痣。双肺呼吸音清，未闻及干、湿啰音。心界不大，心率70次/分，律齐，各瓣膜听诊区未闻及杂音。腹平软，肝脾肋下未触及，全腹无压痛及反跳痛，移动性浊音（-），双下肢无水肿。

实验室检查：血常规 Hb 145g/L，RBC 4.6×10^{12}/L，WBC 5.2×10^{9}/L，N 0.89，Plt 136×10^{9}/L。降钙素原 0.05ng/ml。

心电图：正常心电图。

【病例分析】

1. 诊断 ①艾滋病。②带状疱疹。

2. 诊断依据

（1）艾滋病

1）曾有静脉应用毒品史。

2）3年前确诊 HIV 感染，一直给予抗 HIV 治疗。

（2）带状疱疹：艾滋病患者，查体见疱疹单侧分布，呈带状排列，伴有疼痛。

3. 鉴别诊断 ①单纯疱疹。②药物疹。

4. 进一步检查 $CD4^+$ T 淋巴细胞计数、HIV RNA 病毒载量。

5. 治疗原则

（1）抗病毒治疗，如阿昔洛韦、更昔洛韦、泛昔洛韦。

（2）根据 HIV RNA 载量调整抗 HIV 治疗（HAART 治疗）方案。

（3）对症、支持治疗（镇痛、预防继发感染）。

1. 概述 艾滋病全称为获得性免疫缺陷综合征（AIDS），是由HIV病毒感染引起的一种传染病；特征是 HIV 病毒特异性侵犯$CD4^+$T 淋巴细胞，造成 $CD4^+$T 淋巴细胞数量和功能的进行性破坏，以及感染和癌变，导致 AIDS。

2. 传播途径 性接触、血液及血制品和母婴传播。

3. 临床特征 初始表现为无症状病毒感染者，继之出现发热、消瘦、腹泻、鹅口疮和全身淋巴结肿大，最后并发各种严重的机会性感染和机会性肿瘤。

4. 辅助检查

（1）HIV 抗体检查：ELISA 法（初筛）、蛋白印迹试验法。

（2）判断病情严重程度和疗效：HIV 病毒定量检测（最常用）、T 淋巴细胞亚群检测。

5. 诊断

（1）急性期：近期内有流行病学史和临床表现，结合或仅实验室检查 HIV 抗体由阴性转为阳性即可诊断。

（2）无症状期：有流行病学史，结合或仅实验室检查 HIV 抗体阳性即可诊断。

（3）艾滋病期

1）有流行病学史、实验室检查 HIV 抗体阳性，加下述任何一项即可诊断：①原因不明的持续不规则发热38℃以上，>1个月。②腹泻（大便次数多于3次/天），>1个月。③6个月之内体重下降10%以上。④反复发作的口腔白念珠菌感染。⑤反复发作的单纯疱疹病毒感染或带状疱疹病毒感染。⑥肺孢子菌肺炎。⑦反复发生的细菌性肺炎。⑧活动性结核或非结核分枝杆菌病。⑨深部真菌感染。⑩中枢神经系统病变。⑪中青年人出现痴呆。⑫活动性巨细胞病毒感染。⑬弓形虫脑病。⑭青霉菌感染。⑮反复发生的败血症。⑯皮肤黏膜或内脏的卡波西肉瘤、淋巴瘤。

2）HIV抗体阳性，$CD4^{+}$T淋巴细胞数$<200/mm^3$也可诊断。

6. 治疗　目前尚无治愈方法，主要采取一般治疗、抗病毒治疗及对症处理。

（1）抗病毒治疗：①核苷类反转录酶抑制剂。②非核苷类反转录酶抑制剂。③蛋白酶抑制剂。④整合酶抑制剂。

（2）其他：免疫调节药α干扰素、IL－2、中药香菇多糖等。

四、流行性脑脊髓膜炎

1. 概述　流行性脑脊髓膜炎（简称流脑）是由脑膜炎奈瑟菌引起的急性化脓性脑膜炎，主要表现为突发高热、剧烈头痛、频繁呕吐、脑膜刺激征，特征性体征为皮肤瘀点、瘀斑。

2. 流行病学

（1）传染源：带菌者和患者是传染源，人是脑膜炎奈瑟菌的唯一天然宿主。

（2）传播途径：主要经过咳嗽、喷嚏借飞沫通过呼吸道传播。

（3）易感人群：普遍易感，5岁以下儿童，尤其6个月至2岁婴幼儿发病率最高。

3. 分型及表现

（1）普通型

1）上呼吸道感染期：多无症状，部分有咽痛、鼻咽部黏膜充血及分泌物增多。

2）败血症期：起病急骤，高热伴畏寒、头痛、呕吐、全身乏力、肌肉酸痛、烦躁不安，偶有关节痛；特征性表现为瘀点或瘀斑，最早见于眼结膜和口腔黏膜。严重者瘀点、瘀斑迅速扩大，形成大疱等。

3）脑膜炎期：在败血症基础上头痛加剧，频繁喷射性呕吐、烦躁不安、惊厥、意识障碍等中枢神经系统症状加重。常见脑膜刺激征阳性。

4）恢复期：各种症状逐渐消失，皮疹大部分被吸收。

（2）暴发型

1）休克型：高热起病，短期内出现遍及全身的瘀点，并迅速扩大融合为瘀斑；出现面色苍白、肢端发绀等休克症状。

2）脑膜脑炎型：除高热、瘀斑外，脑实质受损突出，表现为剧烈头痛、频繁呕吐或喷射性呕吐、反复或持续惊厥，迅速进入昏迷。

3）混合型：同时具有上述两种暴发型的表现。

（3）轻型：多见于后期，多表现为低热、轻微头痛、咽痛等上呼吸道症状，出血点少。

（4）慢性型：间断发冷、发热，每次发热后常成批出现皮疹或瘀点，常伴关节痛、脾大、外周血白细胞增多，血培养可阳性。

4. 辅助检查　①外周血白细胞总数升高，分类以中性粒细胞为主。②脑脊液符合化脓性脑膜炎改变；早期压力增高、外观正常，后期呈浑浊，细胞数增高，分类以多核细胞为主。③皮肤瘀点或脑脊液涂片发现脑膜炎奈瑟菌，脑脊液或血培养阳性可确诊。④血清免疫学检查主要用于早期诊断。

5. 治疗

（1）一般治疗：维持水、电解质平衡，保证尿量等。

（2）病原治疗：首选青霉素G。也可选用第三代头孢菌素、氯霉素（骨髓毒副作用较大）。

（3）对症治疗：降温、降颅内压等。

（4）暴发型流脑的治疗：①休克型，重点是抗休克及防治DIC，抗菌治疗首选青霉素。②脑膜脑炎型，抗菌治疗首选青霉素，重点为减轻脑水肿，防治呼吸衰竭和脑疝。③混合型，结合病情，采取相应措施。

五、布鲁氏菌病

1. 概述 布鲁氏菌病又称波浪热，由布鲁氏菌引起，以长期发热（波状热）、关节疼痛、肝脾大和慢性化为特征的乙类传染病；传染源为病畜，通过皮肤黏膜接触、消化道及呼吸道等多种途径进行传播。

2. 临床分期

（1）急性期：病程在6个月以内，有发热、多汗、肌肉和关节疼痛、乏力、肝脾及淋巴结肿大，男性可有睾丸炎，女性可见卵巢炎。可有心、肾及神经系统受累。

（2）慢性期：病程超过6个月仍未痊愈，可有脊柱（腰椎为主）受累，神经系统病变也较常见。

3. 辅助检查

（1）血常规：白细胞计数减少、淋巴或单核细胞增多。

（2）细菌培养：急性期阳性率高，为确诊的金标准。

（3）布鲁氏菌凝集试验：试管凝集反应、平板凝集试验、补体结合试验等。

（4）特殊检查：CT、MRI、心电图等。

4. 治疗

（1）急性期：一线常用药物为多西环素合用利福平或链霉素。

（2）慢性期：包括病原治疗、脱敏治疗和对症治疗。

六、霍乱

霍乱是由霍乱弧菌引起的烈性肠道传染病，发病急、传播快，在我国属于甲类传染病；主要传染源是患者和带菌者，主要经水和食物传播，流行季节为夏秋季；临床表现为剧烈的水样腹泻和呕吐，可引起脱水、肌肉痉挛等。

粪便病原学检测为确诊的“金标准”，除常规涂片染色、细菌培养外，对于怀疑病例，要做增菌培养和分离培养、动力试验和制动试验，必要时行核酸检测。治疗本病的关键是及时足量地补液，纠正脱水、酸中毒及电解质失衡，以及改善心功能。

七、肾综合征出血热

肾综合征出血热又称流行性出血热，是由汉坦病毒（HV）引起的，以鼠类为主要传染源的一种自然疫源性疾病；临床上以发热、低血压休克、充血出血和肾损害为主要表现，典型病程包括发热期、低血压休克期（治疗遵循早期、快速、适量的原则）、少尿期（治疗原则为“稳、促、导、透”）、多尿期和恢复期。免疫学（肾综合征出血热抗体/抗原）检查是确诊的依据。治疗应遵循“三早一就”的原则，即早发现、早期休息、早期治疗和就近治疗。

八、流行性乙型脑炎

流行性乙型脑炎简称乙脑，是由乙型脑炎病毒引起的以脑实质病变为主的急性中枢神经系统传染病，为法定乙类传染病；人和许多动物（如猪、马、牛、羊、鸡、鸭等）均可感染乙型脑炎病毒，产生病毒血症而成为传染源；猪为动物中的主要传染源，传播媒介为蚊虫。

临床诊断的最初依据是血常规提示白细胞计数及中性比例增高、脑脊液实验室检查提示白细胞数增多及多核细胞比例增加。血清学检查是确诊本病的重要依据，包括特异性IgM 抗体、反向血凝抑制试验等。治疗原则是早期治疗和综合治疗。

九、流行性腮腺炎

流行性腮腺炎是由腮腺炎病毒经飞沫传播引起的急性呼吸道传染病，为法定丙类传染病；腮腺炎病毒除侵犯腮腺外，也可侵犯神经系统及各种腺体组织，引起脑膜炎、脑膜脑炎、颌下腺炎、舌下腺炎、睾丸炎、卵巢炎、胰腺炎等；人是腮腺炎病毒唯一的宿主，早期患者和隐性感染者均为传染源。

血、尿淀粉酶联合脂肪酶检测很有意义，单纯腮腺炎即可引起血、尿淀粉酶的增高，且淀粉酶增高的程度往往与腮腺肿胀程度呈正比，血脂肪酶的增高有助于胰腺炎的诊断。针对疑似的患者进行血尿便三大常规、生化、血淀粉酶、尿淀粉酶、抗体和抗原检测、病毒分离等检查，以尽早明确诊断。

十、麻疹

麻疹是由麻疹病毒引起的急性呼吸道传染病，以发热、上呼吸道症状（咳嗽、流涕）、结膜炎、口腔麻疹黏膜斑及皮肤出现斑丘疹为主要临床表现；传染性强，患者是唯一传染源，主要通过飞沫直接传播。尽快行血清特异性抗体检测，麻疹特异性 IgM 抗体阳性即可确定诊断。治疗以对症治疗为主，注意加强护理，密切病情观察，及早发现并发症。

十一、伤寒

伤寒是由伤寒沙门菌经粪 - 口途径传播引起的急性肠道传染病，为法定乙类传染病；伤寒杆菌只感染人类，唯一的传染源为患者和带菌者；基本特征是持续的菌血症与毒血症，典型临床表现为持续发热、全身及消化道中毒症状、神经系统中毒症状、相对脉缓、玫瑰疹、肝脾大、白细胞减少、嗜酸性粒细胞减少或消失等。各种标本的细菌培养为确诊的金标准。肥达反应结果存在假阳性和假阴性，只起参考作用。

十二、传染性单核细胞增多症

传染性单核细胞增多症主要是由 EB 病毒（EBV）原发感染所致的一种单核 - 巨噬系统增

生性传染病。临床特征为发热、咽喉炎、淋巴结肿大、可合并肝脾大等。血常规特点是白细胞正常或偏低、后期增高及外周血异常淋巴细胞增多。诊断主要依据临床表现、特异血象、EBV核酸及EBV抗体的检测。目前EBV感染无特异性治疗，早期运用更昔洛韦、阿昔洛韦和干扰素有一定的疗效。

十三、钩端螺旋体病

钩端螺旋体病是由致病性钩端螺旋体（简称钩体）引起的一种急性全身感染性疾病，鼠类和猪是主要传染源；主要临床表现有急起高热、全身酸痛、软弱无力、结膜充血、腓肠肌压痛、表浅淋巴结肿大等。显微凝集试验如凝集效价 >1∶400，或早、晚期两份血清比较，效价增加4倍及以上对钩体病有辅助诊断价值。治疗关键是早发现、早休息、早治疗。病原治疗首选青霉素，重症病例的治疗需综合治疗。

十四、常见寄生虫病

1. 疟疾 是虫媒传染病，通过携带有疟原虫的雌性按蚊叮咬人体而感染，为乙类传染病。典型临床表现为周期性发作寒战、高热，继而大汗淋漓而缓解；反复者伴贫血、肝脾大；恶性疟发热不规则，易出现脑型疟等凶险发作和并发黑尿热、急性肾衰竭。可进行外周血或骨髓涂片找疟原虫，以便确诊和判断感染的疟原虫种类和密度。轻症患者予以青蒿素为主的复方口服抗疟药物，重症患者收入院，予以青蒿琥酯注射液治疗。对于有凶险发作的患者同时予以器官支持和对症治疗。间日疟疾、卵形疟疾的患者应同时予以伯氨喹口服抗复发治疗。

2. 包虫病 又称棘球蚴病，是由人体感染棘球绦虫的蚴虫所致的一种人兽共患性感染性疾病，为丙类传染病；人因误食虫卵或手被虫卵污染经口而感染，狗是主要传染源。从痰、胸腔积液、腹水、尿液中偶然检获原头蚴为确诊的金标准。

3. 黑热病 由杜氏利什曼原虫感染引起的地方性虫媒寄生虫病，传染源主要是患者和带虫犬，经白蛉叮咬传播，人群普遍易感，病后有持久免疫力。肝脾活检或骨髓穿刺涂片镜检找到利杜体可确诊。检测利杜体抗体或PCR法检测利杜体特异性核酸阳性有助于诊断。治疗首选葡萄糖酸锑钠（斯锑黑克）。

4. 阿米巴病 是指由溶组织阿米巴及其他阿米巴原虫感染所致的一类疾病，最主要的病原体是溶组织阿米巴；阿米巴痢疾主要传染源是粪便持续排包囊的慢性患者和无症状排包囊者，溶组织内阿米巴包囊污染食物和水，经口传播，免疫力低下者易感，主要病变在结肠，以腹痛、腹泻、排暗红色果酱样大便为典型表现。

粪便镜检发现有伪足、吞噬红细胞的大滋养体，或粪便溶组织内阿米巴滋养体抗原阳性可确诊；粪便找到包囊不能确诊为溶组织内阿米巴；但需尽早取新鲜大便，及时、多次送检以提高阳性率。血清溶组织内阿米巴IgG或IgM抗体阳性有辅助诊断意义。最常见的肠外并发症是阿米巴肝脓肿。

尽快开始病原学治疗，硝基咪唑类（甲硝唑、替硝唑、奥硝唑）为一线药物，为清除包囊、防止复发可应用二氯尼特或巴龙霉素；疗程需足够以免慢性化或复发。

5. 日本血吸虫病 是日本血吸虫寄生在门静脉系统所引起的疾病，主要病变为肝与结肠由虫卵引起的肉芽肿，急性期有发热、肝大与压痛、腹泻或排脓血便，以及血中嗜酸性粒细胞增多，慢性期以肝脾大为主。血吸虫感染后引起的变态反应最常见的是尾蚴性皮炎。粪便中检查到虫卵和孵出毛蚴是确诊血吸虫病的直接依据。常用吡喹酮治疗血吸虫病。

6. 肝吸虫病　即华支睾吸虫病，是由华支睾吸虫寄生在人体肝内胆管引起的寄生虫病，人类常因食用未经煮熟、含有华支睾吸虫囊蚴的淡水鱼或虾而被感染。确诊依据为粪便或十二指肠引流液或手术中检出华支睾吸虫虫卵。吡喹酮是治疗首选药物。

7. 囊虫病　又称囊尾蚴病，是猪带绦虫幼虫（即囊尾蚴）寄生于人体各组织器官所致的疾病，常见的部位为皮下、肌肉、脑和眼，其次为心脏、舌肌、口腔黏膜下、肝脏、肺、乳房、脊髓等。CT或MRI检查等可协助脑囊尾蚴病的临床诊断，皮下结节活检或脑手术病理组织检查证实发现囊尾蚴可确诊。治疗包括病原治疗及对症治疗。

8. 弓形虫病　又称弓形体病，是由弓形虫所引起的人兽共患病，猫科动物为弓形虫的终宿主，中间宿主包括哺乳动物和人等。弓形虫属机会致病的原虫，尤其在宿主免疫功能低下时，可造成严重后果，且与艾滋病死因有关。如果病原学检测阳性或免疫学检测中抗体、抗原阳性，则可确诊。

十五、狂犬病

狂犬病是由狂犬病毒引起的一种以侵犯中枢神经系统为主的人兽共患传染病，为国家法定乙类传染病；传染源是带狂犬病病毒的动物（特别是犬，其次是猫、狼及蝙蝠），通常由病兽以咬伤方式传染给人；典型的临床表现为恐水、怕风、恐惧不安、咽肌痉挛、进行性瘫痪等。因恐水症状比较突出，本病又称恐水症。确诊有赖病原学检测或尸检发现脑组织内氏小体。目前缺乏有效的特异性治疗，主要为对症支持治疗。

第九节　重症医学

一、电解质紊乱及酸碱失衡

（一）水、钠代谢紊乱

1. 低渗性脱水　特点是失 Na^+ 多于失水，血清 Na^+ 浓度 <135mmol/L，渗透压 <280mOsm/L，伴有细胞外液量的减少。

（1）临床表现（表6－9－1）

表6－9－1　低渗性脱水的临床表现

分类	血清 Na^+ 浓度	临床表现
轻度缺钠	<135mmol/L	疲乏、头晕、手足麻木，尿 Na^+ 减少
中度缺钠	<130mmol/L	除轻度缺钠症状外，还会发生恶心、呕吐、脉搏细速、血压不稳或下降、脉压变小、浅静脉萎陷、视力模糊、站立性晕倒。尿量少，尿中几乎不含钠和氯

续表

分类	血清 Na^+ 浓度	临床表现
重度缺钠	<120mmol/L	神志不清，肌痉挛性抽痛，腱反射减弱或消失；出现木僵、呼吸困难甚至昏迷，常发生低血容量性休克

（2）治疗：积极处理原发病。静脉补液，注意先快后慢；重度缺钠伴休克者还应注意补充血容量，改善微循环和组织器官灌注。

2. 等渗性脱水 水和 Na^+ 成比例丢失，血容量减少，血清 Na^+ 浓度和血浆渗透压仍在正常范围内。

（1）临床表现：①有恶心、厌食、乏力、少尿等，但不口渴。②舌干燥，眼窝凹陷，皮肤干燥、松弛等。③若在短期内体液丧失量达体重的5%，则会出现脉搏细速、肢端湿冷、血压不稳或下降等血容量不足的症状。④若失液量达体重的6%～7%，则有更严重的休克表现。

（2）治疗：治疗原发病，消除病因。注意补液，可静脉输注平衡盐溶液或等渗盐水，还应注意补充每日基本需要量。在纠正缺水后，排钾量会有所增加，注意预防低钾血症。

3. 高渗性脱水 失水多于失 Na^+，血清 Na^+ >150mmol/L，血浆渗透压 >310mOsm/L，细胞外液量和细胞内液量都减少。

（1）临床表现（表6-9-2）

表6-9-2 高渗性脱水的临床表现

分类	脱水占体重的比例	临床表现
轻度脱水	2%～4%	有口渴感
中度脱水	4%～6%	极度口渴、乏力、尿少、唇舌干燥、皮肤失去弹性、眼窝下陷、烦躁不安、肌张力增高、腱反射亢进等
重度脱水	6%以上	除中度高渗性脱水症状外，还可出现躁狂、幻觉、错乱、谵妄、抽搐、昏迷甚至死亡

（2）治疗：纠正病因。补液，包括合理补充低渗液体、失水量（按每丧失体重的1%补液400～500ml计算）、每日生理需要量。注意，纠正高渗性脱水速度不宜过快。高渗性脱水者体内总体钠是减少的，在纠正脱水过程中适当补钠。

4. 水中毒 急性水中毒可致脑细胞肿胀，颅内压增高。慢性水中毒往往被原发病的症状所掩盖，可有软弱无力、恶心、呕吐、嗜睡等。实验室检查可见红细胞计数、血红蛋白、血细胞比容、血浆渗透压均降低。治疗上注意原发病的防治、限制水摄入、应用利尿药等。

（二）钾代谢紊乱

1. 低钾血症 指血清 K^+ 浓度 <3.5mmol/L。

（1）临床表现：①最早表现为肌无力，从四肢延及躯干和呼吸肌，可有软瘫、腱反射减退或消失。②厌食、恶心、呕吐和腹胀、肠蠕动消失等肠麻痹表现。③窦性心动过速、传导阻滞和节律异常。④典型心电图早期出现ST段压低，T波降低、增宽或倒置，随后出现QT间期延长和U波，严重者出现P波幅度增高、QRS增宽、室上性或室性心动过速、房颤。⑤可引起代谢性碱中毒，反常性酸性尿。

（2）治疗

1）积极处理病因。

2）补钾：①进食含钾丰富的食物或口服 KCl。②若需经静脉补钾，每天补 KCl 3～6g（即 40～80mmol 钾，1g KCl 相等于 13.4mmol 钾），补钾速度控制在 20mmol/h 以下。③伴有休克者，先恢复血容量，待尿量超过 40ml/h 后再静脉补钾。

2. 高钾血症　指血清 K^+ 浓度 >5.5mmol/L。

（1）临床表现：①肌肉轻度震颤，手足感觉异常，肢体软弱无力，腱反射减退或消失，甚至出现延缓性麻痹。②窦性心动过缓、房室传导阻滞或快速性心律失常，可出现心室颤动或心搏骤停。③心电图早期改变为T波高尖，Q－T 间期缩短，QRS 波增宽伴幅度下降，P 波波幅下降并逐渐消失。④可引起代谢性酸中毒，反常性碱性尿。

（2）治疗

1）立即停用一切含钾药物或溶液。

2）促使 K^+ 转入细胞内：可选用10%葡萄糖酸钙溶液、5% $NaHCO_3$ 溶液、胰岛素＋10%葡萄糖溶液。

3）应用利尿药（如呋塞米等）、阳离子交换树脂。

4）透析疗法：最快速有效，注意适应证。

（三）酸碱平衡失调

1. 代谢性酸中毒　细胞外液 H^+ 增加和/或 HCO_3^- 丢失引起的 pH 下降，以血浆原发性 HCO_3^- 减少为特征。

（1）临床表现：轻度代谢性酸中毒症状可不明显。重症者可有疲乏、眩晕、嗜睡，感觉迟钝或烦躁；呼吸加快加深，典型者称为Kussmaul 呼吸；酮症酸中毒者呼气带酮味，面颊潮红，心率加快，血压常偏低；可出现腱反射减弱或消失、神志不清或昏迷。

（2）动脉血气分析：代谢性酸中毒时，pH 下降；因为 HCO_3^- 原发性降低，所以标准碳酸氢盐（SB）、实际碳酸氢盐（AB）及缓冲碱（BB）均降低，碱剩余（BE）负值加大；因为呼吸代偿，$PaCO_2$ 继发性下降，AB＜SB。

（3）治疗

1）病因治疗（首要）。

2）补液：低血容量性休克经补液、输血纠正后，轻度的代谢性酸中毒可自行缓解，不宜使用碱性药物。

3）碱性药物：血浆 HCO_3^- <10mmol/L 时，可应用碳酸氢钠溶液。

4）注意防治低钾血症和低钙血症。

2. 代谢性碱中毒　指细胞外液碱增多和/或 H^+ 丢失引起 pH 升高，以血浆 HCO_3^- 原发性增多为特征。

（1）临床表现：轻度代谢性碱中毒可无明显症状。可有烦躁不安、精神错乱或谵妄等；面部及肢体肌肉抽动、腱反射亢进及手足抽搐；呼吸变浅变慢，换气量减少；心律失常、心脏传导阻滞、血压下降甚至心搏骤停等。

（2）动脉血气分析：HCO_3^- 原发性增高，pH 升高，AB、SB 及 BB 值均升高，BE 正值加大，$PaCO_2$ 继发性升高等。

（3）治疗：治疗原发病。合理补液，伴有低钾血症者可补给 KCl。血浆 HCO_3^- 45～50mmol/L、pH＞7.65 时，可给予稀释的盐酸溶液。

3. 呼吸性酸中毒 CO_2 排出障碍或吸入过多引起的 pH 下降，以血浆 H_2CO_3 浓度原发性升高为特征。

（1）临床表现：急性严重的呼吸性酸中毒常表现为呼吸急促、呼吸困难及明显的神经系统症状；脑缺氧可致脑水肿、脑疝，甚至呼吸骤停；还可出现心律失常、血压下降等。慢性呼吸性酸中毒以疾病相关表现为主。

（2）动脉血气分析：$PaCO_2$ 原发性增高，pH 降低，通过肾代偿后，代谢性指标继发性升高，AB、SB 及 BB 值均升高，BE 正值加大等。但急性呼吸性酸中毒时，AB、SB 及 BB 可在正常范围。

（3）治疗：迅速去除引起通气障碍的原因，改善通气功能。慢性呼吸性酸中毒患者应积极治疗原发病。

4. 呼吸性碱中毒 肺泡通气过度引起的 $PaCO_2$ 减低、pH 升高，以血浆 H_2CO_3 浓度原发性减少为特征。

（1）临床表现：呼吸急促，心率加快。手、足、口周麻木和针刺感，肌震颤、手足搐搦等。可有眩晕、神志淡漠、意识障碍等。

（2）动脉血气分析：$PaCO_2$ 原发性降低，pH 升高，AB＜SB，代偿后，代谢性指标继发性降低，AB、SB 及 BB 值均降低，BE 负值加大。但急性呼吸性碱中毒时，AB、SB 及 BB 可在正常范围。

（3）治疗：防治原发病，去除通气过度的原因。急性呼吸性碱中毒患者可吸入含 5% CO_2 的混合气体，或嘱患者反复屏气，或用纸袋罩住口鼻。精神性通气过度时酌情使用镇静药。合理使用呼吸机。手足抽搐者可静脉注射葡萄糖酸钙。

5. 混合性酸碱平衡失调 在原发病情基础上，结合实验室检查综合判断，给予治疗。

二、脓毒症、感染性休克

1. 脓毒症 是人体对感染反应失调导致的器官功能障碍综合征，主要表现为寒战、发热（或低体温）、心率加快、脉搏细速、呼吸急促或困难、神志改变、肝脾可肿大等；可发展为脓毒症休克。导致脓毒症的原因包括致病菌数量多、毒力强和机体免疫力低下。治疗主要包括早期复苏、抗微生物治疗（早期建议经验性地使用一种或几种广谱抗生素）、感染源控制和其他辅助治疗。

2. 感染性休克

（1）类型及特点（表 6－9－3）

表 6－9－3 感染性休克的类型及特点

鉴别要点	高动力型休克	低动力型休克
又称	高排低阻型或暖休克	低排高阻型或冷休克

续表

鉴别要点	高动力型休克	低动力型休克
临床特点	发热、心排血量正常增加、外周阻力降低、脉压增大	心排血量减少、外周阻力增高、脉压明显缩小
临床表现	皮肤粉红、温暖而干燥，少尿、血压下降及乳酸酸中毒	皮肤苍白、四肢湿冷、少尿或无尿、血压明显下降及乳酸酸中毒
毛细血管充盈时间	1～2 秒	延长
脉搏	慢、搏动清楚	细速
脉压（mmHg）	>30	<30
尿量（ml/h）	>30	<25

（2）治疗休克未纠正以前，应着重治疗休克，同时治疗感染；在休克纠正后，则应着重治疗感染。

1）补充血容量：以输注平衡盐溶液为主，配合适当的胶体液、血浆或全血。

2）控制感染：主要是应用抗菌药物和处理原发感染灶。

3）纠正酸碱平衡失调。

4）应用心血管活性药物：改善心功能可给予强心苷、β 受体激活剂多巴酚丁胺。

5）皮质激素治疗。

6）营养支持，防治 DIC、重要器官功能障碍等其他治疗。

三、多器官功能障碍综合征

MODS 是指机体在遭受急性严重感染、严重创伤、大面积烧伤等突然打击后，同时或先后出现2 个或2 个以上器官功能障碍，以致在无干预治疗的情况下不能维持内环境稳定的综合征；肺是这一病理生理过程中最易受累的器官，表现为ARDS。MODS 不包含慢性疾病终末期发生的多个器官功能障碍或衰竭。

第十节　理化因素所致疾病及中毒

一、有机磷农药中毒

1. 概述　急性有机磷农药中毒是指有机磷农药（OPI）进入体内抑制乙酰胆碱酯酶（AChE）活性，引起体内生理效应部位乙酰胆碱大量蓄积，出现毒蕈碱样、烟碱样和中枢神经系统等中毒症状和体征。患者常死于呼吸衰竭。

2. OPI 分类　①剧毒类，如对硫磷等。②高毒类，如甲基对硫磷、敌敌畏等。③中度毒类，如乐果、倍硫磷等。④低毒类，如马拉硫磷等。

3. 临床表现

（1）急性中毒

1）毒蕈碱样症状（M样症状）：①平滑肌痉挛，表现为瞳孔缩小、腹痛、腹泻。②括约肌松弛，表现为大小便失禁。③腺体分泌增加，表现为大汗、流泪和流涎。④气道分泌物增多，表现为咳嗽、气促、呼吸困难、双肺干或湿啰音，严重者有肺水肿。

2）烟碱样症状（N样症状）：①肌纤维颤动、全身肌强直性痉挛。②肌力减退或瘫痪，呼吸机麻痹引起呼吸衰竭或停止。③血压增高和心律失常。

3）中枢神经系统症状：脑AChE活力值<60%时，出现头痛、头晕、烦躁不安、谵妄、抽搐和昏迷，有的发生呼吸、循环衰竭死亡。

4）局部损害：①过敏性皮炎、皮肤水泡或剥脱性皮炎。②污染眼部时结膜充血和瞳孔缩小。

（2）迟发性多神经病：表现为感觉、运动型多发性神经病变，主要累及肢体末端，发生下肢瘫痪、四肢肌肉萎缩等。

（3）中间型综合征：多见于重度中毒后24～96小时及胆碱酯酶（ChE）复能药用量不足患者。突发屈颈肌和四肢近端肌无力及第Ⅲ、Ⅶ、Ⅸ、Ⅹ对脑神经支配的肌肉无力，出现上睑下垂、眼外展障碍、面瘫和呼吸肌麻痹，引起通气障碍性呼吸困难或衰竭，可致死亡。

4. 实验室检查 血ChE活力测定是诊断OPI中毒的特异性实验指标。还可以进行有关代谢产物的检测。

5. 诊断分级（表6-10-1）

表6-10-1 急性OPI中毒的诊断分级

分级	症状	血ChE活力
轻度中毒	仅M样症状	50%～70%
中度中毒	M样症状加重，有N样症状	30%～50%
重度中毒	M、N样症状，伴肺水肿、抽搐、昏迷，呼吸肌麻痹和脑水肿	<30%

6. 治疗

（1）迅速清除毒物：①立即离开现场，脱去污染的衣物，用肥皂水清洗污染的皮肤、毛发和指甲。②眼部污染时，可用清水、2%碳酸氢钠或生理盐水等彻底清洗。③口服中毒者应反复、彻底洗胃，洗胃液可选用清水或2%碳酸氢钠（敌百虫禁用）或1∶5000高锰酸钾（对硫磷等忌用）。④洗胃后常用硫酸钠和硫酸镁导泻。

（2）紧急复苏：肺水肿、呼吸肌麻痹、呼吸中枢衰竭的患者，要紧急采取复苏措施。肺水肿应用阿托品，不能应用氨茶碱和吗啡。心脏停搏时，行体外心脏按压复苏等。

（3）解毒药

1）ChE复活药：①氯解磷定（首选），复能作用强、毒性小、水溶性大。②碘解磷定（次选）。③双复磷。

2）胆碱受体阻断药：①M胆碱受体阻断药，阿托品和山莨菪碱等。②N胆碱受体阻断药，东莨菪碱、苯那辛等。

3）复方制剂：解磷注射液。

（4）对症治疗：处理酸中毒、低钾血症、严重心律失常、脑水肿等。

（5）中间型综合征：立即给予人工机械通气，同时应用氯解磷定；对症治疗。

二、CO中毒

1. 概述　CO是无色、无臭和无味气体。吸入过量CO引起的中毒称急性CO中毒，俗称煤气中毒，是常见的生活中毒和职业中毒。发病机制主要为CO与血液中红细胞的血红蛋白结合形成COHb，引起组织缺氧。

2. 临床表现

（1）急性中毒（表6－10－2）。

表6－10－2　CO急性中毒的临床表现

中毒程度	COHb浓度	临床表现
轻度	10%～20%	不同程度的头痛、头晕、恶心、呕吐、心悸和四肢无力，脱离现场、吸入新鲜空气或氧疗后可缓解
中度	30%～40%	胸闷、气短、呼吸困难、幻觉、视物不清、运动失调及不同程度意识障碍，口唇黏膜可呈樱桃红色，氧疗后可恢复
重度	40%～60%	迅速昏迷、呼吸抑制、肺水肿、心律失常或心力衰竭，可呈去皮质综合征状态。部分合并吸入性肺炎等

（2）迟发型神经精神综合征：在意识恢复后，经过2～60天“假愈期”，出现以下表现之一：①神经或意识障碍，呈痴呆木僵、谵妄状态或去皮质状态。②锥体外系神经障碍，出现帕金森综合征。③锥体系神经损害，如偏瘫、病理反射阳性或小便失禁等。④大脑皮质局灶性功能障碍，如失语、失明等。⑤脑神经及周围神经损害，如视神经及周围神经病变等。

3. 辅助检查　血液COHb测定、脑电图检查、头部CT检查。

4. 治疗　①终止CO吸入。②氧疗：吸氧、高压氧舱治疗等。③重要器官功能支持。④防治脑水肿、促进脑细胞代谢。⑤防治并发症和后遗症。

三、镇静药中毒

1. 概述　镇静催眠药是中枢神经系统抑制药，一次大剂量服用可引起急性镇静催眠中毒，长期滥用可引起耐药性和依赖性而导致慢性中毒，突然停药或减量可引起戒断综合征。

2. 临床表现

（1）急性中毒

1）巴比妥类药物：轻度中毒，嗜睡、情绪不稳定、注意力不集中、记忆力减退等。呼吸抑制由呼吸浅而慢到呼吸停止。重度中毒，由嗜睡到深昏迷，可出现低血压或休克、肌张力下降、腱反射消失等。

2）苯二氮䓬类药物：主要症状是嗜睡、头晕、眩晕、乏力、言语含混不清、意识模糊和共济失调等。

3）吩噻嗪类药物中毒：最常见的为锥体外系反应，临床表现有帕金森综合征、静坐不能和急性肌张力障碍反应。

4）其他：①水合氯醛：呼出梨样气味，初期瞳孔缩小，后期扩大，可有心律失常、肺水肿等。②格鲁米特：意识障碍有周期性波动，循环系统抑制表现突出。③甲喹酮：明显的呼吸抑制，出现锥体束征。④甲丙氨酯：与巴比妥类相似，常有血压下降。

（2）慢性中毒：①意识障碍和轻躁狂状态。②智能障碍。③人格变化。

（3）戒断综合征：长期服用大剂量镇静催眠药患者，突然停药或迅速减少药量时，可发生戒断综合征。主要表现为自主神经兴奋性增高和轻重度神经精神异常。

3. 治疗

（1）急性中毒

1）维持昏迷患者重要器官功能：①保持气道通畅。②维持血压。③心脏监护。④促进意识恢复，考虑给予葡萄糖、维生素 B_1 和纳洛酮。

2）清除毒物：①洗胃。②活性炭。③碱化尿液与利尿。④血液净化。

3）特效解毒疗法：氟马西尼可用于解救苯二氮䓬类药物中毒。

4）对症治疗和专家会诊。

（2）慢性中毒：逐步缓慢减少药量，最终停用镇静催眠药。请精神科专科医师会诊，进行心理治疗。

（3）戒断综合征：治疗原则是用足量镇静催眠药控制戒断症状，稳定后逐渐减少药量以至停药。

四、中暑

中暑是在暑热天气、湿度大及无风环境中，患者因体温调节中枢功能障碍、汗腺功能衰竭和水、电解质丧失过多而出现相关临床表现的疾病。根据发病机制和临床表现不同，通常将中暑分为热痉挛、热衰竭和热射病。治疗包括降温治疗（快速降温是治疗的基础）和并发症治疗。降温期间注意做好体温监测等。

五、淹溺

人体浸没于水或其他液体后，反射性引起喉痉挛和/或呼吸障碍，发生窒息性缺氧的临床死亡状态称淹溺。突然浸没至少低于体温 5℃ 的水后出现心脏停搏或猝死为淹没综合征。淹溺后，气道液体增多导致呼吸障碍、缺氧、高碳酸血症和代谢性酸中毒。缺氧严重时，可发生窒息、昏迷、心动过速、心动过缓及无脉性电活动，最终心脏停搏。

现场急救时尽快将溺水者从水中救出；采取头低俯卧位行体位引流；迅速清除口鼻腔中污物、分泌物及其他异物；拍打背部，保持气道通畅。疑有气道异物阻塞者，可予 Heimlich 手法排出异物。心搏呼吸停止者，立即现场施行心肺复苏、气管内插管和吸氧。

六、吸毒

毒品是指国家规定管制能使人成瘾的麻醉（镇痛）药和精神药，其具有药物依赖、危害和非法性。短时间内滥用、误用或故意使用大量毒品超过耐受量产生相应临床表现时称为急性毒品中毒。急性毒品中毒者常死于呼吸或循环衰竭，有时发生意外死亡。我国将毒品分为麻醉（镇痛）药和精神药两类。

绝大多数毒品中毒为滥用引起。滥用方式包括口服、吸入（如鼻吸、烟吸或烫吸）、注射（如皮下、肌内、静脉或动脉）或黏膜摩擦（如口腔、鼻腔或直肠）。有时误食、误用或故意大量使用。毒品中毒也包括治疗用药过量或频繁用药超过人体耐受所致。使用毒品者伴以下情况时易发生中毒：①严重肝、肾疾病。②严重肺部疾病。③胃排空延迟。④严重甲状腺或肾上腺皮质功能减退。⑤阿片类与酒精或镇静催眠药同时服用时。⑥体质衰弱的老年人。滥用中毒绝大多数为青少年。

第三篇　基本技能

第七章　心血管系统

一、心肺复苏术（基础生命支持）与电除颤

1. 尽早识别心搏骤停和启动紧急医疗服务系统（EMSs）

（1）非专业人员：发现有人晕倒，应立即拍打其肩部并呼叫，如无反应，同时没有呼吸，按心搏骤停处理，第一时间大声呼救寻求周围人的帮助，呼叫急救中心，启动EMSs。

（2）专业人员：同时检查有无呼吸和大动脉（颈动脉）搏动，若10秒内还不能判断是否有脉搏，也应该立即开始心肺复苏（CPR）。若有2人或2人以上在急救现场，一人立即开始进行胸外心脏按压，另一人打电话启动EMSs。

2. 尽早开始CPR　CPR是基础生命支持的关键，启动EMSs的同时立即开始CPR，即胸外按压（C）→开放气道（A）→人工呼吸（B）。

3. 尽早电除颤

（1）心搏骤停最常见和最初发生的心律失常是室颤，无脉性室速可在很短时间内迅速恶化为室颤；电除颤是目前治疗室颤和无脉室速的最有效方法。

（2）美国心脏协会（AHA）复苏指南推荐直接使用最大能量除颤，双相波200J（或制造商建议的能量，120～200J），单相波360J。儿童首次除颤的能量一般为2J/kg，再次除颤至少为4J/kg，最大不超过10J/kg。

（3）最常见的电极安放位置是“前－侧位”，将一个电极板放在胸骨右缘锁骨下方（心底部），另一个电极板置于左乳头外侧（心尖部）。

（4）操作步骤：将电极板涂导电糊或垫以生理盐水浸湿的纱布，按照电极板标示分别置于胸骨右缘锁骨下方和胸前心尖区或左背，选择按非同步放电钮，按充电钮充电到指定功率，明确无人与患者接触同时按压两个电极板的放电电钮，此时患者身躯和四肢抽动一下。

二、心电图操作及常见心电图判读

1. 心电图操作

（1）肢体导联：①包括标准肢体导联Ⅰ、Ⅱ、Ⅲ及加压肢体导联aVR、aVL、aVF。②肢体导联的电极主要放置于右臂（R）、左臂（L）、左腿（F）。③Ⅰ导联：左臂（正极），右臂（负极）。Ⅱ导联：左腿（正极），右臂（负极）。Ⅲ导联：左腿（正极），左臂（负极）。

（2）胸导联

1）V_1～V_6导联：V_1位于胸骨右缘第4肋间；V_2位于胸骨左缘第4肋间；V_3位于V_2与V_4两点连线的中点；V_4位于左锁骨中线与第5肋间相交处；V_5位于左腋前线与V_4同一水平处；V_6位于左腋中线与V_4同一水平处。

2）临床上诊断后壁心肌梗死还常选用V_7～V_9导联：V_7位于左腋后线V_4水平处；V_8位于

左肩胛骨线 V_4 水平处；V_9 位于左脊旁线 V_4 水平处。

3）小儿心电图或诊断右心病变有时需选用 V_{3R} ~ V_{6R} 导联，电极放置于右胸部与 V_3 ~ V_6 对称处。

2. 常见心电图判读

（1）心室肥厚

1）左心室肥厚：①QRS 波群电压增高。②可出现额面 QRS 心电轴左偏。③QRS 波群时间延长到 0.10 ~ 0.11 秒。④在 R 波为主的导联上，ST 段可呈下斜型压低，T 波低平、双向或倒置；在 S 波为主的导联上可见直立的 T 波。

2）右心室肥厚：①V_1 导联 R/S≥1，呈 R 型或 Rs 型，重度肥厚可使 V_1 导联呈 qR 型（除外心肌梗死）；V_5 导联 R/S≤1 或 S 波比正常加深；aVR 导联以 R 波为主，R/q 或 R/S≥1。②$R_{V1}+S_{V5}>1.05mV$（重症 >1.2mV）；$R_{aVR}>0.5mV$。③心电轴右偏≥ +90°。④常伴右胸导联（V_1、V_2）ST 段压低及 T 波倒置，属继发性 ST - T 改变。

（2）心房肥大

1）左心房肥大：①P 波增宽，其时限≥0.12 秒，P 波常呈双峰型，两峰间距≥0.04 秒，以Ⅰ、Ⅱ、aVL 导联明显，又称“二尖瓣型 P 波”。②PR 段缩短，P 波时间与 PR 段时间之比 >1.6。③V_1 导联上 P 波常呈先正而后出现深宽的负向波。Ptf V_1（绝对值）≥0.04mm · s。

2）右心房肥大：①P 波尖而高耸，其振幅≥0.25mV，以Ⅱ、Ⅲ、aVF 导联表现最为突出，又称“肺型 P 波”。②V_1 导联 P 波直立时，振幅≥0.15mV，如 P 波呈双向时，其振幅的算术和≥0.20mV。③P 波电轴右移超过 75°。

（3）其他常见心律失常心电图表现：同第六章第一节心血管系统“五、常见心律失常”的相关内容。

三、常见心脏病超声心动图、运动心电图、动态心电图及动态血压检查结果判读

（一）心脏瓣膜病

1. 二尖瓣狭窄

（1）M 型超声：二尖瓣前叶呈“城墙样”改变，后叶与前叶同向运动，瓣叶回声增强。

（2）二维超声：典型者为舒张期前叶呈圆拱状，后叶活动度减少，交界处粘连融合，瓣叶增厚和瓣口面积缩小。

2. 二尖瓣关闭不全 ①M 型超声心动图主要用于测量左心室超容量负荷改变，如左心房、左心室增大。②二维超声心动图可显示二尖瓣装置的形态特征，如瓣叶或瓣叶下结构的增厚、缩短、钙化，瓣叶冗长脱垂、连枷样瓣叶，瓣环扩大或钙化，赘生物、左心室扩大和室壁矛盾运动等，有助于明确病因。③脉冲多普勒超声可于收缩期在左心房内探及高速射流，从而确诊二尖瓣反流。

3. 主动脉瓣狭窄 二维超声心动图可见主动脉瓣瓣叶增厚、回声增强，提示瓣膜钙化，瓣叶收缩期开放幅度减小，开放速度减慢。左心室后壁及室间隔对称性肥厚，左心房可增大，主动脉根部狭窄后扩张等，可发现二叶、三叶主动脉瓣畸形。彩色多普勒超声心动图上可见血流于瓣口下方加速形成五彩镶嵌的射流，连续多普勒可测定心脏及血管内的血流速度。

4. 主动脉瓣关闭不全

（1）M 型超声：显示舒张期二尖瓣前叶快速高频的振动。

（2）二维超声：可显示主动脉瓣关闭时不能合拢。

（3）多普勒超声：显示主动脉瓣下方（左心室流出道）探及全舒张期反流。

（二）心肌疾病

1. 扩张型心肌病

（1）超声心动图：①早期可仅表现为左心室轻度扩大，后期心腔均扩大，以左心室扩大为著。②室壁运动普遍减弱，心肌收缩功能下降，左心室射血分数显著降低。③由于心腔明显扩大，导致二尖瓣、三尖瓣在收缩期不能退至瓣环水平而关闭不全。

（2）心电图：可为 R 波递增不良、室内传导阻滞及左束支传导阻滞。QRS 波增宽常提示预后不良；常见 ST 段压低和 T 波倒置；可见各类心律失常。

2. 肥厚型心肌病

（1）超声心动图：①心室不对称肥厚而无心室腔增大为特征。②舒张期室间隔厚度达 15mm。③伴有流出道梗阻者可见室间隔流出道部分向左心室内突出、二尖瓣前叶在收缩期前移、左心室顺应性降低致舒张功能障碍等。部分患者心肌肥厚限于心尖部，尤以前侧壁心尖部为明显。

（2）心电图：主要表现为 QRS 波左心室高电压、倒置 T 波和异常 q 波。

（三）常见先天性心脏病

1. 房间隔缺损

（1）超声心动图：原发孔型可有右心、左心扩大和二尖瓣裂缺、反流。

（2）心电图：可有电轴右偏、右室肥大、右束支传导阻滞等。

2. 室间隔缺损

（1）超声心动图：可见左心房、左心室扩大或双室扩大。

（2）心电图：缺损大者心电图常有左心室高电压；肺动脉高压时表现为双心室肥大、右心室肥大伴劳损。

3. 动脉导管未闭

（1）超声心动图：左心房、左心室增大；可显示未闭动脉导管及血流信号异常。

（2）心电图：正常或左心室肥大，肺动脉高压时则左、右心室肥大。

4. 法洛四联症

（1）超声心动图：右心室流出道、肺动脉瓣或肺动脉主干狭窄；右心室增大，右心室壁肥厚；室间隔连续性中断；升主动脉内径增宽，骑跨于室间隔上方；室间隔水平右向左分流信号。

（2）心电图：可见电轴右偏、右心室肥大。

四、常见心血管系统 X 线检查结果判读

1. 心房和/或心室扩大（表 7－0－1）

表 7－0－1　心房和/或心室扩大的 X 线表现

扩大情况	后前位 X 线主要表现
左心室增大	左心向左增大、凸出，心尖向下、向外移位，可伸入膈下或见于胃泡阴影之内

续表

扩大情况	后前位 X 线主要表现
右心室增大	可见心腰部平直或隆凸，肺动脉段凸出
左心房增大	“双重阴影”和“双弧影”是左心房增大可靠征象
右心房增大	右房弧度延长并向右隆凸

2. 心包积液　成人液体量少于250ml、儿童少于150ml时，X线难以检出积液。可见心影向两侧增大呈烧瓶状，心脏搏动减弱或消失。特别是肺野清晰而心影显著增大常是心包积液的有力证据。

3. 肺水肿　早期肺静脉压增高时，主要表现为肺门血管影增强。

（1）间质性肺水肿：X线胸片出现肺内间隔线，即Kerley线，以Kerley B线最常见。

（2）肺泡性肺水肿：X线胸片表现为两肺广泛分布的边缘模糊的片状影，重者聚集在肺门区形成“蝶翼状”阴影，短期内或治疗后，变化迅速是肺泡性肺水肿的重要特征。

4. 肺动脉高压　X线胸片主要表现为肺动脉段突出，肺门动脉扩张而外周分支相对变细。

五、心包穿刺术

心包穿刺术是借助穿刺针直接刺入心包腔的诊疗技术，其主要目的：①引流心包腔内积液，降低心包腔内压，是急性心脏压塞的急救措施。②通过穿刺抽取心包积液，做生化测定。③通过心包穿刺，注射抗生素等药物进行治疗。常见心包穿刺途径包括心尖途径、剑突下途径。严格掌握适应证，术前须进行心脏超声检查，选择合适穿刺点或在超声显像引导下进行心包腔穿刺抽液更为准确、安全。

六、电复律术

1. 种类及应用

（1）同步电复律：主要用于除心室颤动以外的快速型心律失常。

（2）非同步电除颤：用于心室颤动。

2. 适应证　主要包括各种严重的甚至危及生命的恶性心律失常，以及各种持续时间较长的快速型心律失常；原则为对于任何快速型的心律失常，如导致血流动力学障碍或心绞痛发作加重，药物治疗无效者，均应考虑电复律或电除颤。

3. 并发症　主要包括诱发各种心律失常，出现急性肺水肿、低血压、体循环栓塞和肺循环栓塞、血清心肌酶增高及皮肤烧伤等。

七、心脏起搏术

心脏起搏术是通过发放一定形式的电脉冲刺激心脏，使之激动和收缩，即模拟正常心脏的冲动形成和传导，以治疗由于某些心律失常所致的心脏功能障碍。心脏起搏术是心律失常介入治疗的重要方法之一，目的是通过不同的起搏方式纠正心率和心律的异常，或左、右心室的协同收缩，提高患者的生存质量，减少病死率。常见的方法如植入临时起搏器、置入永久性心脏起搏器等。

八、冠脉造影及 PCI 术

1. 选择性冠状动脉造影是目前诊断冠心病的金标准，可以动态观察冠状动脉血流及解剖情况，了解冠状动脉病变的性质、部位、范围、程度等。

2. 经皮冠状动脉介入术（PCI）是治疗冠心病的一种最常用、最成熟的介入技术。

九、射频消融术

射频消融术是将电极导管经静脉或动脉送入心腔特定部位，释放射频电流导致局部心内膜及心内膜下心肌凝固型坏死，达到阻断快速性心律失常异常传导束和起源点的介入性技术。这种方法创伤小，并且随着三维标测系统的出现，手术成功率显著提高，已成为治疗各种快速型心律失常，包括心房颤动等的重要治疗策略。

第八章　呼吸系统

一、胸部常见疾病 X 线片和 CT 检查结果判读

1. 肺实变

（1）X 线片：表现为边缘模糊的斑片状、云絮状高密度影，实变阴影常以叶间裂为界；常见于肺炎、肺结核等。

（2）CT：表现为大片密度增高而相对均匀的阴影。

2. 气胸

（1）X 线片：①典型表现为外凸弧形的细线条形阴影，称为气胸线，线外透亮度增高，无肺纹理，线内为压缩的肺组织。②大量气胸时，肺脏向肺门回缩，呈圆球形阴影。③大量气胸或张力性气胸常显示纵隔及心脏移向健侧。④合并纵隔气肿在纵隔旁和心缘旁可见透光带。

（2）CT：表现为胸膜腔内出现极低密度的气体影，伴有肺组织不同程度的萎缩改变。

3. 胸腔积液

（1）X 线片：①极小量的游离性胸腔积液，后前位胸片仅见肋膈角变钝；积液量增多时显示有向外侧、向上的弧形上缘的积液影。②平卧时积液散开，使整个肺野透亮度降低；少量积液时胸片可正常或仅见叶间胸膜增厚；大量积液时患侧胸部致密影，气管和纵隔推向健侧。③液气胸时有气液平面。④包裹性积液不随体位改变而变动，边缘光滑饱满，多局限于叶间或肺与膈之间。⑤肺底积液可仅有膈肌升高或形状的改变。

（2）CT：可显示少量的胸腔积液、肺内病变、胸膜间皮瘤、胸内和胸膜转移性肿瘤、纵隔和气管旁淋巴结等病变。

4. 肺不张

（1）X 线片：①一侧肺不张可表现为患侧肺野密度均匀增高、体积缩小、胸廓塌陷、肋间隙变窄、气管和纵隔向患侧移位，同时伴有患侧的膈肌抬高，健侧可有代偿性的肺气肿。②上叶肺不张可表现为上叶密度增高、体积缩小，收缩向肺门，呈扇形的阴影；中叶肺不张可表现为肺门下部的片状阴影；下叶肺不张可表现为尖端指向肺门的三角形阴影。

（2）CT：①支气管阻塞伴肺叶萎陷。②局部肺组织透亮度降低，临近结构向不张的区域聚集。③可出现肺泡腔的实变和伴其他肺组织的代偿性肺气肿。

5. 肺气肿

（1）X 线片：①肺过度充气膨胀。②肺血管纹理减少。③肺大疱。

（2）CT：早期可无明显变化，进展后可见胸廓前后径的增长，肺过度充气而出现肺野透亮度增加，肺纹理稀疏，肺野外周血管纹理纤细稀少等，有时可见肺大疱形成。

二、动脉血气分析标本采集及结果判读

1. 标本采集　动脉血气分析标本采集多在股动脉穿刺采血，也可用肱动脉或桡动脉；采集

的标本必须与空气隔绝，立即送检。

2. 常用指标及意义（表 8-0-1）

表 8-0-1　动脉血气分析常用指标及意义

常用指标	正常值	意义
pH	7.35～7.45	<7.35 为失代偿性酸中毒，>7.45 为失代偿性碱中毒
PaO_2	95～100mmHg	<60mmHg 为呼吸衰竭
$PaCO_2$	35～45mmHg	Ⅱ型呼吸衰竭时>50mmHg；肺性脑病时，一般应>70mmHg
AB	22～27mmol/L	呼吸性酸中毒 AB>SB，呼吸性碱中毒 AB<SB
SB	22～27mmol/L	代谢性酸中毒 AB=SB<正常值，代谢性碱中毒 AB=SB>正常值
BE	0±2.3mmol/L	正值为代谢性碱中毒，负值为代谢性酸中毒
BB	45～55mmol/L	减少提示代谢性酸中毒，增加提示代谢性碱中毒
AG	8～16mmol/L	用于判断单纯代谢性酸中毒及三重酸碱平衡失调中代谢性酸中毒情况

注：AB，实际碳酸氢盐；SB，标准碳酸氢盐；BE，剩余碱；BB，缓冲碱；AG，阴离子间隙。

三、常见肺通气功能障碍

同第五章第二节呼吸系统“三、肺通气障碍分类及特征”的相关内容。

四、胸腔穿刺术及胸腔积液检查结果判读

1. 胸腔穿刺术方法

（1）体位：嘱患者取坐位面向椅背，两前臂置于椅背上，前额伏于前臂上；不能起床者可取半卧位，患侧前臂上举抱于枕部。

（2）穿刺点：建议超声检查定位，胸腔积液较多时，穿刺点应选择胸部叩诊实音最明显部位，一般选择肩胛线或腋后线第7～8肋间。

（3）常规消毒铺巾，穿刺点进行皮内麻醉注射，然后自皮肤、皮下、肌层和壁层胸膜逐层局部浸润麻醉。

（4）穿刺、抽液：术者以左手示指与中指固定穿刺部位皮肤，右手将穿刺针后的胶皮管用血管钳夹住，然后进行穿刺。助手用止血钳协助固定穿刺针，以防针刺入过深损伤肺组织。

（5）抽液完毕拔出穿刺针，覆盖无菌纱布，稍用力压迫穿刺部位片刻，胶布固定后嘱患者静卧。

2. 胸腔积液检查　同第六章第二节呼吸系统“十三、胸腔积液”的相关内容。

五、氧疗

1. 一般要求

（1）不伴 CO_2 潴留的低氧血症：可予较高浓度吸氧（≥35%），使 PaO_2 提高到 60mmHg 以上或 SaO_2 达 90% 以上。

（2）伴明显 CO_2 潴留的低氧血症：予低浓度（<35%）持续吸氧，控制 PaO_2 于 60mmHg

或 SaO_2 于 90% 或略高。

2. 注意事项 ①避免长时间高浓度吸氧（$FiO_2>0.5$），防止氧中毒。②注意吸入气体的温化和湿化。③吸氧装置需定期消毒。④注意防火。

六、吸入疗法

吸入疗法是通过呼吸道吸入，作用于呼吸道黏膜和肺泡的一种给药方式。雾化吸入是临床常用的一种方式，奏效较快，药物用量较小，不良反应较轻。

七、支气管镜检查和介入治疗

1. 适应证 ①咯血。②气喘：可疑气道狭窄或梗阻。③不明原因肺浸润：包括可疑肺部感染，但是抗感染治疗无效；复发或难治性肺炎；空洞性肺病变；间质性肺浸润；新出现的肺部结节性病变。④肺不张。⑤高度怀疑气道内肿瘤：痰细胞学阳性或可疑阳性，影像学提示支气管狭窄或断裂征。⑥纵隔和肺门淋巴结病或包块。⑦肺移植：检查气道吻合情况。⑧食管癌临床分期评估。⑨气管插管困难：患者口腔畸形或张口困难，确定气管插管位置，评估气管插管对气道的损伤。⑩气道内异物。⑪胸部创伤：检查气道损伤的情况。⑫评估吸入的烟雾、化学物品等对气道损伤的情况。⑬难以解释的上腔静脉怒张。⑭难以解释的声带麻痹或声音嘶哑。⑮高度怀疑有气管或支气管瘘的患者：支气管胸膜瘘、气管食管瘘、支气管食管瘘。

2. 支气管肺泡灌洗液检查 是利用支气管镜向支气管肺泡内注入生理盐水并随即吸出，收集肺泡表面有效液体，检查其细胞成分和可溶性物质的一种方法。对某些肺疾病，特别是弥漫性间质性肺疾病、肺部肿瘤及免疫受损患者的肺部感染等，为重要辅助检查手段。

3. 支气管黏膜及肺活检 可获取支气管黏膜及肺组织，用于诊断肺弥漫性和局灶性病变。

4. 介入治疗 借助支气管镜及相应技术进行气道异物取出或肿物切除、支气管狭窄的支架植入治疗等。

八、胸膜固定术

以化学性胸膜固定术为例，如恶性胸腔积液多为大量，且积液不易消失，需要多次抽液或插管引流，当治疗效果不佳时可考虑化学性胸膜固定术，目的是减少胸腔积液的产生。

九、辅助机械通气技术

1. 适应证 ①通气功能障碍为主的疾病，包括阻塞性通气障碍和限制性通气障碍。②换气功能障碍为主的疾病，如 ARDS、重症肺炎等。

2. 并发症 如呼吸机相关性肺损伤、血流动力学影响、呼吸机相关性肺炎、气囊压迫导致气管－食管瘘。

第九章　消化系统

一、消化系统常见疾病的检查

1. X 线检查

（1）消化道穿孔：典型表现为膈下新月形游离气体。

（2）肠梗阻：可见气胀肠袢和液平面。

2. 消化道造影　同第五章第三节消化系统“三、消化系统造影检查”的相关内容。

3. CT 检查　可用于消化系统脏器小病灶、等密度病灶、需定位定性的病变及血管性病变的诊断，在肝、肾功能不全时应慎用或禁用。各疾病的具体 CT 表现详见第六章第三节消化系统的相关内容。

二、腹腔穿刺术及腹水检查结果判读

1. 腹腔穿刺术

（1）体位：依据病情和需要可取平卧位、半卧位，尽量使患者舒适，以便能够耐受较长时间的操作。

（2）穿刺点的定位

1）左下腹，常选左下腹脐与左髂前上棘连线中、外 1/3 交点。

2）中下腹，选脐与耻骨联合连线中点上方 1.0cm、偏左或偏右 1.5cm 处。

3）侧卧位，选脐水平线与腋前线或腋中线交点处，常用于诊断性穿刺。

4）B 超定位。

（3）操作：选择合适体位，确定穿刺点。常规消毒铺巾，局部浸润麻醉。术者左手固定穿刺处皮肤，右手持腹腔穿刺针经麻醉点垂直刺入腹壁，待针锋抵抗感突然消失时，提示针尖已穿过壁腹膜，即可抽取腹水，并留样送检。术后嘱患者平卧休息，避免朝穿刺侧卧位。

2. 腹水检查结果　同第六章第三节消化系统“十一、腹水”的相关内容。

三、三腔二囊管操作

1. 术者洗手，戴口罩、帽子、手套；检查三腔二囊管有无松脱、漏气，充气后膨胀是否均匀，管道是否通畅。

2. 对躁动不安或不合作者，适当予以约束或肌内注射地西泮，清除鼻腔内结痂及分泌物。

3. 抽尽双囊内气体，三腔管前端及气囊表面涂以液状石蜡；将三腔管从鼻腔送入至 65cm 标记处，如能由胃管腔抽出胃内容物，表示管端已至胃内。

4. 用注射器先向胃气囊注入空气 250 ~ 300ml，用血管钳钳住此管，然后将三腔管向外牵拉，感觉有中等度弹性阻力时，表示胃气囊已压于胃底部；适度拉紧三腔管，系上牵引绳，再以 0.5kg 重沙袋（或盐水瓶）通过滑车固定于床头架上持续牵引。

5. 经观察仍未能压迫止血者，再向食管囊内注入空气100～200ml，然后钳住此管，以直接压迫食管下段的曲张静脉。

6. 每2～3小时检查气囊内压力一次，如压力不足及时注气增压。

7. 压迫止血后，应利用胃管抽吸胃内血液，观察有无活动出血，并用冰盐水洗胃，以减少氨的吸收和使血管收缩减少出血；通过胃管可注入止血药、制酸剂等。

8. 首次胃囊充气压迫可持续24小时，24小时后必须减压15～30分钟。食管气囊压迫持续时间以8～12小时为妥，同时将三腔管再稍深入，使胃囊与胃底黏膜分离。

9. 出血停止24小时后，取下牵引沙袋并将食管气囊放气，继续留置于胃内观察24小时，如未再出血，可嘱患者口服液体石蜡15～20ml，然后抽尽双囊气体，缓缓将三腔管拔出。

四、胃镜、结肠镜、ERCP检查

详见第五章第三节消化系统“二、消化系统内镜检查和治疗”的相关内容。

五、肝穿刺活检

肝穿刺活检是判断肝脏疾病性质、评估其严重程度的重要手段；肝脏穿刺可经皮、经颈静脉或经手术/腹腔镜获取肝脏活检标本供组织病理学及其他检查，其中以经皮肝活检应用最广泛。

第十章　血液系统

一、血涂片，以及正常血涂片和常见外周血涂片异常阅片

1. 血涂片　是血液细胞形态学检查的基本方法。

2. 红细胞及血红蛋白

（1）红细胞及血红蛋白增多：①相对性增多，见于严重呕吐、腹泻、大量出汗等。②绝对性增多，见于继发性红细胞增多症、真性红细胞增多症。

（2）红细胞及血红蛋白减少：①生理学减少。②病理性减少，见于各种贫血。

（3）红细胞形态改变

1）大小异常：①小红细胞。②大红细胞。③巨红细胞。④红细胞大小不均。

2）形态异常：①球形细胞。②椭圆形细胞。③口形细胞。④靶形细胞。⑤镰形细胞。⑥泪滴形细胞。⑦棘形细胞。⑧锯齿形细胞。⑨裂细胞。⑩红细胞缗钱状排列。⑪红细胞形态不整。

3）着色异常：①低色素性。②高色素性。③嗜多色性。

4）结构异常：①嗜碱性点彩。②染色质小体。③卡波环。④有核红细胞。

3. 白细胞　主要介绍中性粒细胞。

（1）增多：①急性感染。②严重的组织损伤及大量血细胞破坏。③急性大出血。④急性中毒。⑤白血病。

（2）减少：①感染。②血液系统疾病，如再生障碍性贫血、严重缺铁性贫血等。③物理、化学因素损伤。④单核－巨噬细胞系统功能亢进。⑤自身免疫性疾病。

（3）核左移：常见于细菌性感染。

（4）核右移：主要见于巨幼细胞贫血及造血功能衰退。

（5）中毒性改变：①细胞大小不均。②中毒颗粒。③空泡变性。④杜勒小体。

（6）巨多分叶核中性粒细胞：多见于巨幼细胞贫血或应用抗代谢药物治疗后。

（7）与遗传有关的形态异常：①Pelger－Huet 畸形。②Chediak－Higashi 畸形。③Alder－Reilly 畸形。④May－Hegglin 畸形。

4. 网织红细胞

（1）增多：表示骨髓红细胞系增生旺盛，常见于溶血性贫血、急性失血等。

（2）减少：表示骨髓造血功能减低，见于再生障碍性贫血等。

5. 血小板

（1）减少：①血小板生成障碍，见于再生障碍性贫血、急性白血病等。②血小板破坏或消耗增多，见于免疫性血小板减少症、系统性红斑狼疮等。③血小板分布异常，见于脾大等。

（2）增多：①原发性增多，见于真性红细胞增多症、原发性血小板增多症等。②反应性增多，见于急性感染、急性溶血等。

二、骨髓穿刺术、制片及正常骨髓象

1. 骨髓穿刺术操作

（1）穿刺部位：①髂前上棘。②髂后上棘。③胸骨柄。④腰椎棘突。

（2）体位：①髂后上棘穿刺时取俯卧位或侧卧位。②胸骨及髂前上棘穿刺时取仰卧位。③腰椎棘突穿刺时取坐位或侧卧位。

（3）常规消毒皮肤，局部浸润麻醉。

（4）调整骨髓穿刺针长度（髂骨穿刺约 1.5cm，肥胖者可适当放长，胸骨柄穿刺约 1.0cm），以左手拇、示指固定穿刺部位皮肤，右手持骨穿针垂直骨面刺入（若为胸骨柄穿刺，穿刺针与骨面成 30°～40°斜行刺入），当骨穿针接触到骨质后则左右旋转，缓缓钻刺骨质，当感到阻力消失，且穿刺针已固定在骨内时，表示已进入骨髓腔。

（5）拔出针芯，接上 20ml 干燥注射器（注射器内预留 2～3ml 空气），缓慢抽吸，可见少量红色骨髓液进入注射器内，骨髓液抽吸量以 0.1～0.2ml 为宜，取下注射器，将骨髓液推于玻片上，由助手迅速制作涂片 5～6 张，送检细胞形态学及细胞化学染色检查。

（6）抽吸完毕，插入针芯，轻微转动拔出穿刺针，立即覆盖消毒纱布，稍加按压几分钟，用胶布加压固定，对有凝血功能障碍或血小板减少，尤其具有潜在出血倾向的患者，需延长加压止血时间 10～25 分钟。嘱患者穿刺处保持干燥 3 天。

（7）清洁穿刺场所，整理物品，放至指定地点。送检标本并书写穿刺记录。

2. 正常骨髓象 ①骨髓增生活跃。②粒、红比值正常为（2～4）：1。③粒细胞系占有核细胞的 40%～60%。④幼红细胞占有核细胞的 15%～25%。⑤淋巴细胞占 20%～25%。⑥单核细胞、浆细胞一般均小于 4%，均为成熟阶段的细胞。⑦通常在 1.5cm×3.0cm 的片膜上，可见巨核细胞 7～35 个。⑧可见极少量网状细胞、内皮细胞、组织嗜碱细胞等。

三、输血及输血反应处理

1. 常用输血种类（图 10－0－1）

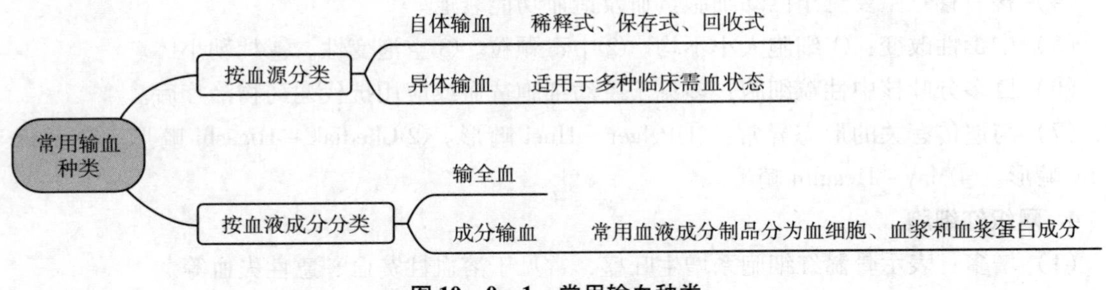

图 10－0－1 常用输血种类

2. 输血程序 ①申请输血。②供血。③核血。④输血。⑤输血后评价。

3. 输血适应证 主要有大量失血、贫血或低蛋白血症、重症感染和凝血异常。

4. 输血不良反应及处理 输血不良反应见表 10－0－1。

表 10－0－1　输血不良反应

急性输血反应（即发型）	①免疫性：溶血反应、非溶血性发热反应、变态反应、输血相关性肺损伤等。②非免疫性：细菌污染与感染性休克、循环超负荷与充血性心力衰竭、空气栓塞、输入大量库存血导致的枸橼酸盐中毒等
慢性输血反应（迟发型）	①传播性：输血传播性肝炎、AIDS、梅毒、疟疾等。②非传播性：迟发性溶血反应、输血后紫癜、输血相关的移植物抗宿主病、输血后铁超负荷等

处理如下。

（1）急性溶血性输血反应：立即终止输血，应用大剂量糖皮质激素，预防急性肾衰竭（碱化尿液、尽快补充血容量、合理应用利尿药，维持水、电解质平衡），抗休克，预防和纠正DIC，必要时行血浆置换等。

（2）发热：减慢输血速度或停止输血；服用阿司匹林；物理降温及应用糖皮质激素；肌内注射异丙嗪或哌替啶。

（3）变态反应：减慢（轻度变态反应）甚至停止输血（重度变态反应），酌情用抗组胺药物或糖皮质激素，发生支气管痉挛时需解痉治疗，喉头水肿伴有严重呼吸困难者需做气管插管或切开，有过敏性休克时应用抗休克处理。

（4）输血相关的急性肺损伤：立即给予对症支持治疗，积极抢救，严密观察生命体征，尽早给予肾上腺皮质激素治疗等。

（5）传播疾病：主要在于预防，控制献血员资质及血液采集、贮存、运送、质检、输注等环节的无菌化。

（6）大量输血的并发症：循环超负荷、凝血异常、枸橼酸中毒和高钾血症。

四、常见血液疾病骨髓涂片阅片、流式细胞术、骨髓活检术

1. 常见血液疾病骨髓涂片（表 10－0－2）

表 10－0－2　常见血液疾病骨髓涂片

骨髓增生程度	成熟红细胞：有核细胞	有核细胞均数/高倍镜视野	常见血液病
极度活跃	1：1	>100	急慢性白血病
明显活跃	10：1	50～100	急慢性白血病、增生性贫血
活跃	20：1	20～50	正常骨髓象、增生性贫血
减低	50：1	5～10	再生障碍性贫血
极度减低	200：1	<5	再生障碍性贫血

2. 流式细胞术　是以流式细胞仪为检测手段的一项能快速、精确地对单个细胞理化特性进行多参数定量分析和分选的新技术。流式细胞仪的发展综合了激光技术、计算机技术、显微荧光光度测定技术、流体喷射技术、分子生物学和免疫学等多门学科的知识。使用的仪器为流式细胞仪，其能同时从一个细胞上获取多种参数资料，保证对该细胞进行详细的分析。

3. 骨髓活检术　常用于骨髓涂片检查仍不能明确诊断者，抽不出骨髓（干抽）疑骨髓纤维化等。

第十一章　泌尿系统

一、尿常规及常用肾功能检查结果

1. 尿常规

（1）一般性状：尿量、颜色与透明度、比重、酸碱度、气味。

（2）化学检查（表 11－0－1）

表 11－0－1　尿液化学检查的指标与参考值

参考值	蛋白质	葡萄糖	酮体	胆红素	尿胆原
定性	阴性	阴性	阴性	阴性	阴性或弱阳性
定量	0～80mg/24h	0.56～5.00mmol/24h	—	≤2mg/L	≤10mg/L

（3）显微镜检查（表 11－0－2）

表 11－0－2　尿液显微镜检查的指标与参考值

指标	参考值
红细胞	玻片法平均 0～3 个/HPF，定量检查 0～5 个/μl
白细胞和脓细胞	玻片法平均 0～5 个/HPF，定量检查 0～10 个/μl
上皮细胞	①肾小管上皮细胞：无。②移行上皮细胞：无或偶见。③鳞状上皮细胞：男性偶见，女性为 3～5 个/HPF
管型	偶见透明管型

（4）其他检查：①人绒毛膜促性腺激素。②本周蛋白。

2. 常用肾功能检查（图 11－0－1）

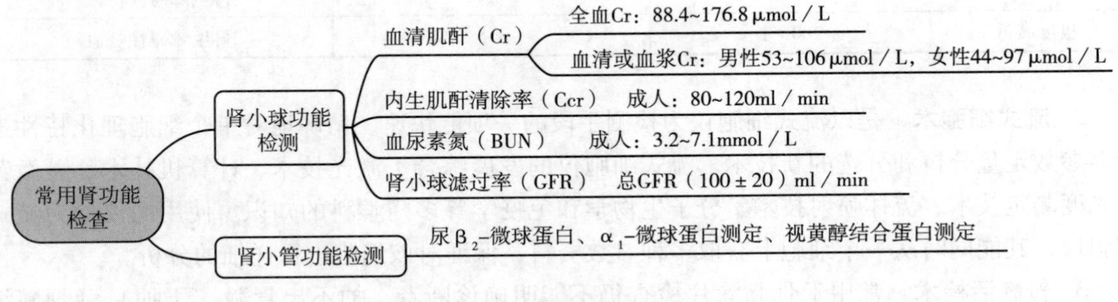

图 11－0－1　常用肾功能检查

二、酸碱失衡及电解质紊乱

详见第六章第九节重症医学“一、电解质紊乱及酸碱失衡”的相关内容。

三、肾穿刺术及肾脏病理报告、肾图结果判读

1. 肾穿刺术操作

（1）一般采用俯卧位（移植肾穿刺取仰卧位），腹部垫一个 10 ~ 16cm 的长布垫，将肾脏紧贴腹壁，避免穿刺时滑动移位。

（2）常规消毒皮肤，局部浸润麻醉。

（3）在超声（超声探头提前用 75% 医用酒精消毒）引导下缓慢进针，当看到针尖部分已经快要接触到肾包膜表面时，嘱患者在呼吸的配合下穿刺取材；穿刺取材的瞬间要迅速果断，尽量减少穿刺针在肾实质内停留的时间。

（4）穿刺取出的组织最好在显微镜下观察判断有无肾小球，如穿刺取材不满意时，可以在同侧肾脏重复穿刺。注意，穿刺次数不宜过多。切忌一侧肾脏取材不满意后立即改穿另一侧肾脏。

（5）穿刺完毕，局部加压、消毒包扎并仰卧休息。

2. 肾脏病理 详见第六章第五节泌尿系统“九、原发性/继发性肾脏病的病理诊断及分型”的相关内容。

3. 肾图结果判读

（1）无功能型：a 段较健侧低 1/3 以上，整个曲线一直低于健侧。

（2）功能受损型：b 段上升减低，c 段下降也延缓。

（3）排出不良型：主要是 c 段下降不良甚至不见下降。

第十二章　内分泌系统

一、口服糖耐量试验

1. 方法　当血糖高于正常范围而又未达到糖尿病诊断标准时，须进行口服糖耐量试验（OGTT）。OGTT 应在无摄入任何热量 8 小时后，清晨空腹进行，成人口服 75g 无水葡萄糖，溶于 250 ~ 300ml 水中，5 ~ 10 分钟内饮完，测定空腹及开始饮葡萄糖水后 2 小时静脉血浆葡萄糖。儿童服糖量按 1.75g/kg 计算，总量不超过 75g。

2. 影响试验准确性的因素　试验前连续 3 日膳食中糖类摄入受限、长期卧床或极少活动、应激情况、应用药物（如噻嗪类利尿药、β 受体阻断药、糖皮质激素等）、吸烟等。

二、激素测定

1. 甲状腺功能

（1）甲状腺素和游离甲状腺素测定

1）适应证：①疑为原发性甲状腺功能亢进症或甲状腺功能减退症，作为 TSH 分析的补充。②甲亢治疗开始时。③疑为继发性甲亢。④T_4 治疗中的随访监测。

2）参考值：①TT_4：65 ~ 155nmol/L。②FT_4：10.3 ~ 25.7pmol/L。

3）意义：TT_4 是判断甲状腺功能状态最基本的体外筛检指标。直接测定 FT_4 对了解甲状腺功能状态较 TT_4 更有意义。

（2）三碘甲状腺原氨酸和游离三碘甲状腺原氨酸测定

1）适应证：①TT_4、FT_4 浓度正常的 T_3 甲状腺毒症的确定。②亚临床甲亢患者的确诊。③对原发性甲减程度的评估。

2）参考值：①TT_3：1.6 ~ 3.0nmol/L。②FT_3：6.0 ~ 11.4pmol/L。

3）意义：TT_3、FT_3 是诊断甲亢非常灵敏的指标。

（3）甲状腺素结合球蛋白（TBG）测定

1）参考值：15 ~ 34mg/L。

2）增高：见于甲减、肝脏疾病、其他（如 Graves 病、甲状腺癌、风湿病等）。

3）减低：见于甲亢、遗传性 TBG 减少症、肢端肥大症、肾病综合征、恶性肿瘤等。

2. 肾素 - 血管紧张素 - 醛固酮系统（RAAS）

（1）肾素：主要来自肾脏，是由肾近球细胞合成和分泌的一种酸性蛋白酶，经肾静脉进入血液循环，以启动 RAAS 的链式反应。

（2）血管紧张素：①心脏正性肌力作用。②舒缩血管，影响血管的结构和凝血系统功能。

（3）醛固酮（盐皮质激素）：具有保钠排钾、调节水和电解质平衡的作用。

1）增高：原发性/继发性醛固酮增多症、药物影响如长期服用避孕药等。

2）减低：肾上腺皮质功能减退症、垂体功能减退、高钠饮食、药物影响如普萘洛尔等。

3. 促肾上腺皮质激素（ACTH）

（1）ACTH 分泌具有昼夜节律性变化，上午 6～8 时为分泌高峰，午夜 22～24 时为分泌低谷。

（2）参考值：①上午 8 时为 25～100ng/L。②下午 6 时为 10～80ng/L。

（3）ACTH 测定的适应证：①鉴别诊断皮质醇增多症。②鉴别诊断肾上腺皮质功能减退。③疑有异位 ACTH 分泌。

4. 地塞米松抑制试验

（1）午夜 1mg 法：①广泛用于皮质醇增多症门诊患者的初步筛查。②抑制后血清皮质醇水平＜50nmol/L，可排除皮质醇增多症。③抑制后血清皮质醇水平≥50nmol/L，应进一步行经典小剂量地塞米松抑制试验，或尿游离皮质醇、午夜唾液皮质醇检测。

（2）小剂量地塞米松抑制试验：是皮质醇增多症最经典的定性诊断试验。正常人服药后血浆皮质醇＜50nmol/L，若服药后游离皮质醇（UFC）未能下降到正常值下限以下或血浆皮质醇≥50nmol/L视为不抑制。

（3）大剂量地塞米松抑制试验：是 ACTH 依赖性皮质醇增多症的重要定位试验。若服药后尿游离皮质醇（UFC）或血浆皮质醇下降到对照值 50% 以下为经典大剂量地塞米松被抑制，支持库欣病的诊断。

三、禁水加压素试验

1. 正常人　禁饮后体重、血压、血渗透压无明显变化，血渗透压为 290mmol/L 左右，尿渗透压可高达 1000mol/L，注射加压素后尿渗透压不能进一步升高，往往还稍微降低，仅少数人有升高。

2. 部分性尿崩症　禁饮后血渗透压正常或偏高，平均值不超过 300mmol/L，尿渗透压升高，可超过血渗透压；注射加压素后尿渗透压可进一步升高（升高幅度＞9%）。

3. 完全性尿崩症　禁饮后血渗透压偏高，平均值＞300mmol/L，尿渗透压不能显著增高，仍明显低于血渗透压；注射加压素后尿渗透压明显升高（升高幅度＞50%），甚至成倍升高，且超过血渗透压。

4. 精神性多饮　禁饮后血渗透压正常，尿渗透压显著高于血渗透压，注射加压素后尿渗透压轻度升高，但升高程度不超过 10%。

5. 肾性尿崩症　禁饮后尿渗透压不能显著增高；在注射加压素后，尿渗透压仍无反应。

四、糖尿病营养食谱处方

1. 合理控制总热量　理想体重的估算公式：理想体重（kg）＝身高（cm）－105。

2. 营养物质分配　①保证碳水化合物的摄入，膳食中碳水化合物供给应占总热量的 50%～60%，成年患者每日主食摄入量为 250～400g，肥胖者酌情可控制在 200～250g。②蛋白质摄入量应占总热量的 15%～20%。③每日脂肪摄入量占总热量的 25%～30%。④建议我国成人膳食纤维的摄入量为 25～30g/d。⑤每日摄入食盐应限制在 6g 以下。⑥戒烟限酒。

3. 合理餐次分配　规律饮食、定时定量，注意进餐顺序。

4. 随访。

第十三章　风湿免疫病

一、关节基本检查法

（1）关节望诊：①形态和活动度，是否有畸形和结节，自主关节活动时的状况。②关节肿大，分为关节肿、关节周围肿、关节骨性肥大等。③关节区域的颜色和变化过程。

（2）关节触诊：①皮温。②有无压痛。③摩擦感。④被动活动情况。

（3）关节听诊：当关节活动时，检查者可听到有骨摩擦音，严重膝骨关节炎时摩擦音比较明显；有时还可在腱鞘炎的关节部位听到柔软的摩擦音。

二、各种风湿性疾病相关抗体检测的结果判读及临床意义

详见第六章第七节风湿免疫病的相关内容。

三、关节穿刺术及滑液检查结果

1. 关节穿刺术操作

（1）穿刺点：选择易于进入关节腔的部位，避开血管、神经、肌腱和皮损部位。

（2）流程：①取合适体位，确定进针点。②常规皮肤消毒，局部浸润麻醉。③进针前用手指撑开进针点两侧皮肤，使其稍绷紧，进针速度要快，边抽取边向前推进，遇骨性阻挡宜略退针并稍改换穿刺方向，切忌在深部大幅度改变方向或反复穿刺。如为单纯诊断性穿刺，需取滑液1～5ml，若为感染性关节炎宜尽量抽尽，之后用生理盐水反复灌洗。滑液不能抽出时，可推入少许滑液或略改变针头方向继续抽吸。④拔除针头后，消毒穿刺点。⑤负重关节术后应休息或制动1～2天。

2. 滑液检查　正常关节腔内液体极少，很难采集。

（1）在关节有炎症、创伤和化脓性感染时，关节腔液量增多，且积液的多少可初步反映关节局部刺激、炎症或感染的严重程度。

（2）正常关节腔液为淡黄色、草黄色或无色黏稠液体。如关节腔液为红色，可见于穿刺损伤、创伤、出血性疾病、恶性肿瘤、关节置换术后；关节腔液为乳白色，见于结核性、慢性类风湿关节炎，痛风，系统性红斑狼疮等，丝虫病或积液中有大量结晶；关节腔液为乳黄色，见于细菌感染性关节炎。关节腔积液的临床分类，见表13－0－1。

表13－0－1　关节腔积液的临床分类

类别	临床意义
非炎症性积液	常见于骨关节病和创伤性骨关节病

续表

类别	临床意义
炎症性积液	最常见于类风湿关节炎或其他结缔组织病、强直性脊柱炎、晶体性关节炎（痛风、假性痛风）、反应性关节炎等
化脓性积液	最常见于化脓性关节炎和结核性关节炎
出血性积液	可由出血性疾病或局部病变所致。常见于血友病、创伤、绒毛结节性滑膜炎、神经病变性关节病及抗凝治疗过度等

第十四章　感染性疾病

一、穿脱隔离衣、手卫生

1. 穿隔离衣

（1）准备：戴好帽子、口罩，取下手表，卷袖过肘，洗手。

（2）方法：①手持衣领从衣钩上取下隔离衣，清洁面朝向自己将衣服向外折，露出肩袖内口，一手持衣领，另一手伸入袖内并向上抖，注意勿触及面部。②一手将衣领向上拉，使另一手露出，同样穿好另一袖。③两手持衣领顺边缘由前向后扣好领扣，然后扣好袖口或系上袖带。④从腰部向下约5cm处自一侧衣缝将隔离衣后身向前拉，见到衣边捏住，同样捏住另一边，两手在背后将两侧衣边对齐，向一侧按压折叠，以一手按住，另一手将腰带拉至背后压住折叠处，在背后交叉，回到前面打一活结，系好腰带。

2. 脱隔离衣　①手卫生后，解开腰带，在前面打一活结。②解开袖口，在肘部将部分袖子塞入隔离衣内，暴露前臂。③用皂液从前臂至指尖顺序揉搓两分钟，清水冲洗后擦干。④解开衣领。⑤一手伸入另一侧袖口内，拉下衣袖过手，用遮盖着的手在外面拉下另一衣袖。⑥两手在袖内使袖子对齐，双臂逐渐退出。⑦双手持领，将隔离衣两边对齐，挂在钩上后再次洗手。

3. 手卫生　应遵循的基本原则：①手部有可见污染时应用肥皂或皂液、流动水洗手。②手部无可见污染时可用速干手消毒剂揉搓双手。③外科手消毒必须先洗手、后消毒。④不同患者之间、手套破损或手被污染时，重新外科手消毒。

二、腹腔穿刺、腰椎穿刺术及检查结果判读

1. 腹腔穿刺术　详见第九章“二、腹腔穿刺术及腹水检查结果判读”。

2. 腰椎穿刺术

（1）体位：患者侧卧于硬板床上，背部与床面垂直，头部尽量向前胸屈曲，两手抱膝紧贴腹部，使躯干尽可能弯曲呈弓形；或由助手在术者对面用一手挽患者头部，另一手挽双下肢腘窝处并用力抱紧，使脊柱尽量后凸以增宽椎间隙，便于进针。

（2）穿刺点：通常以双侧髂嵴最高点连线与后正中线的交会处为穿刺点，此处相当于第3～4腰椎棘突间隙。

（3）常规消毒皮肤，局部浸润麻醉。

（4）术者用左手固定穿刺点皮肤，右手持穿刺针以垂直背部、针尖稍斜向头部的方向缓慢刺入，成人进针深度为4～6cm，儿童为2～4cm；当针头穿过韧带与硬脑膜时，有阻力突然消失落空感；将针芯缓缓抽出，可见脑脊液流出。

（5）放液前先接上测压管测量压力，正常侧卧位脑脊液压力为80～180mmH_2O。

（6）撤去测压管，收集脑脊液2～5ml送检；如需做培养，则应用无菌试管留标本。

(7) 术毕，将针芯插入后一起拔出穿刺针，覆盖消毒纱布，用胶布固定，去枕平卧4～6小时。

3. 脑脊液检查结果（表14-0-1）

表14-0-1　常见脑或脑膜疾病脑脊液检查结果

检查项目	化脓性脑膜炎	结核性脑膜炎	病毒性脑膜炎	流行性乙脑	脑出血	蛛网膜下腔出血
压力	↑↑↑	↑↑	↑	↑	↑	↑
外观	浑浊	浑浊	透明或微浑	透明或微浑	血性	血性
凝固	凝块	薄膜	无	无	可有	可有
蛋白质	↑↑	↑	↑	↑	↑↑	↑↑
葡萄糖	↓↓↓	↓↓	正常	正常或↑	↑	↑
氯化物	↓	↓↓	正常	正常	正常	正常
细胞数增高	显著，多核细胞	中性粒细胞、淋巴细胞	淋巴细胞	中性粒细胞、淋巴细胞	红细胞	红细胞
细菌	化脓菌	结核菌	无	无	无	无

三、体液的病原微生物检查方法

1. 直接显微镜检测　①涂片染色显微镜检查。②涂片不染色显微镜检查（悬滴法、压滴法或湿式涂片）。③荧光显微镜检查和免疫电镜检查。

2. 病原体特异性抗原检测　免疫荧光技术、酶联免疫技术、化学发光技术、胶乳凝集试验、对流免疫电泳等技术。

3. 病原体核酸检测　常用的主要有聚合酶链反应、核酸探针杂交技术和实时荧光定量PCR技术。

4. 病原体的分离培养和鉴定。

5. 血清学试验　常用的血清学检测方法有凝集试验、沉淀试验、补体结合试验、间接免疫荧光技术、放射免疫测定、酶联免疫吸附试验等。

四、肝脏穿刺术

1. 体位　仰卧位，双手置于枕后。

2. 穿刺点　超声定位。

3. 操作　以超声引导下抽吸式活检为例：①选定穿刺点，常规消毒皮肤，局部浸润麻醉。②将引导针刺入皮肤，嘱患者屏住呼吸，在穿刺探头引导下，术者将活检针从引导针内刺入肝或肿块边缘稍停，抽提针栓造成负压后将针刺入肝、肿块或欲检区域内2～3cm处，暂停1～2秒，而后旋转以离断组织芯，最后出针。③用无菌注射器从套针内冲出肝组织条于弯盘中，以95%酒精或10%甲醛固定送检。④拔针后立即以无菌纱布按压创面5～10分钟，用胶布固定，并以多头腹带束紧。⑤操作后注意观察患者生命体征，尤其血压、脉搏的变化。

第十五章　重症医学

一、心肺复苏术

详见第五章第一节“三、心肺复苏的基本理论”，以及第七章“一、心肺复苏术（基础生命支持）与电除颤”的相关内容。

二、气管插管

气管插管根据径路可分为经口腔或经鼻腔插管，按插管是否显露声门分为明视或盲探插管法。经口或者经鼻均可采用明视或者盲探插管法。气管插管是将人工气道与解剖气道连接的最可靠的方法。

1. 经口腔明视插管　借助直接喉镜在直视下显露声门后，将导管经口腔插入气管内；直接喉镜显露声门存在困难的患者，可采用可视喉镜、可视管芯或纤维支气管镜等设备辅助声门显露和气管插管。插管完成后，要确认导管已进入气管内再固定。

2. 经鼻腔插管　在某些特殊情况下需要将气管导管经鼻腔插入气管内。插管可在明视下进行，也可在保留自主呼吸的情况下盲探插入。

三、呼吸机临床应用基础（无创通气）

无创通气（NIV）是指无须建立人工气道（气管插管等）的机械通气方法，包括气道内正压通气和胸外负压通气等。无创正压通气（NPPV）是指通过各种类型头、面或鼻罩或咬口器连接患者与呼吸机的机械通气技术。NPPV 的引入，不但是有创通气的补充，而且扩大了机械通气的应用范畴，尤其是使呼吸衰竭的早期辅助通气治疗成为可能。

四、高级生命支持

高级生命支持是基础生命支持的延续，是以高质量的复苏技术、复苏设备和药物治疗为依托，争取最佳疗效和预后的复苏阶段，是生命链中重要环节，其内容包括呼吸支持、恢复和维持自主循环、CPR 期间的监测和药物治疗。

五、中心静脉插管

1. 体位　患者取仰卧位，右肩下垫高，使右颈部充分显露，头部偏向左侧。

2. 穿刺点　右侧颈内静脉。

3. 操作方法　右侧颈内静脉穿刺插管法：先找出右侧胸锁乳突肌的锁骨头、胸骨头与锁骨所构成的三角区，在该区顶部为穿刺点；肥胖者，可选择锁骨上缘 3cm 与颈前正中线旁 3cm 的连线交点作为穿刺点。穿刺针与冠状面成 30°向下向后向外进针，指向胸锁乳突肌锁骨头内缘锁骨上缘后方。边进针边回抽，当刺入静脉时，有阻力骤然减少的感觉，并有回血顺利吸出，再进 2～3mm，以保证针尖处于适当位置。取下注射器，迅速用手指抵住针头，以防止气栓。把选好的硅橡胶管或塑料管迅速地经穿刺针腔送入颈内静脉直达上腔静脉，导管的另一端连接一盛有生理盐水的注射器，一边注射一边插管，插入深度约 15cm。

六、动脉穿刺术

1. 体位　以桡动脉穿刺为例。患者取舒适体位，腕下垫小棉垫，腕关节背伸位。

2. 操作方法

（1）消毒穿刺部位，戴无菌手套；术者立于患者穿刺侧，以左手示指和中指在桡侧腕关节上 2cm 动脉搏动明显处固定桡动脉；右手持注射器在两指间垂直或与动脉走向成 40°刺入动脉；穿刺成功，见鲜红色血液自动流入注射器，采血 1ml。

（2）左手拿干棉签按压穿刺点，右手迅速拔出注射器针头，将针尖斜面刺入橡胶塞以隔绝空气。穿刺点垂直按压不得少于 5 分钟。

（3）轻轻转动注射器数次，防止凝血，标记并立即送检。

七、无创通气的临床应用

无创通气从传统的主要治疗阻塞性睡眠呼吸暂停低通气综合征扩展为治疗多种急、慢性呼吸衰竭，其在慢性阻塞性肺疾病急性加重早期、慢性阻塞性肺疾病有创－无创序贯通气、急性心源性肺水肿、免疫力低下患者、术后预防呼吸衰竭及家庭康复等方面均有良好的治疗效果。

八、机械通气的临床应用

1. 通气功能障碍为主的疾病　包括阻塞性通气功能障碍（如慢性阻塞性肺疾病急性加重、哮喘急性发作等）和限制性通气功能障碍（如神经肌肉疾病、间质性肺疾病、胸廓畸形等）。

2. 换气功能障碍为主的疾病　如 ARDS、重症肺炎等。

九、气管切开

1. 概述　气管切开术是通过切开颈段气管开放下呼吸道，并置入金属或硅胶气管切开套管，以解除上呼吸道梗阻。这是建立通畅人工气道的一种常见手术操作，是临床医生应掌握的急救技能之一。

2. 方法　目前，除传统的气管切开术外，可供选择的气管切开方法还包括环甲膜穿刺术、环甲膜切开术和经皮扩张气管切开术。

3. 主要适应证　①各种原因所致的急性上呼吸道梗阻，如急性喉炎、严重喉痉挛和上呼吸道异物阻塞等。②口腔颌面部严重外伤，无法行气管插管者。③各种原因所致的气管插管失败，尤其是出现非预见性的困难气道时。④下呼吸道痰液或分泌物潴留或阻塞，为便于及时清理气道、维持下呼吸道通畅时。⑤需较长时间保持人工气道和机械通气等。

4. 常见并发症　主要包括皮下气肿、气胸、纵隔气肿、出血、气道梗阻、喉部神经损伤、食管损伤甚至气管食管瘘、声带损伤、声门下狭窄以及气管狭窄等。